国家卫生健康委员会"十三五"规划教材

全国中医药高职高专教育教材

供中医学、针灸推拿、中医骨伤、护理、康复治疗技术等专业用

中医伤科学

第4版

主　编　方家选

副主编　李代英　戴会群

编　委　(按姓氏笔画排序)

王　轩(山西中医药大学)

方家选(南阳医学高等专科学校)

李代英(重庆三峡医药高等专科学校)

李明哲(南阳医学高等专科学校)

陈广超(保山中医药高等专科学校)

饶科峰(江西中医药高等专科学校)

曾朝辉(湖南中医药高等专科学校附属第一医院)

戴会群(四川中医药高等专科学校)

学术秘书　李明哲(南阳医学高等专科学校)

人民卫生出版社

图书在版编目（CIP）数据

中医伤科学/方家选主编.—4版.—北京：人民卫生出版社,2018
ISBN 978-7-117-26455-6

Ⅰ.①中…　Ⅱ.①方…　Ⅲ.①中医伤科学-高等职业教育-
教材　Ⅳ.①R274

中国版本图书馆 CIP 数据核字（2018）第 167306 号

人卫智网　www.ipmph.com	医学教育、学术、考试、健康， 购书智慧智能综合服务平台
人卫官网　www.pmph.com	人卫官方资讯发布平台

中医伤科学
第 4 版

主　　编：方家选
出版发行：人民卫生出版社（中继线 010-59780011）
地　　址：北京市朝阳区潘家园南里 19 号
邮　　编：100021
E - mail：pmph @ pmph.com
购书热线：010-59787592　010-59787584　010-65264830
印　　刷：三河市宏达印刷有限公司
经　　销：新华书店
开　　本：787×1092　1/16　印张：20
字　　数：461 千字
版　　次：2005 年 6 月第 1 版　　2018 年 9 月第 4 版
　　　　　2023 年 6 月第 4 版第 10 次印刷（总第 21 次印刷）
标准书号：ISBN 978-7-117-26455-6
定　　价：48.00 元

打击盗版举报电话：010-59787491　E-mail：WQ @ pmph.com
（凡属印装质量问题请与本社市场营销中心联系退换）

修 订 说 明

为了更好地推进中医药职业教育教材建设,适应当前我国中医药职业教育教学改革发展的形势与中医药健康服务技术技能人才的要求,贯彻落实《国家中长期教育改革和发展规划纲要(2010—2020年)》《医药卫生中长期人才发展规划(2011—2020年)》《中医药发展战略规划纲要(2016—2030年)》精神,做好新一轮中医药职业教育教材建设工作,人民卫生出版社在教育部、国家卫生健康委员会、国家中医药管理局的领导下,组织和规划了第四轮全国中医药高职高专教育、国家卫生健康委员会"十三五"规划教材的编写和修订工作。

本轮教材修订之时,正值《中华人民共和国中医药法》正式实施之际,中医药职业教育迎来发展大好的际遇。为做好新一轮教材出版工作,我们成立了第四届中医药高职高专教育教材建设指导委员会和各专业教材评审委员会,以指导和组织教材的编写和评审工作;按照公开、公平、公正的原则,在全国1400余位专家和学者申报的基础上,经中医药高职高专教育教材建设指导委员会审定批准,聘任了教材主编、副主编和编委;启动了全国中医药高职高专教育第四轮规划第一批教材,中医学、中药学、针灸推拿、护理4个专业63门教材,确立了本轮教材的指导思想和编写要求。

第四轮全国中医药高职高专教育教材具有以下特色:

1. **定位准确,目标明确** 教材的深度和广度符合各专业培养目标的要求和特定学制、特定对象、特定层次的培养目标,力求体现"专科特色、技能特点、时代特征",既体现职业性,又体现其高等教育性,注意与本科教材、中专教材的区别,适应中医药职业人才培养要求和市场需求。

2. **谨守大纲,注重三基** 人卫版中医药高职高专教材始终坚持"以教学计划为基本依据"的原则,强调各教材编写大纲一定要符合高职高专相关专业的培养目标与要求,以培养目标为导向、职业岗位能力需求为前提、综合职业能力培养为根本,同时注重基本理论、基本知识和基本技能的培养和全面素质的提高。

3. **重点考点,突出体现** 教材紧扣中医药职业教育教学活动和知识结构,以解决目前各高职高专院校教材使用中的突出问题为出发点和落脚点,体现职业教育对人才的要求,突出教学重点和执业考点。

4. **规划科学,详略得当** 全套教材严格界定职业教育教材与本科教材、毕业后教育教材的知识范畴,严格把握教材内容的深度、广度和侧重点,突出应用型、技能型教育内容。基础课教材内容服务于专业课教材,以"必须、够用"为度,强调基本技能的培养;专业课教材紧密围绕专业培养目标的需要进行选材。

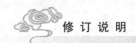

5. 体例设计,服务学生 本套教材的结构设置、编写风格等坚持创新,体现以学生为中心的编写理念,以实现和满足学生的发展为需求。根据上一版教材体例设计在教学中的反馈意见,将"学习要点""知识链接""复习思考题"作为必设模块,"知识拓展""病案分析(案例分析)""课堂讨论""操作要点"作为选设模块,以明确学生学习的目的性和主动性,增强教材的可读性,提高学生分析问题、解决问题的能力。

6. 强调实用,避免脱节 贯彻现代职业教育理念。体现"以就业为导向,以能力为本位,以发展技能为核心"的职业教育理念。突出技能培养,提倡"做中学、学中做"的"理实一体化"思想,突出应用型、技能型教育内容。避免理论与实际脱节、教育与实践脱节、人才培养与社会需求脱节的倾向。

7. 针对岗位,学考结合 本套教材编写按照职业教育培养目标,将国家职业技能的相关标准和要求融入教材中。充分考虑学生考取相关职业资格证书、岗位证书的需要,与职业岗位证书相关的教材,其内容和实训项目的选取涵盖相关的考试内容,做到学考结合,体现了职业教育的特点。

8. 纸数融合,坚持创新 新版教材最大的亮点就是建设纸质教材和数字增值服务融合的教材服务体系。书中设有自主学习二维码,通过扫码,学生可对本套教材的数字增值服务内容进行自主学习,实现与教学要求匹配、与岗位需求对接、与执业考试接轨,打造优质、生动、立体的学习内容。教材编写充分体现与时代融合、与现代科技融合、与现代医学融合的特色和理念,适度增加新进展、新技术、新方法,充分培养学生的探索精神、创新精神;同时,将移动互联、网络增值、慕课、翻转课堂等新的教学理念和教学技术、学习方式融入教材建设之中,开发多媒体教材、数字教材等新媒体形式教材。

人民卫生出版社医药卫生规划教材经过长时间的实践与积累,其中的优良传统在本轮修订中得到了很好的传承。在中医药高职高专教育教材建设指导委员会和各专业教材评审委员会指导下,经过调研会议、论证会议、主编人会议、各专业编写会议、审定稿会议,确保了教材的科学性、先进性和实用性。参编本套教材的800余位专家,来自全国40余所院校,从事高职高专教育工作多年,业务精纯,见解独到。谨此,向有关单位和个人表示衷心的感谢!希望各院校在教材使用中,在改革的进程中,及时提出宝贵意见或建议,以便不断修订和完善,为下一轮教材的修订工作奠定坚实的基础。

人民卫生出版社有限公司

2018 年 4 月

全国中医药高职高专院校第四轮第一批规划教材书目

教材序号	教材名称	主编	适用专业
1	大学语文(第4版)	孙 洁	中医学、针灸推拿、中医骨伤、护理等专业
2	中医诊断学(第4版)	马维平	中医学、针灸推拿、中医骨伤、中医美容等专业
3	中医基础理论(第4版)*	陈 刚 徐宜兵	中医学、针灸推拿、中医骨伤、护理等专业
4	生理学(第4版)*	郭争鸣 唐晓伟	中医学、中医骨伤、针灸推拿、护理等专业
5	病理学(第4版)	苑光军 张宏泉	中医学、护理、针灸推拿、康复治疗技术等专业
6	人体解剖学(第4版)	陈晓杰 孟繁伟	中医学、针灸推拿、中医骨伤、护理等专业
7	免疫学与病原生物学(第4版)	刘文辉 田维珍	中医学、针灸推拿、中医骨伤、护理等专业
8	诊断学基础(第4版)	李广元 周艳丽	中医学、针灸推拿、中医骨伤、护理等专业
9	药理学(第4版)	侯 晞	中医学、针灸推拿、中医骨伤、护理等专业
10	中医内科学(第4版)*	陈建章	中医学、针灸推拿、中医骨伤、护理等专业
11	中医外科学(第4版)*	尹跃兵	中医学、针灸推拿、中医骨伤、护理等专业
12	中医妇科学(第4版)	盛 红	中医学、针灸推拿、中医骨伤、护理等专业
13	中医儿科学(第4版)*	聂绍通	中医学、针灸推拿、中医骨伤、护理等专业
14	中医伤科学(第4版)	方家选	中医学、针灸推拿、中医骨伤、护理、康复治疗技术专业
15	中药学(第4版)	杨德全	中医学、中药学、针灸推拿、中医骨伤、康复治疗技术等专业
16	方剂学(第4版)*	王义祁	中医学、针灸推拿、中医骨伤、康复治疗技术、护理等专业

续表

教材序号	教材名称	主编	适用专业
17	针灸学(第4版)	汪安宁　易志龙	中医学、针灸推拿、中医骨伤、康复治疗技术等专业
18	推拿学(第4版)	郭　翔	中医学、针灸推拿、中医骨伤、护理等专业
19	医学心理学(第4版)	孙　萍　朱　玲	中医学、针灸推拿、中医骨伤、护理等专业
20	西医内科学(第4版)*	许幼晖	中医学、针灸推拿、中医骨伤、护理等专业
21	西医外科学(第4版)	朱云根　陈京来	中医学、针灸推拿、中医骨伤、护理等专业
22	西医妇产科学(第4版)	冯　玲　黄会霞	中医学、针灸推拿、中医骨伤、护理等专业
23	西医儿科学(第4版)	王龙梅	中医学、针灸推拿、中医骨伤、护理等专业
24	传染病学(第3版)	陈艳成	中医学、针灸推拿、中医骨伤、护理等专业
25	预防医学(第2版)	吴　娟　张立祥	中医学、针灸推拿、中医骨伤、护理等专业
1	中医学基础概要(第4版)	范俊德　徐迎涛	中药学、中药制药技术、医学美容技术、康复治疗技术、中医养生保健等专业
2	中药药理与应用(第4版)	冯彬彬	中药学、中药制药技术等专业
3	中药药剂学(第4版)	胡志方　易生富	中药学、中药制药技术等专业
4	中药炮制技术(第4版)	刘　波	中药学、中药制药技术等专业
5	中药鉴定技术(第4版)	张钦德	中药学、中药制药技术、中药生产与加工、药学等专业
6	中药化学技术(第4版)	吕华瑛　王　英	中药学、中药制药技术等专业
7	中药方剂学(第4版)	马　波　黄敬文	中药学、中药制药技术等专业
8	有机化学(第4版)*	王志江　陈东林	中药学、中药制药技术、药学等专业
9	药用植物栽培技术(第3版)*	宋丽艳　汪荣斌	中药学、中药制药技术、中药生产与加工等专业
10	药用植物学(第4版)*	郑小吉　金　虹	中药学、中药制药技术、中药生产与加工等专业
11	药事管理与法规(第3版)	周铁文	中药学、中药制药技术、药学等专业
12	无机化学(第4版)	冯务群	中药学、中药制药技术、药学等专业
13	人体解剖生理学(第4版)	刘　斌	中药学、中药制药技术、药学等专业
14	分析化学(第4版)	陈哲洪　鲍　羽	中药学、中药制药技术、药学等专业
15	中药储存与养护技术(第2版)	沈　力	中药学、中药制药技术等专业

续表

教材序号	教材名称	主编	适用专业
1	中医护理(第3版)*	王 文	护理专业
2	内科护理(第3版)	刘 杰 吕云玲	护理专业
3	外科护理(第3版)	江跃华	护理、助产类专业
4	妇产科护理(第3版)	林 萍	护理、助产类专业
5	儿科护理(第3版)	艾学云	护理、助产类专业
6	社区护理(第3版)	张先庚	护理专业
7	急救护理(第3版)	李延玲	护理专业
8	老年护理(第3版)	唐凤平 郝 刚	护理专业
9	精神科护理(第3版)	井霖源	护理、助产专业
10	健康评估(第3版)	刘惠莲 滕艺萍	护理、助产专业
11	眼耳鼻咽喉口腔科护理(第3版)	范 真	护理专业
12	基础护理技术(第3版)	张少羽	护理、助产专业
13	护士人文修养(第3版)	胡爱明	护理专业
14	护理药理学(第3版)*	姜国贤	护理专业
15	护理学导论(第3版)	陈香娟 曾晓英	护理、助产专业
16	传染病护理(第3版)	王美芝	护理专业
17	康复护理(第2版)	黄学英	护理专业
1	针灸治疗(第4版)	刘宝林	针灸推拿专业
2	针法灸法(第4版)*	刘 茜	针灸推拿专业
3	小儿推拿(第4版)	刘世红	针灸推拿专业
4	推拿治疗(第4版)	梅利民	针灸推拿专业
5	推拿手法(第4版)	那继文	针灸推拿专业
6	经络与腧穴(第4版)*	王德敬	针灸推拿专业

* 为"十二五"职业教育国家规划教材

第四届全国中医药高职高专教育教材建设指导委员会

第四届全国中医药高职高专中医学专业教材评审委员会

前　言

　　为了更好地适应中医药高职高专教育的快速发展和教材建设的需要,进一步贯彻落实《国家中长期教育改革和发展规划纲要》和《医药卫生中长期人才发展规划(2011-2020年)》,推动中医药高职高专教育的发展,培养中医药类高级技能型人才,在总结汲取前三版教材成功经验的基础上,在全国中医药高职高专教材建设指导委员会的组织规划下,按照全国中医药高职高专院校各专业的培养目标,确立本课程的教学内容并编写了本教材。

　　中医伤科学是阐述中医伤科基本理论和技能的一门学科,是中医类专业的临床课,在中医临床学科中占有重要地位。

　　本次修订,根据第四轮全国中医药高职高专规划教材编写原则与要求以及教学大纲要求,结合前三版教材使用情况的调研与反馈意见,在保持原有教材特色的基础上,针对高职高专教学特点,增设了典型案例分析、信息化教学资源等内容,扩大了信息容量,删除了部分与其他教材重复的内容,增加了部分临床常见疾病的诊疗内容,提高了教材的实用性。

　　本书共计7章。编写明确定位为基层医院培养高素质技能型专科层次人才,更加注重突出以能力培养为主线的专科教学特点和中医特色。第一章绪论,主要介绍中医伤科学的发展概况与成就;第二章中医伤科学基础,以伤科疾病的病因病机、辨证诊断与治疗等基本技能为重点,较全面地叙述了中医伤科的基本知识、基本理论和基本技能。第三至第七章分别介绍了骨折、脱位、筋伤、内伤和骨病中常见病、多发病的发病特点、主要临床表现、诊断和治疗要点等,简要、实用地阐明了中医伤科临床诊治特色和常见病、多发病的治疗方法,以满足临床实际工作需要。

　　根据编写工作需要,对参编院校和编写人员做了相应调整,主要吸收了教学及临床一线的人员参与编写,坚持继承、创新、科学、实用的原则,分工编写、反复论证、相互审校、集体讨论定稿。

　　本教材前三版编写人员为教材修订奠定了良好的基础,在修订过程中得到了相关院校

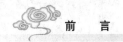

的大力支持,在此一并致谢。

　　限于编者的经验、水平和时间,书中有不足之处,诚望同道批评指正,以便今后修订提高。

《中医伤科学》编委会

2018 年 4 月

目 录

第一章

PPT 课件
01章PPT

扫一扫
知重点

绪　论

学习要点

中医伤科的病因病机特点；中医伤科的诊断要点及治疗特色；中医伤科的主要发展成就。

中医伤科学是研究防治皮肉、筋骨、脏腑、经络损伤疾患的病因病机、临床诊断、辨证治疗的一门学科。是中医临床医学中的一个重要分支，古称"疡医""金镞""正体""正骨科"等。数千年来，在中医理论指导下，经历代医家的探索总结，逐渐发展成为一门独立的学科。

一、中医伤科学发展概况

在中医学形成过程中，伤科学的理论体系也日趋成熟。远古时期，人类为了求得生存，在与大自然的斗争中，积累了不少认识损伤和医治损伤的经验。早在公元前 16 世纪殷商时期的甲骨文中就有关于骨折的论述。约成书于战国时期的《黄帝内经》则更详细地记载了人体解剖、生理、病理、诊断及治疗等基本理论，其中阐发的肾主骨、肝主筋、脾主肌肉，以及气伤痛、形伤肿等论述，奠定了中医伤科学的理论基础。

知识链接

中医学关于伤科学的分科记载：周代把医生分为食医、疾医、疡医、兽医四类，其中疡医分肿疡、溃疡、金疡、折疡。宋代的医事制度分为九科，内有疮肿兼折疡科。元代在医制十三科中，设立了正骨兼金疮肿科。

（一）中医伤科学的基本理论

1. 病因　东汉·张仲景在《金匮要略·脏腑经络先后病脉证》中明确指出："千般疢难，不越三条：一者，经络受邪，入脏腑为内所因也；二者，四肢九窍，血脉相传，壅塞不通，为外皮肤所中也；三者，房室金刃，虫兽所伤。以此详之，病由都尽。"在病因学上，历代医家均循此说。宋代陈无择进一步发展了三因学说，将七情所伤定为内因，六淫为害归属外因，金疮踒折纳入不内外因。伤科疾病以不内外因中的各种损伤为主要病因，如外伤引起的骨折、脱骱、筋伤、内伤等病证。而六淫、七情也为伤科疾病的重要发生原因,如风寒湿杂至合而为痹,实为外因致病;七情过度,导致肝脾肾功能异常,进而影响气血运化,产生筋、肉的痿、痹,则为内因发病。

2. 病机　在伤科疾病中所见到的损伤有外伤、内伤之分。外伤常以损伤皮肉筋骨为主,内伤则以损伤脏腑和气血为主;严重的创伤多导致筋骨与经络,脏腑与气血,内外同时受损,出现危重的复合性损伤病证。在临床上外伤与内伤也相互影响,如外伤皮肉筋骨,久之亦可影响内脏功能失调;内伤脏腑亦可导致皮肉筋骨痿废失用。这种内伤与外伤、皮肉筋骨与脏腑气血相互影响的关系,与中医学的"整体观念"和"病变机制"的基本理论既相一致,又具有特色。

伤科学还在阴阳、气血、藏象、皮肉筋骨、经络等方面形成了具有一定特色的基本理论。

(1)阴阳学说:《灵枢·本脏》云:"经脉者,所以行血气而营阴阳,濡筋骨,利关节者也。"阴阳偏盛、偏衰,或阴阳互损,均可以由伤损引起,反之也可恶化伤损病变,使之加重或长久不愈。

(2)气血学说:人体一切生理活动和病理变化均与气血有密切的关系,当机体遭受创伤,影响了气血的运行,气血失和,可生百病。伤气导致气滞、气闭、气脱、气虚、气逆等证;伤血引起出血、瘀血、血虚、血脱、血热等证。由于血可载气,气可摄血,所以伤气、伤血时可以互相致病,恶化病情。

(3)藏象学说:明·张景岳于《类经·藏象类》说:"藏居于内,形见于外,故曰藏象。"藏是象的内在本质,象是藏的外在反映。人体遭受创伤,不论是外伤皮肉筋骨或内伤脏腑气血,都可影响脏腑功能,出现相应病症。明·陆道师在《正体类要·序》中说:"肢体损于外,则气血伤于内,营卫有所不贯,脏腑由之不和。"这就是藏象学说在伤科学中的具体表现。

(4)皮肉筋骨学说:伤科学中除了骨折、脱骱、筋伤、内伤外,还有筋(筋膜、肌腱、韧带、关节囊、关节软骨、肌肉、血管、神经等的总称)出槽(脱离正常的解剖位置)、骨错缝(正常关节位置轻度偏位)之说。虽然筋出槽和骨错缝在现代影像学检查中不能证实,尚有争议,但在古人及今人的医疗实践中,发现岔气、腰痛、别筋等均与此有关,且通过简单的推拿按摩手法均可获得疗效,临床实践证实了皮肉筋骨学说的筋出槽、骨错缝病证的存在。

(5)经络学说:经络是气血周流滋润全身的通道,内系于脏腑,外络于肢体。机体内外满布经络、腧穴。伤在经络可内损气血、脏腑,外累皮肉筋骨。治在经络(如穴上施针、施灸、施术、点穴、推拿、封闭、埋药)可调理营卫、气血、脏腑功能,以利于全身状况的改善和局部伤病的愈合。

(二)伤科学的诊疗技术

1. 诊法　伤科的诊法很有特色,除通用的望、闻、问、切四诊外,还有一套特殊的检查方法,即通过手触摸、量具测量(量诊)、观察肢体活动(动诊)等检查,达到了解筋骨、关节的功能情况,帮助判断病情。在临床医疗中也常运用脏腑辨证、八纲辨证、卫气营血辨证围绕伤科疾病的规律、病因病机的变化、损伤后的症状特点来进行辨证诊断。此外,近年来在伤科疾病的诊断中常与现代诊疗技术相结合,如影像学(X线、CT、MRI、同位素扫描、超声波、骨密度仪等)和实验室检查等先进诊断技术的应用,使得现代中医骨伤科的诊法更趋完善。

2. **治法** 伤科疾病的治疗方法颇具特色,特别是在骨伤的治疗方面有独到之处,如复位、固定、功能锻炼、中药治疗四大步骤,形成了一套完整的治疗体系。

(1)手法治疗:是指医者随症运用各种手法技巧,治病疗伤、整骨正位、强壮身体的治疗方法。其中骨伤的复位手法为正骨之首务;筋伤的推拿理筋手法也是治疗各种损伤(筋伤、内伤等)的重要方法。它充分地展示了中医伤科的治疗特色。

(2)固定系缚:错位之骨折、脱骱之关节、离槽错缝之筋骨,施手法使其复位后,尚须固定系缚,可防止损伤的重移位,为损伤愈合提供必要的条件。而伤科的小夹板固定,动静结合的理论更是出于千年临床经验的总结。

(3)药物疗法:药物疗法有内治、外治之分。内治常在辨证论治的指导下,在伤科疾病的初期、中期、后期采用相应的攻、和、补三法,运用活血化瘀、消肿止痛、接骨续筋、祛腐生新等治法进行治疗;外治则选用合适的药物与剂型以外敷或熏洗等方法进行疗伤,具有减轻痛苦,提高疗效的功能。

(4)手术:据记载春秋战国时期扁鹊已开始施行"剖胸探心"的手术,并有"以刀刺骨"的手术记载。

(5)功能锻炼:古称导引,为中医伤科用来治病和防病的重要手段。如华佗所创"五禽戏";后人的"八段锦""易筋经""洗髓经"等,均能用来康复受伤的肢体功能,增强体质。既可促进受伤肢体及关节功能的恢复,又能预防疾病的发生,延年益寿。

综上所述,中医伤科虽属于中医药学体系中的一个分支,受中医药理论体系的指导,但无论在基本理论、病因病机、辨证施治、诊断治疗方面都具有本学科的特殊性。伤科学依据伤科疾病的发生和内在病机发展变化的规律,指导人们认识伤科疾病,开展伤科疾病的临床医疗、科研和教学实践,形成了中医学中一门独立的学科。

二、中医伤科学成就

在中医伤科的形成、发展中,历代伤科医家创造出许多先进的治疗方法和技术。公元 3 世纪的中医伤科鼻祖华佗用麻沸散麻醉实施伤科手术;创建"五禽戏",并指出体育疗法在治疗伤科疾病中的重要作用。公元 4 世纪,葛洪在《肘后救卒方》中首先记载使用夹板固定骨折和颞颌关节脱位的口内复位法,这是世界上最早的口内复位记载,并一直沿用至今。公元 7 世纪,巢元方著的《诸病源候论》记载了循环障碍、神经麻痹、运动障碍的症状;提出开放性损伤应立即缝合,折断的骨骼可用丝线缝合固定,这是内固定的最早记载。公元 9 世纪,蔺道人写出现存最早的伤科专著《仙授理伤续断秘方》,书中系统地分述骨折、脱位、内伤三大类,总结骨关节损伤的诊断、手法复位、夹板固定、功能锻炼和药物内外治疗,介绍用背椅式复位法整复肩关节脱位,用手牵足蹬法整复髋关节脱位。公元 1189 年,张杲记载施行骨的切开复位术,发现切除大块死骨的胫骨还能再生骨骼。公元 13 世纪,危亦林首创悬吊复位法治疗脊柱骨折。公元 1406 年的《普济方》中记载人体 15 个部位的骨折和关节脱位,介绍用悬吊快速牵引复位治疗颈椎骨折脱位;并详细地描写伸直型桡骨下端骨折,应用揣搦法复位和超关节夹板固定。公元 1742 年,吴谦等编写的《医宗金鉴》记载了各部位骨折脱位达 30 余种,强调"一旦临证,机触于外,巧生于内"。归纳出"摸、接、端、提、推、拿、按、摩"正骨八法。指出整复时手法要轻、巧、稳、准,达到"法之所施,使患者不知其苦"。在固定方面强调"制器以正之,辅手法之所不逮,以冀分者复合,欹者复正,高者就其平,陷者升其位"。明清时代许多临床伤科医师撰写出大量的骨伤科专著,如薛己著的《正体类要》、钱秀昌著《伤科补要》、胡廷光著《伤科汇纂》等,他们不但总结前人的经验,而且还提出新的理论和观点,形成伤科的不同学派,使伤科学得到了长足的发展。

 知识链接

1963 年 9 月,第 20 届国际外科年会在意大利罗马召开。方先之教授代表中国,首次宣读了《中西医结合治疗前臂双骨折》的学术论文,引起了与会 62 个国家的 2000 名学者的兴趣和赞赏。会后收到许多国家索取学术资料的信件。1964 年,国家科委组织全国中西医专家在天津对"中西医结合治疗骨折新疗法"进行鉴定,一致认为是一项重大的科研成果,建议向全国推广。

新中国成立后,伤科学得到了较大的发展。在挖掘、整理、发展中总结出动静结合,筋骨并重,内外兼治和医患合作的骨折治疗原则;规范传统的手法复位、小夹板固定及患者的功能锻炼等治疗方法,在治疗骨伤疾病上取得了较大的进展,引起了世界医学界的重视和认可。

当代中医伤科学在继承和发扬传统骨伤科的基础上,吸收现代科学(现代骨科学)成果,初步形成的一门理论观点新、技术领域广、临床疗效高的具有中国特色的中医临床学科。中医伤科和西医骨科在临床实践和科研中,将会进一步取长补短,相互结合,共同发展,为人类的健康做出更大贡献。

 复习思考题

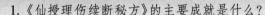

1. 《仙授理伤续断秘方》的主要成就是什么?
2. 中医伤科的诊断方法有哪些?
3. 试述中医伤科的治疗特色体现在哪些方面?

(方家选)

第二章

中医伤科学基础

损伤、骨疾病概述；伤科病症病因病机；伤科辨证基础；临床治疗基本技能；创伤急救。

中医伤科学基础包括伤科学的基本理论和基本技能两大部分。

第一节 中医伤科学的主要内容及分类

中医伤科学的主要内容包括损伤与骨病两大类疾患。

一、损伤

损伤是指由于人体受到外界各种致病因素的作用而使皮肉、筋骨、气血、经络及脏腑等组织遭到破坏的疾患。临床常见的损伤主要有以下4种：

1. 骨折 古称"折骨""折疡"。是指在外力的作用下，骨的完整性和连续性遭到破坏。骨折多伴有局部疼痛、肿胀、功能障碍、畸形、异常活动和骨擦音等症。

2. 脱位 古称"脱臼"或"脱骱"。指损伤后造成关节内各骨关节面相互之间失去正常关系。临床常见关节畸形、弹性固定、功能障碍等症状。

3. 筋伤 筋伤是指由于扭、挫、刺、割及劳损等原因而使皮肤、筋肉、筋膜、肌腱、韧带等一些软组织，以及软骨、周围神经、血管等损伤。

4. 内伤 古称"内损"。是指脏腑损伤及损伤所引起的气血、脏腑、经络功能紊乱，而出现的各种损伤内证。临床根据受伤机制不同，可出现伤气（包括气滞、气闭、气逆、气脱）、伤血（包括瘀血、亡血）、气血两伤、伤脏腑等病证。

二、骨疾病

骨疾病包括范围较广，概述如下：

1. 骨先天性畸形 骨先天性畸形是指骨与关节的先天性疾病，包括骨与关节发育障碍、脊柱和四肢的先天性缺陷。如脆骨病、颈肋、先天性斜颈、先天性髋关节脱位等。

2. 骨痈疽 骨痈疽是指因化脓性细菌侵入，引起骨、关节的化脓性感染疾病。多因余毒流注、外感六淫、七情内伤及房室劳伤等引起。常见有急、慢性化脓性骨髓炎等。

3. 骨痨　又称为"流痰"。是指结核杆菌侵入骨或关节引起的疾病,西医学称为骨、关节结核。该病好发于儿童和青少年,在全身各关节及骨骼部位皆可发病。多因先天不足、肝肾亏虚,或后天失调,伤及脾肾,正不胜邪,感染结核杆菌而发病。

4. 骨关节痹证　骨关节痹证是指由风、寒、湿等外邪侵袭人体,闭阻经络,气血运行不畅引起的肌肉、关节酸痛、麻木、重着等症。包括类风湿关节炎、风湿性关节炎、强直性脊柱炎、痛风性关节炎、创伤性关节炎、关节内游离体、关节滑膜炎等。

5. 骨关节退行性疾病　骨关节退行性疾病是指因骨关节退变而增生肥大、关节软骨被破坏的慢性关节炎。可发生在脊柱及全身各关节部位。本病包括腰椎间关节综合征、增生性脊柱炎、颈椎综合征、腰椎间盘突出症、椎管狭窄症、及髋、膝、踝等部位的骨关节病。

6. 骨软骨病　骨软骨病是指骨骼发育时期,骨化中心由于某种原因的干扰而出现的骨内化骨紊乱所致的病变,常发生在骨骺,故又称为骨骺炎或骨软骨炎。其发病原因多与创伤、血运的改变或遗传因素有关。临床常见股骨头骨软骨病、脊椎骨骺骨软骨病、足舟骨骨骺骨软骨病、跖骨头骨软骨病、胫骨结节骨软骨病等。

7. 骨肿瘤　骨肿瘤是指发生在骨及骨的附属组织的肿瘤。临床可分为良性、中间、恶性三类,但界限并非严格。

8. 代谢性骨病　代谢性骨病是指各种原因引起的骨内矿物质或骨基质代谢紊乱,以及由此造成的骨组织生物化学和形态变化而出现的病变。临床常见骨质疏松、骨生长障碍、骨发育畸形等。

9. 痿证　痿证是指人体遭受邪毒侵袭、外伤或正气亏损后,发生肢体弛缓、肌肉消瘦、手足痿弱无力及麻木等病证。临床常见多发性神经炎、皮肌炎、小儿麻痹、大脑性瘫痪等。

10. 筋挛　筋挛是指由于先天发育障碍、损伤、缺血、邪毒侵袭等原因,造成身体某些肌肉持续收缩,或皮肤、关节囊或韧带失去正常弹性而挛缩,致关节功能障碍的一类病变。临床常见缺血性肌挛缩、髂胫束挛缩、关节挛缩等。

第二节　中医伤科病症的病因病机

一、病因

伤科疾病的发生不外为内因和外因。

(一)外因

外因主要是外力伤害,但与外感六淫或邪毒感染等有密切关系。

1. 外力伤害　外力伤害是指外力直接损伤人体的皮肉、筋骨、脏腑、经络,局部出现肿、痛、皮裂、出血、筋断、骨折、脱位等症。重则可伤及血脉、脏腑、髓海导致气血暴脱,神失昏厥等危重病证。而慢性劳损可导致局部气血瘀滞,积劳成疾,如关节退行性疾病、某些职业病等。

2. 外感六淫　外感六淫是指外感六淫后,局部经络阻塞,气机不通,发生肌肉筋脉挛缩,或松弛无力,出现疼痛、关节不利、肢体功能障碍等伤科疾病。

3. 外感邪毒　外伤后复感毒邪,则可引起局部或全身感染,出现各种变证。如化脓性骨髓炎、败血症、破伤风等病症。

（二）内因

内因是指患者体内能导致或影响损伤发生变化的因素。除七情内伤外,伤科疾病的发生往往与机体的生理、病理因素和职业有关。

1. 生理解剖因素　机体的生理状况与伤科疾病的发生和预后都有一定的影响。如年龄不同,损伤时常见的病证亦不同,如儿童多见肱骨髁上骨折、青枝骨折;老人易发股骨颈骨折、粉碎性骨折。体质的强弱与损伤的发生也有密切的关系,体质强盛者筋骨坚强而不易损伤;体质衰微者筋软骨松容易受伤。伤病的发生还与损伤局部的解剖结构有关,如骨折常发生在骨密质和松质骨交界处;肩关节因关节盂小、肱骨头大而易发生脱位等。

2. 病理因素　损伤的发生与机体皮肉筋骨组织的病变有密切关系。如骨髓炎、骨结核因骨质的病变,可在轻微的外力作用下发生病理性骨折。

3. 职业工种　损伤的发生与职业、工种有一定的关系。如弯腰负重的工种易出现腰部劳损;运动员多发生运动性损伤;长期伏案工作的职业常有颈椎病的发生等。

知识链接

损伤的发生是内外因素综合作用的结果。同样的外因在不同的内因条件下,可出现不同的损伤和不同的预后。因此,在分析损伤发病的因素时应正确理解内因与外因之间的辩证关系,抓住导致损伤疾患发生、发展的主要因素,找到有效的防治措施,提高临床疗效。

二、病机

人体是由皮肉、筋骨、经络、脏腑、气血、津液等组成的一个有机整体。各系统密切联系,相互协调,共同维系着机体的动态平衡。当伤病发生时,局部皮肉、筋骨的损伤,常可导致全身气血、经络、脏腑的功能紊乱,产生一系列的内外病症。

（一）皮肉筋骨损伤病机

1. 皮肉损伤常见病机

（1）皮肉失荣:因气血不足或经络受阻,皮肉失养,筋肉萎缩无力,甚至肌肤麻木不仁等。

（2）皮肉瘀阻:外伤后,血溢脉外,瘀积不散,局部肿痛,或皮下青紫瘀斑,或热盛肉腐,伤口溃破,脓血外溢等。

（3）皮肉破损:外伤可致皮肉破损,络断出血,如外感病邪（如风、火、毒邪等）,则可引起局部或全身感染,甚至出现各种变证（如破伤风等）。

2. 筋骨损伤常见病机

（1）伤筋:因闪挫扭拗,跌仆坠堕,则可出现筋断碎裂。若伤后筋骨失营,可见筋纵弛软,肢体失用,或筋挛拘急。

(2)伤骨:因坠堕、跌仆、撞击、压轧等损伤,导致骨折、脱位、骨错缝发生。

（二）气血津液损伤病机

1. 气血损伤常见病机

(1)伤气:由于负重用力过度,或跌仆闪挫,击撞击头、胸等部,可致体内气机运行失常。气滞则局部胀闷疼痛;气闭则可见晕厥、昏迷不省人事、窒息、烦躁妄动或昏睡困顿等症;气虚则出现脏腑器官功能不足和衰退,出现疲倦乏力、语音低微、呼吸气短、胃纳欠佳、自汗、脉细软无力等症;重则气脱,出现目闭口开、面色苍白、呼吸浅促、四肢厥冷,或突然昏迷,或醒后又昏迷、二便失禁、脉微弱等气随血脱之证。

(2)伤血:由于跌仆坠堕、辗轧挤压、击打挫撞等,可伤及经络血脉,血溢脉外而出血,或血流不畅出现瘀血。若出血过多,则见血虚。若损伤后积瘀化热,或肝火炽盛则血热,症见发热、口渴、心烦、舌红绛、脉数,严重时可出现高热昏迷等症。

2. 津液损伤常见病机 伤后积瘀生热,灼伤津液,可出现口渴、咽燥、大便干结、小便短少、舌苔黄而干燥等症。由于重伤久病,常可严重耗伤阴液,出现舌红而干燥、舌体瘦瘪、舌苔光剥、口干而欲饮等症。

（三）脏腑经络损伤病机

1. 经络损伤常见病机 伤损可使经络阻塞,导致气滞血瘀而发病,出现"气伤痛,形伤肿",不通则痛及局部肢体功能障碍等症。

2. 脏腑损伤常见病机 人体在受伤过程中,不管是否伤及脏腑,均可导致脏腑功能失常而出现相应脏腑的临床症状。在伤科疾患中,损伤与肝、肾的关系十分密切,肝藏血主筋,肝血不足,筋的作用就会发生异常;肾藏精,主骨生髓,肾虚则腰部易扭闪和劳损,骨虚易伤。脾主肌肉、四肢,为后天之本,生血之源,故伤后要注意调养脾胃功能,脾胃和则病易愈。脏腑虽各有所主,但相互之间紧密相连,一损则俱损,故在伤科的临床治疗中应全面观察,综合分析,辨证施治。

第三节 中医伤科辨证基础

伤科辨证就是通过望、闻、问、切、动、量等方法,结合影像学和实验室检查,将收集的临床资料按八纲进行分类,并以脏腑、气血、经络、筋骨等辨证方法加以综合分析,作出诊断的过程。

知识链接

对伤科疾病进行辨证时,既要结合伤科的特点,进行细致的局部检查,还要求有整体观念,重视全面检查,才能完整的了解病情,作出正确判断。

一、问诊

在伤科诊断过程中,除按中医诊断学问诊内容进行询问外,还需重点询问以下几个方面。

（一）主诉

即患者主要症状及发生时间,是提示病变的性质及促使患者前来就医的病症。骨伤科患者的主要症状有疼痛、肿胀、麻木、功能障碍、畸形、挛缩及瘫痪等。

（二）发病时间

问明损伤日期或发病时间，以判断是新伤还是陈旧损伤。

（三）发病过程

应详细询问受伤及发病的原因及情况，包括暴力的性质、强度及受伤时的体位；受伤后是否有昏厥及昏厥时间的长短，醒后有无再昏迷；已接受何种治疗，疗效如何；目前症状情况怎样，是否减轻或加重等。

（四）伤情

1. 疼痛　询问疼痛发生的部位、时间、范围、性质、程度。如骨折伤筋为锐痛；化脓性感染呈跳痛；神经根受到刺激出现灼痛或刺疼；骨结核呈隐痛；肌肉劳损呈酸痛；骨肿瘤及软组织肿瘤有胀痛或钝痛。了解疼痛是持续性还是间歇性；是否有窜痛、放射痛及麻木等。

还要询问导致疼痛发生或变化的相关原因，如各种不同的肢体运动（负重、咳嗽、喷嚏、排便及某种肢体运动等）对疼痛的影响；肢体活动或休息时对疼痛的影响；气候变化与疼痛发生、加重的关系等。

2. 肿胀　询问肿胀出现的时间、部位、性质、范围。损伤性疾患多为先痛后肿；感染性疾患多是先肿后痛，并伴有局部发热。如有肿胀包块，应询问发现的时间、发展情况、及局部症状等。

3. 肢体功能　如有功能障碍，应问明是受伤后立即发生的，还是受伤后经过一段时间才发生的。一般完全性骨折或脱位后，立即出现功能障碍；软组织损伤则往往是在伤后一段时间，血肿逐渐加重后，才影响到肢体的功能。

4. 畸形　应询问畸形发生的时间及演变过程。外伤引起的肢体畸形，可在伤后立即出现，亦可经过若干年后才出现。无外伤者就应考虑先天性畸形或发育性畸形。

5. 创口　应询问创口形成的时间，出血情况，污染情况，处治经过，以及是否使用过破伤风抗毒血清等。

（五）其他情况

询问既往病史（过去史），了解可能与目前的损伤有关的情况。个人史和家庭史对骨肿瘤、先天性畸形的诊断尤有参考价值。

二、望诊

在伤科患者的望诊中，要观察患者的全身及损伤局部、邻近部位情况，以初步确定损伤的部位、性质和轻重。

（一）望全身

1. 望神色　神色是人体生命活动的外在表现，可通过患者的神情、面色、形体、语言气息的变化表现出来。如精神爽朗，为正气未伤，或伤情较轻；若患者精神萎靡、面容憔悴，为正气已伤或伤情严重。若损伤后出现神昏谵语、面色苍白、目暗睛迷、瞳孔散大或缩小、四肢厥冷、汗出如油、形羸色败者，则为危候，多见于重度创伤、严重感染或大失血者。

知识链接

损伤的五色所主为:白色主失血,虚寒证;青色主瘀血气闭,气血运行受阻;赤色主损伤发热;黄色主脾虚湿重,湿热阻滞;黑色主肾虚,或经脉失于温养。

2. 望姿态 肢体受伤较重时,常出现姿态的改变。如肩、肘部损伤,患者多以健侧的手扶托患侧前臂;颞颌关节脱位时,多用手托住下颌;腰部急性扭伤,身体多向患侧歪斜,且扶腰慢步;下肢骨折,不能站立行走。望姿态时应结合摸诊、肢体的运动和测量检查,综合分析才能正确诊断病位、病情。

（二）望局部

1. 望畸形 通过观察肢体标志线或标志点的异常改变,判断有无畸形。常见有畸形有局部突起、凹陷、成角、倾斜、旋转、缩短或增长等,畸形常标志有骨折或脱位的存在。某些特征性畸形可对诊断有决定意义,如桡骨远端骨折的"餐叉"状畸形、肩关节前脱位的"方肩"畸形、斜方肌瘫痪的"平肩"畸形、强直性脊柱炎的后突强直畸形等。

2. 望肿胀、瘀斑 一般说肿胀瘀癍的部位就是病变的部位。人体受损伤,多伤及气血,以致气滞血瘀,积滞于肌表,则为肿胀、瘀癍。通过观察肿胀的程度、色泽的变化,可以判断损伤的时间、性质及损伤的轻重。肿胀严重、青紫明显者可能有骨折或伤筋较重;肿胀较轻,稍有青紫者,多属轻伤。肿胀较重,肤色青紫者为新鲜损伤;肿胀较轻,青紫带黄者,为陈旧损伤;大面积肿胀,青紫伴有黑色者,为严重的挤压伤;肿胀紫黑者应考虑组织坏死。

3. 望创口 若局部有伤口,须仔细观察伤口的形状、大小、深浅、色泽、边缘是否整齐;要查看创口的出血情况,准确快速地判断是动脉或静脉出血、还是创面渗血;查看创口表面的组织及周围的皮肤有无缺损或坏死;查看创口的污染情况,是否有脓性分泌物或气体排出。

4. 望肢体功能 观察关节各方向的活动是否正常。例如:肩关节的正常活动有外展、内收、前屈、后伸、内旋和外旋。凡上肢外展不足 90°,同时有肩胛骨一并移动,说明肩外展受限;当肘关节屈曲,正常肩关节内收时,肘尖可接近人体正中线,若肘尖不能接近中线,说明内收受限;若患者抬臂梳发的动作受限制,说明肩关节的前屈和外旋功能受限。关节活动受限时,应进一步与触诊、动诊和量诊结合,通过对比观察、测定其主动运动和被动运动的活动度,查明是何种活动有障碍。

（三）望舌质、舌苔

1. 舌质 正常人舌质淡红而润泽。如舌质淡而胖嫩,为气血虚弱、阳气不足;舌质鲜红为里热;深红而绛,是热入营分;由绛而转为紫红是热入血分。舌质润泽为津液尚存,舌质干枯为津伤液耗;舌生芒刺为里热炽盛。舌色紫黯为瘀滞于血、气血运行不畅之候;青紫而滑润为阴寒血凝之证。

2. 舌苔 正常人的舌苔为薄白而润泽。一般外伤或轻度外感时,舌苔无明显变化。舌苔少为脾胃气虚之象;舌苔剥落或舌光红无苔者为津伤液耗,阴虚水涸;苔白而干燥者为寒邪化热;厚白而干燥者为湿邪化热而津液不布;薄黄而干为热邪伤津;淡黄而润为湿重热轻;黄腻者为湿热郁滞。舌苔由薄增厚为病情加重,由厚转薄为病在减退;由白变灰或由灰变黑者是病情恶化的表现。

知识链接

　　舌质和舌苔的变化能及时反映人体内的各种病理状况。其舌质的变化以反映体内气血状况为主;舌苔的变化以反映体内脾胃虚实、津液盈亏、病邪性质、病情的进退等为主。

三、闻诊

（一）一般闻诊
同中医诊断学。

（二）局部闻诊

　　1. 听骨擦音　骨擦音是骨折两断端相互碰撞或摩擦时发出的声音,是完全骨折的标志。听骨擦音可分辨骨折的性质,如横形骨折,其音低沉重滞;斜形骨折,其音较尖细;粉碎骨折,其音较杂乱等。在检查中不宜主动寻找骨擦音,以免加重患者的痛苦和损伤。

　　2. 听骨传导音　用于检查不易发现的长骨骨折,如股骨颈骨折、转子间骨折等。检查时将听诊器置于伤肢近端的适当部位,或置于耻骨联合部,或放在伤肢近端的骨突起部,用手指或叩诊锤轻轻叩击伤肢远端的骨突起部,可听到骨传导音。正常人的骨传导音呈清脆的共鸣音。骨传导音的改变或消失可诊断骨折的有无,还可判断骨折端的对位情况以及骨折的愈合情况。如骨折端完全分离,则骨传导音消失;骨折端有部分接触,则骨传导音减弱;骨皮质断端接触,骨传导音呈清脆感;骨皮质断端未接触,骨传导音呈低沉浊音。在骨折治疗后期骨传导音越好,骨折愈合越佳。在检查骨传导音时,应注意与健侧对比,叩诊时双侧用力大小相同。

　　3. 听入臼声　关节脱位在整复成功时,常能听到“咯嗒”的入臼声,即关节复位成功后,关节头与关节臼相互碰撞时所发生的声音。此时应立刻停止拔伸牵引,在损伤关节的周围辅以轻柔的理筋手法即可。

　　4. 听伤筋音　在检查部分伤筋局部时,可有特殊的摩擦音或弹响声,常见的有以下几种:

　　（1）关节摩擦音:术者一手放在关节上,另一手活动关节远端肢体,可听到关节摩擦音,或触到摩擦感。柔和的关节摩擦音常在一些慢性或亚急性关节疾患中出现;粗糙的关节摩擦音在骨性关节炎中听到;在关节运动到某一角度时,关节内出现尖细弹响声,表示关节内有移位软骨或游离体。

　　（2）腱鞘炎与腱周围炎的摩擦音:如屈指（屈拇）肌腱狭窄性腱鞘炎患者在做手指的活动检查时,可听到弹响声,是肌腱通过肥厚的腱鞘时产生,所以习惯上把这种狭窄性腱鞘炎称为“弹响指”。

　　在检查肌腱周围炎时,常可听到（触到）好似捻干燥的头发时发出的“捻发音”。多在有炎性渗出物的腱鞘周围触到,好发于前臂伸肌群、大腿股四头肌和小腿跟腱部。

　　（3）关节弹响声:膝关节半月板损伤或关节内有游离体时,当膝关节做屈伸旋转活动时,可出现较清脆的弹响声。

　　5. 听啼哭声　常用于小儿患者,以辨别受伤部位。检查患儿时,若摸到患肢某一部位,小儿啼哭或哭声加剧,则往往提示该处可能是损伤的部位。

6. 听创伤皮下气肿摩擦音 创伤后皮下组织有大片不相称的弥漫性肿起,检查时手指分开呈扇形,轻轻揉按患部,如感觉到有"捻发音"或"捻发感"为皮下气肿。可见于肋骨骨折后,断端刺破肺脏,空气渗入皮下组织形成皮下气肿;或开放骨折合并气性坏疽时,出现皮下气肿,常伴伤口有奇臭的脓液。

四、切诊

伤科的切诊包括脉诊和摸诊两个方面。脉诊即切脉,通过切脉了解机体内部气血、虚实、寒热等变化;摸诊即触诊,主要是鉴别损伤的轻重、深浅和性质。

(一)切脉

损伤常见的脉象有以下几种:

1. 浮脉 轻按应指即得,重按之后反觉脉搏稍减而不空,举之泛泛而有余。在新伤瘀肿,疼痛剧烈或兼有表证时多见。大出血及慢性劳损患者,出现浮脉时说明气虚严重。

2. 沉脉 轻按不应,重按始得,伤科在内伤气血、腰脊损伤疼痛时常见。

3. 迟脉 脉搏缓慢,每息脉来不足四至。迟脉主寒、主阳虚,在伤筋挛缩、瘀血凝滞等证中多见。损伤后气血不足,复感寒邪时,多为迟而无力。

4. 数脉 为每息脉来超过五至。其数而有力者多为实热,虚数无力者多属虚热。浮数热在表,沉数热在里。损伤发热及外感邪毒为脉数有力,津伤液涸则脉虚而细数。

5. 滑脉 脉往来流利,应指圆滑,充实有力,伤病中胸部挫伤,血实气壅时多见。妇女妊娠期也常现此脉。

6. 涩脉 脉形不流利,细迟而往来艰涩,如轻刀刮竹。主气滞血瘀、精血不足。其涩而有力为实证,涩而无力为虚证。临床以损伤血亏津少,不能濡润经络之虚证,及气滞血瘀的实证多见。

7. 弦脉 脉形端直以长,如按琴弦,主诸痛、肝胆疾病、阴虚阳亢。胸部损伤或伤后剧烈疼痛时多见,还常见于伴有高血压、动脉硬化等症的损伤患者。弦而有力为紧脉,多见于外感寒湿腰痛。

8. 濡脉 浮而细软,脉气无力以动,与弦脉相对,在劳损气血不足时多见。

9. 洪脉 脉形如波涛汹涌,来盛去衰,浮大有力,应指脉形宽,大起大落。主实热证。损伤邪热内壅,热邪炽盛,或血瘀化热之证多见。

10. 细脉 脉细如线,以阴血虚为主,亦见于气虚。多见于虚损患者,损伤久卧体虚者多见,亦可见于虚脱或休克患者。

11. 芤脉 浮大中空,为失血之脉。在损伤出血过多时常见。

12. 结、代脉 间歇脉之统称。多见于损伤疼痛剧烈,脉气不能衔接时。

知识链接

伤科脉法纲要:①瘀血停积者多为实证,脉宜坚强而实,不宜虚细而涩。洪大者顺,沉细者恶。②亡血甚者多虚证,脉宜虚细而涩,不宜坚强为实。沉细者顺,洪大者恶。③六脉模糊者,症虽轻而预后必恶。④外证虽重,而脉来和缓有神者,预后良好。⑤在重伤痛极时,脉多弦紧,偶然出现结代脉,系疼痛时引起的暂时脉象,并非恶候。

（二）摸法（触诊）

摸法是伤科辨证中的一种重要检查方法。通过医者的手对损伤局部的认真触摸，可了解损伤的性质和有无骨折、脱位的发生以及骨折、脱位的移位方向等。

1. 摸诊的内容

（1）摸压痛：临床上常根据压痛的部位、范围、程度来鉴别损伤的性质种类。直接压痛局部可能有骨折或伤筋，而间接压痛（如纵轴叩击痛）常显示骨折的存在。长骨干完全骨折时，在骨折部多有环状压痛。骨折斜断时，压痛范围较为广泛。

（2）摸畸形：触摸体表骨突的变化，可以判断骨折和脱位的性质、部位和移位的特点，如呈现重叠、成角或旋转畸形等变化的情况。

（3）摸肤温：从局部皮肤冷热的变化，来辨别是热证或是寒证；并能了解患肢血运情况。热肿一般表示新伤或局部瘀热、或感染；冷肿表示寒性疾患；伤肢远端冰凉、麻木、动脉搏动减弱或消失，则表示血运障碍。摸肤温时，用手背测试较为合宜。

（4）摸异常活动：当肢体在没有关节处出现了类似关节的活动，或关节原来不能活动的方向出现了活动为异常活动，多见于骨折和韧带断裂。在检查骨折患者时，不要主动寻找异常活动，以免增加患者的痛苦和加重局部的损伤。

（5）摸弹性固定：脱位的关节常保持在特殊的畸形位置，在摸诊时手中有弹力感，故称为弹性固定。是关节脱位特征之一。

（6）摸肿块：首先应确定肿块的解剖层次位置（皮下、骨骼、肌腱、肌肉等哪层组织中）、质地（是骨性的或囊性的等），还须触摸其大小、形态、硬度，边界是否清楚，推之是否可以移动，及其表面光滑度，是否有波动感等。

2. 常用手法

（1）触摸法：常以指腹触摸伤处，了解摸诊内容中损伤情况。触摸范围先由远开始，逐渐移向伤处，触摸手法应先轻渐重，适可而止。

（2）挤压法：用手挤压患处上下、左右、前后，根据力的传导作用来诊断骨骼是否折断。如检查肋骨骨折时，常用手掌前后挤按胸骨及相应的脊骨；检查骨盆骨折时，常用两手挤压两侧髂骨翼，此法有助于鉴别是骨折还是挫伤。还可用两手指分置肿胀两侧交替按压，有波动应指感者，示有积血或积脓；两手指按压髌骨抬起时髌骨也随之浮起（浮髌试验阳性），说明膝关节内有积血或积液。

（3）叩击法：是以掌根或拳对肢体远端的纵向叩击，检查有无骨折的一种方法。检查股骨、胫腓骨骨折，常采用叩击足跟的方法。检查脊椎损伤时，可采用叩击头顶的方法。检查四肢骨折是否愈合，也可采用叩击法。

（4）旋转法：用手握住伤肢下端，做轻轻的旋转动作，以观察伤处有无疼痛、活动障碍及特殊的响声。旋转法常与屈伸关节的手法配合应用。

（5）屈伸法：一手握关节部，另一手握伤肢远端，做缓慢的屈伸活动。若关节部出现剧痛，说明有骨与关节损伤。关节内骨折者，可出现骨摩擦音。

临床运用摸诊时，非常重视与健肢的对比，注意"望、比、摸"的综合应用。只有这样，才能正确分析摸诊所获资料的临床意义。

五、动诊

动诊即运动检查，系指检查关节、肌肉在主动运动时的功能状况。主要观察活动的姿势、范围以及活动与疼痛的关系。临床运用时应结合望诊、切诊与量诊进行。

（一）步态

1. 正常步态 两足行走时分为两个阶段：第一阶段是从足跟接触地面开始，过渡到第五跖骨头、第一跖骨头着地，最后一直到踇趾离开地面，这段时间称为"触地相"；第二阶段是从踇趾离开地面直到足跟再接触地面的一段时间，称为"跨步相"。在平常行走的时候，触地相和跨步相的时间不相等，即双足两相的交替不是一个结束后另一个才开始。在一定的时间内，双足同时处于触地相时称为双足触地相（图2-1）。当从缓步行走改为加速疾走时，双足触地相就愈来愈短；到奔跑时，双足触地相可缩短而消失。

正常跨步时，同侧骨盆向前摆动，使身体重心移到髋关节的前面。在跨步中两侧骨盆保持相对平行，腰椎和腰部肌肉亦参与运动。任何原因改变了上述的一个或几个环节，可引起步态的不正常。

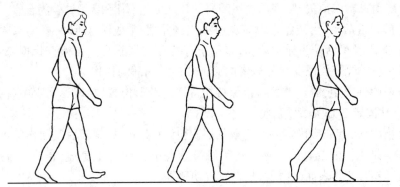

（1）左足跨步相，右足触地相　（2）双足触地相　（3）左足触地相，右足跨步相

图2-1　正常步态

2. 异常步态

（1）抗痛性步态：为保护性的跛行步态，多见于骨折、关节扭挫及炎症等。当一侧下肢有病变时，患者为了减轻患肢的疼痛，而迅速起步，不能完全负重，且显示强直。

（2）短肢性步态：双下肢的长度差别超过3cm就会出现跛行，其特点是：下肢触地相正常，短肢侧骨盆上下颠簸，躯干左右摆动明显，患者常用健侧屈膝或患侧马蹄足来弥补跛行。

（3）强直性步态：一侧髋关节伸直位强直时，患者需转动骨盆，使患侧下肢向前迈步。双髋关节强直时，除转动骨盆外，还需借助膝、踝关节迈小步行走。膝关节强直于伸直位者，健侧足跟抬高，或患侧骨盆升高，患肢向外划一弧形前进。踝关节强直者，侧需借助于身体的前倾或膝后伸来完成行走。

（4）剪刀式步态：见于大脑痉挛性瘫痪。双下肢呈内收，内旋、屈曲畸形。行走时，两腿前后交叉，轮替划圈，两膝相互碰撞摩擦，足落地重心的偏移，呈雀跃不稳状（图2-2）。

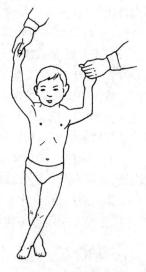

图2-2　剪刀式步态

（5）摇摆步态：见于先天性髋关节脱位或臀中肌麻痹。单侧病变患侧负重时，躯干向患侧倾斜（图2-3）。双侧病变行走时，躯干交替向左右倾斜，则成"鸭步"状行走（图2-4）。

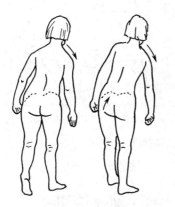 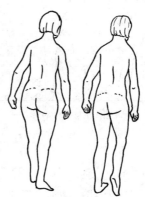

（1）左足跨步相，右足触地相，注意躯干向患侧倾斜，力图提起下沉的左侧骨盆（健侧）而使左足离地　　（2）左足触地相及右足跨步相，右侧骨盆升高

图2-3　右臀中肌麻痹时的步态

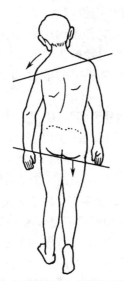 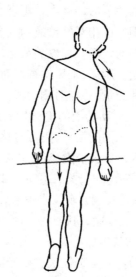

（1）左足跨步相，右足触地相，注意躯干向患侧倾斜，力图提起下沉的左侧骨盆（健侧）而使左足离地　　（2）左足触地相及右足跨步相，右侧骨盆升高

图2-4　鸭步

（6）臀大肌麻痹步态：患者以手扶持患侧臀部并挺腰，使身体稍向后倾行走（图2-5）。

（7）股四头肌瘫痪步态：患者行走时用手压住患侧大腿前下方，以稳定膝关节（图2-6）。

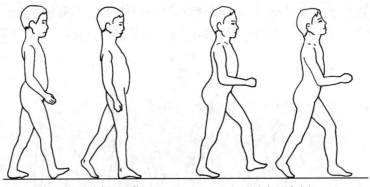

（1）右足触地相，注意躯干后仰　　　　（2）左足跨步相

图2-5　右臀大肌麻痹时的步态

（二）关节功能的检查

包括关节主动运动和被动活动功能的检查，一般应当先检查主动运动，后检查被动活动，再比较两者相差的度数。如果运动幅度不足，或运动的方向、幅度超过了正常范围，均应视为异常。

1. 关节的主动运动功能的检查　　人体中各关节的运动方式及活动范围，因年龄、性别、锻炼情况等的不同而有所不同，如儿童和杂技演员的关节活动度大。再者当某关节发生病变时，相邻关节在运动范围亦可相互补偿或相互影响，检查时应考虑到这些因素而作出正确的判断。如髋关节运动受限时，可由腰椎各关节的运动加以补偿。所以，临床检查时对患病关节相邻关节的运动也应进行检查和测量，并与对侧比较。

2. 关节被动活动功能的检查　　关节被动活动分为两类：①是和主动运动方向相同的活动，正常时该方向的被动活动往往比主动运动范围稍大。如关节囊、支持韧带、肌肉受损时，关节的被动检查可出现活动范围过大或受限；关节强直时，关节主动和被动活动均受限或丧失。②是沿躯干或四肢纵轴的牵拉或挤压活动及侧方牵拉或挤压活动，以观察有无疼痛及异常活动。被牵拉的组织主要是韧带、肌肉、筋膜、肌腱及关节囊等；被挤压的组织主要是骨与关节以及神经根等。

图2-6　股四头肌瘫痪步态

3. 肢体活动与疼痛的关系　　临床上了解肢体活动与疼痛的关系，对于诊断与鉴别诊断很有帮助。如劳损性疾患疼痛活动时加重，休息时减轻；增生性关节炎则活动之初痛，继续活动可减轻，休息后再活动疼痛更剧。临床上伴有间歇性跛行的腰痛是椎管狭窄症的重要特征。而关节各方向活动受限并伴有疼痛，可见于关节内病损或关节内粘连者。仅在某一方向某一范围内的活动受限且伴有疼痛，而其他方向、范围的活动良好且无疼痛，常见于相应局部的肌肉、韧带、筋膜等软组织损伤或粘连的患者。如肱骨外上髁炎，抗阻力伸腕或被动屈腕牵拉伸腕肌时，可引起肱骨外上髁部疼痛，并在该伸肌总腱附着处有明显压痛。临床上常常由于局部病变疼痛导致肌肉痉挛，关节的主动及被动运动均可受限，甚至不能活动；当疼痛缓解，痉挛解除后，关节功能即可改善。但在中枢神经性疾患（痉挛性瘫痪）和精神异常（如癔症性瘫痪）时，虽然肌肉也有痉挛，但活动时不痛。

知识链接

骨关节检查次序：先进行望诊、触诊、叩诊、听诊；再检查关节活动、测定肌力、肢体长度测量、特殊检查，以及神经功能和血管检查等。

六、量诊

诊断骨伤科疾病常使用"度量"法，即用带尺、量角器来测量肢体的长短、粗细及关节活动角度等，并与健肢对比观察，为诊断提供客观依据。在健、患肢对比测量时，两者需放在完全对称的部位，测量起止点要一致，并常以骨性标志为准。

（一）肢体长度测量（图2-7）

1. 上肢

（1）上肢长度：从肩峰至桡骨茎突尖（或中指尖）。

（2）上臂长度：肩峰至肱骨外上髁。

（3）前臂长度：肱骨外上髁至桡骨茎突尖。

2. 下肢

（1）下肢长度：髂前上棘至内踝下缘，或脐至内踝下缘（骨盆骨折或髋部病变时用）。

（2）大腿长度：髂前上棘至膝关节内缘。

（3）小腿长度：膝关节内缘至内踝。

3. 临床意义　长于健肢为脱位或牵引过度；短于健肢为短缩畸形或脱位。

（二）周径测量

1. 测量方法　两侧肢体取相应的同一水平测量。伤后测量最肿胀处；肌萎缩时测量肌腹部位。通常测量大腿周径，取髌上10~15cm处，或髌上一横掌处；测量小腿周径取小腿最粗处。

2. 临床意义　受伤患肢增粗为骨折部出血肿胀（测其周径可以概算增大的体积，间接计算出骨折后出血量）；连续测肿胀可以观察气性坏疽或恶性肿瘤的发展速度。患肢细于健肢为患肢肌肉萎缩，或有神经疾患而致肢体瘫痪。

（三）测量关节活动范围

可用特殊的量角器来测量关节活动之范围，并计算角度，记录其旋转、屈伸的度数，与健侧进行对比。如小于健侧，多属关节功能障碍。如没有量角器，也可目测其关节活动度的近似值。常用的测量记录方法有以下两种：

1. 中立位0°法　先确定每一关节的中

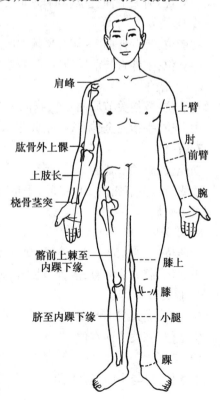

图2-7　肢体长度测量

肩峰
上臂
肘
前臂
肱骨外上髁
上肢长
腕
桡骨茎突
髂前上棘至内踝下缘
膝上
膝
脐至内踝下缘
小腿
踝

立位为 0°,如肘关节完全伸直时定为 0°,则完全屈曲时为 140°。

2. 邻肢夹角法 以两个相邻肢段所构成的夹角计算。如肘关节完全伸直时为 180°,屈曲时为 40°,则关节活动范围为 180°−40°＝140°。

知识链接

为了避免记录混乱,本教材采用中立位 0° 法记录。对不易精确测量角度的部位,关节功能可用测量长度的方法以记录各骨的相对移动范围。例如,颈椎前屈,可测下颌至胸骨柄的距离;腰椎前屈,测下垂的中指尖与地面的距离等。

附一、各关节功能位、中立位（包括各关节活动度）

1. 颈部

中立位:为面向前,双眼平视。

2. 腰部

中立位:不易确定,一般呈直立,腰伸直自然体位。

3. 肩关节

功能位:外展 45°~55°,外旋 10°,前屈 30°,屈肘 90°,肘与前胸平齐,前臂稍前。

中立位:上臂下垂,靠近胸壁,屈肘 90°,前臂伸向前方。

4. 肘关节

功能位:固定一侧屈肘 90°;固定两侧一侧屈肘 110°,一侧屈肘 70°,前臂中立位。

中立位:肘关节伸直位(前臂旋转中立位,屈肘 90°,拇指朝上)。

5. 腕关节

功能位:腕背伸 20°~30°,尺偏 10°。

中立位:手伸直与前臂成一条直线,手掌向下。

6. 手指关节

功能位:掌指关节屈曲 60°,指间关节屈曲 30°~45°。

中立位:手指完全伸直,拇指并于示指。

7. 手

功能位:腕关节背伸 20°~25°,掌指关节屈曲 30°~45°,近侧指间关节屈曲 60°~80°,远侧指间关节屈曲 10°~15°,手指分开,指尖指向腕舟状骨结节,拇指掌指关节、指间关节微屈。

8. 髋关节

功能位:屈曲 15°~20°,外展 10°~15°。

中立位:髋关节伸直,髌骨、足尖向上。

9. 膝关节

功能位:成人屈 10°;幼儿 0°。

中立位:膝关节伸直位。

10. 踝关节

中立位:足与小腿呈 90°角。

附二、人体各关节活动范围图示（图2-8～图2-17）

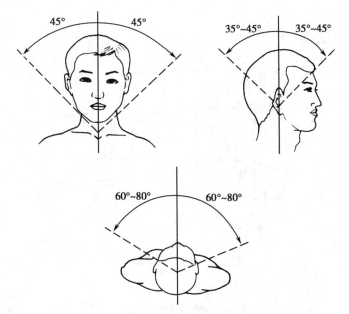

图 2-8　颈部活动范围

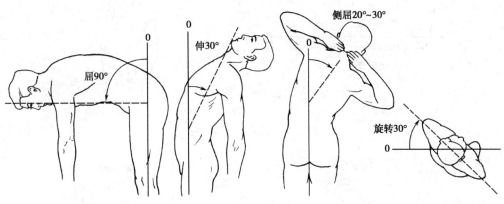

图 2-9　腰部活动范围

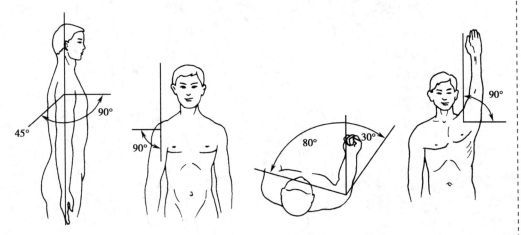

图 2-10　肩关节活动范围

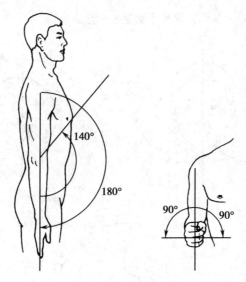

图 2-11　肘关节活动范围

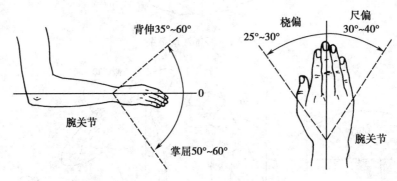

图 2-12　腕关节活动范围

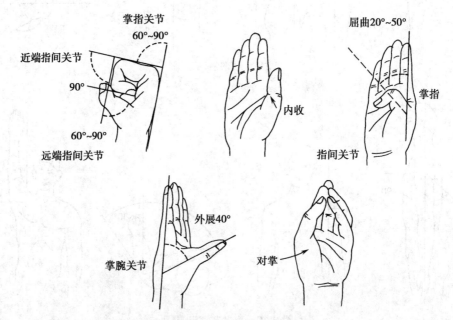

图 2-13　掌指、指间关节活动范围

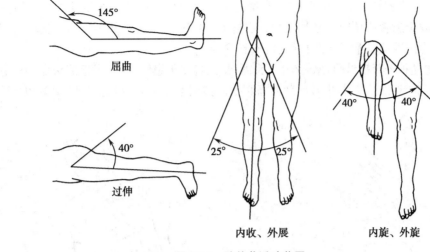

图 2-14 髋关节活动范围

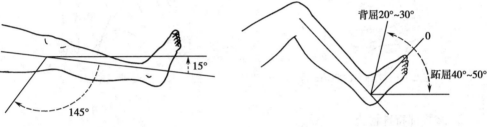

图 2-15 膝关节活动范围　　　　图 2-16 踝关节活动范围

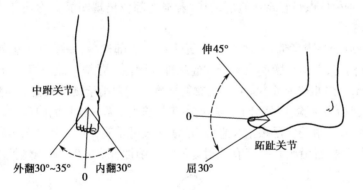

图 2-17 足部关节活动范围

七、骨伤科常用特殊检查

在伤科疾病的诊断中,常需采用一些特殊的检查。

(一)关节运动检查

1. 颈部特殊检查

(1)头部叩击试验:患者正坐,医者以一手平置于患者头顶,掌心向下,另一手握拳叩击置于头顶部的手背。若患者感觉颈部疼痛,或疼痛向上肢放射,则为该试验阳性。多用于颈椎病或颈部损伤的检查。

（2）椎间孔挤压试验：患者正坐，头稍向患侧的侧后方倾斜。医生立于患者后方，双手交叉放于患者头顶向下施加压力，使椎间孔变小，若出现颈部疼痛，并向患侧上肢放射痛则为阳性征。常见于颈椎综合征（图2-18）。

（3）臂丛神经牵拉试验：患者坐位，头微屈，医者立于患侧，一手置患侧头部，另一手握患腕做反向牵引，此时若患肢出现窜痛麻木，则为阳性，多为颈椎综合征（图2-19）。

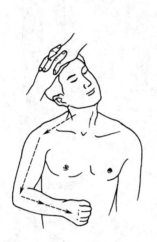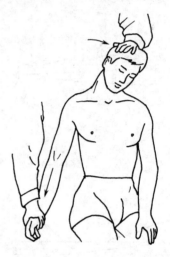

图2-18　椎间孔挤压试验　　　　　　　　图2-19　臂丛神经牵拉试验

2. 胸腰部特殊检查

（1）胸廓挤压试验：患者坐位或立位，医者两手在胸廓一侧的前后对称位或胸廓两侧的左右对称位做轻轻挤压胸廓动作，若损伤部位出现明显的疼痛即为阳性，提示有肋骨的骨折。

（2）屈颈试验：患者仰卧，医者一手置于患者头部枕后，一手置于患者胸前，然后将患者头部前屈，若出现腰痛及坐骨神经痛即为阳性。颈部前屈时可使脊髓在椎管内上移1~2cm，神经根受到牵拉，可出现放射性疼痛。常用于腰椎间盘突出症的检查。

（3）直腿抬高试验及足背伸加强试验：患者仰卧，两下肢并拢伸直，医生用一手按压患侧膝部，另一手托住足跟抬起患肢，正常下肢可抬高80°以上并无疼痛，若高抬不能达到正常高度，且沿坐骨神经有放射疼痛时为阳性（图2-20），见于坐骨神经根受压。

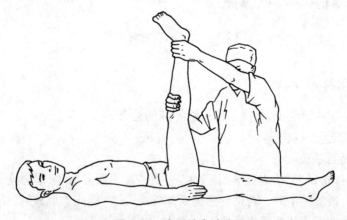

图2-20　直腿抬高试验

在本试验时,抬腿到疼痛处稍放低,然后突然将足背伸(图 2-21),使坐骨神经受到牵拉,引起放射性疼痛,即为足背伸加强试验阳性。此试验可排除其他因素影响所造成的直腿抬高试验的假阳性。

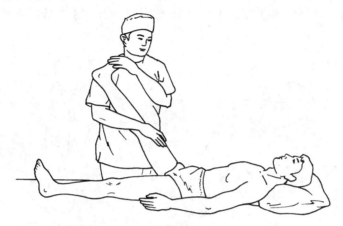

图 2-21　直腿抬高试验足背伸加强试验

（4）股神经牵拉试验:患者俯卧,下肢伸直,医生提起患肢向后过度伸展,若腰 3～4 椎间盘突出压迫腰 2～4 神经根,引起沿股神经区放射性疼痛为阳性征(图 2-22)。

（5）拾物试验:多用于小儿腰部前屈运动的检查。通过小儿拾取一件放在地上的物品,观察脊柱运动是否正常。当腰椎有病变时,小儿下蹲拾物

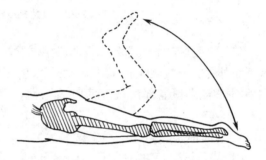

图 2-22　股神经牵拉试验

时必须屈曲两侧髋、膝关节,而腰仍是挺直的,且常用手放在膝部做支撑蹲下,则为阳性征(图 2-23)。常见于小儿腰椎结核及其他腰椎疾病。

（6）腰骶关节试验:又称骨盆回旋试验。患者仰卧位,医生极度屈曲两侧髋、膝关节,使臀部离床,腰部被动前屈,若腰骶部出现疼痛则为阳性征(图 2-24)。常见于下腰部的软组织劳损及腰骶椎的病变。而腰椎间盘突出患者常表现为阴性。

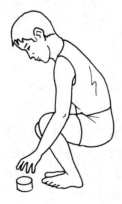

图 2-23　拾物试验

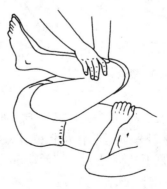

图 2-24　腰骶关节试验

3. 骨盆部特殊检查

（1）骨盆挤压与分离试验：患者仰卧位，医生用两手分别压在骨盆两侧髂前上棘，向内相对挤压为挤压试验；两手分别压在骨盆的两侧髂嵴内侧，向外下方做分离按压称为分离试验。若引起损伤部位疼痛加剧则为阳性征（图 2-25），常见于骨盆环的骨折。

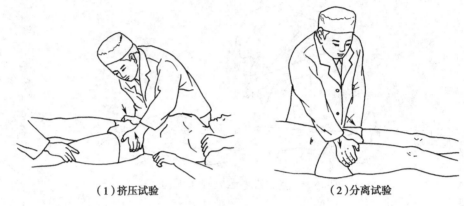

（1）挤压试验　　　　　　　　　　　　　　（2）分离试验

图 2-25　骨盆挤压与分离试验

（2）骶髂关节分离试验：又称"4"字试验。患者仰卧位，患侧下肢屈膝屈髋，将患侧下肢外踝放于对侧膝上，做盘腿状。医生一手扶住对侧髂嵴部，另一手将患侧膝部向外侧挤压，若骶髂部出现疼痛时为阳性（图 2-26）。做此试验应先排除髋关节的病变。

4. 肩部特殊试验

（1）搭肩试验：又称杜加征（Dugas sign）。将患肢肘关节屈曲，患肢手搭在对侧肩部，肘关节能贴近胸壁为阴性。若肘关节不能靠近胸壁，或肘关节贴近胸壁时而患肢手不能搭在对侧肩部，或两者均不能，为阳性征（图 2-27），表示肩关节脱位。

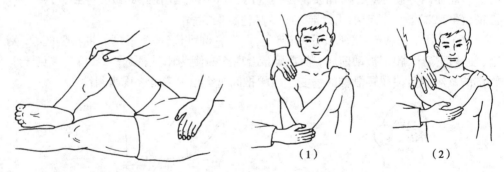

（1）　　　　　　　　（2）

图 2-26　骶髂关节分离试验　　　　　　　　图 2-27　搭肩试验

（2）直尺试验：正常人肩峰位于肱骨外上髁与肱骨大结节连线的内侧。用直尺贴在上臂外侧，下端靠近肱骨外上髁，上端如能与肩峰接触则为阳性，表示肩关节脱位。

（3）疼痛弧试验：在肩关节活动60°~120°范围内时，因冈上肌腱与肩峰摩擦，肩部出现疼痛为阳性征，这一特定区域内的疼痛称为疼痛弧（图 2-28），见于冈上肌肌腱炎。

（4）冈上肌腱断裂试验：在肩外展30°~60°范围内时，三角肌用力收缩，但不能外展举起上臂，越外展用力，肩越高耸。但被动外展到此范围以上，患者能主动举起上臂。最初主动外展障碍为阳性征（图2-29），提示冈上肌肌腱断裂。

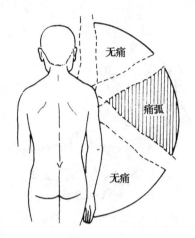

图2-28　疼痛弧试验

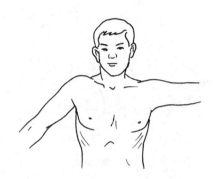

图2-29　冈上肌肌腱断裂试验

（5）肱二头肌腱抗阻试验：患者屈肘做前臂抗阻力旋后动作，引起肱骨结节间沟部位疼痛为阳性征。常见于肱二头肌长头肌腱腱鞘炎。

5. 肘部特殊检查

（1）肘三角：正常的肘关节在完全伸直时，肱骨外上髁、内上髁和尺骨鹰嘴在一条直线上。肘关节屈曲时，三个骨突形成一个等腰三角形，称为肘三角（图2-30）。当肘关节脱位时，此三角点关系改变，用于肘关节脱位的检查。

（2）腕伸肌紧张试验：患者肘关节伸直，前臂旋前位，做腕关节的被动屈曲，引起肱骨外上髁处疼痛者为阳性征，见于肱骨外上髁炎（图2-31）。

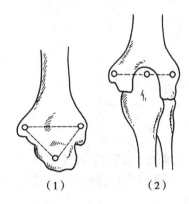

（1）　　　　（2）

图2-30　肘三角及肘直线

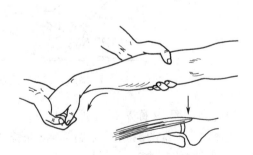

图2-31　腕伸肌紧张试验

6. 腕部特殊检查

（1）握拳尺偏试验：又称芬克斯坦征（Finkelstein sign），患者拇指屈曲握拳，将拇指握于掌心内，然后使腕关节被动尺偏，引起桡骨茎突处明显疼痛为阳性征（图2-32），见于桡骨茎突狭窄腱鞘炎。

（2）腕三角软骨挤压试验:腕关节位于中立位,然后使腕关节被动向尺侧偏斜并纵向挤压,若出现下尺桡关节疼痛为阳性征(图 2-33)。见于腕关节软骨损伤、尺骨茎突骨折。

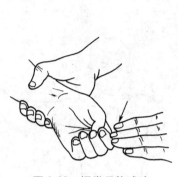
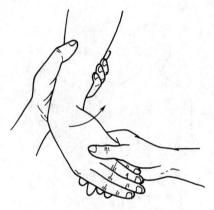

图 2-32　握拳尺偏试验　　　　　　　　图 2-33　腕三角软骨挤压试验

7. 髋部特殊检查

（1）髋关节屈曲挛缩试验:又称托马斯征(Thomas sign)。患者仰卧将健侧髋膝关节尽量屈曲,大腿紧贴腹壁,使腰部接触床面,以消除腰前凸增加的代偿作用。再让其伸直患侧下肢,若患肢随之跷起而不能伸直平放于床面,即为阳性征(图 2-34)。说明髋关节有屈曲挛缩畸形,并记录其屈曲畸形角度。

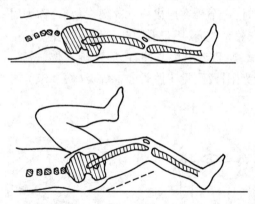

图 2-34　髋关节屈曲挛缩试验

（2）膝高低征:又称艾利斯征(Allis sign)。患者仰卧,双侧髋、膝关节屈曲,足跟平放于床面上,正常两侧膝顶点等高,若一侧较另一侧低即为阳性征(图 2-35)。表明股骨或胫腓骨短缩或髋关节脱位。

（3）望远镜试验(telescope test):又称套叠征、杜普顿征(Dupuytren sign)。患者仰卧位,医生一手固定骨盆,另一手握患侧腘窝部,使髋关节稍屈曲,将大腿纵向上下推拉,若肢有上下移动感即为阳性征(图 2-36)。表明髋关节不稳或有脱位,常用于小儿髋关节先天性脱位的检查。

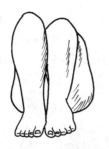

图 2-35　膝高低征

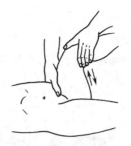

图 2-36　望远镜试验
（ telescope test）

（4）蛙式试验：又称欧特拉尼试验（Ortolani test）。患儿仰卧，将双侧髋、膝关节屈曲成 90°位，再做双髋外展外旋动作，呈蛙式位。若一或双侧大腿不能平落于床面，即为阳性征（图 2-37），表明髋关节外展受限。用于小儿先天性髋脱位的检查。

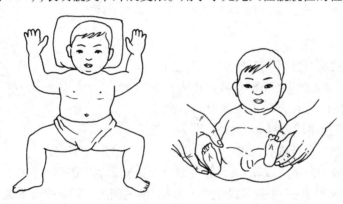

图 2-37　蛙式试验

（5）股骨头大转子位置的测量

1）内拉通（Nelaton）线：又称髂坐结节连线。患者仰卧位，髋关节屈曲 45°~60°，由髂前上棘至坐骨结节划一连线，正常时此线通过大转子顶部（图 2-38）。若大转子顶部在该线的上方或下方，都表明有病理变化。

2）伯瑞安（Bryant）三角：患者仰卧位，自髂前上棘与床面作一垂线，自大转子顶点与垂直线作一水平线，再自髂前上棘与大转子顶点之间连一直线，构成一直角三角形（图 2-39）。对比两侧三角形的底边长度，若一侧变短，表明该侧大转子向上移位。

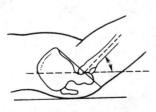

图 2-38　内拉通（Nelaton）线

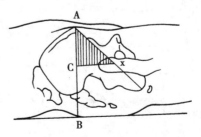

图 2-39　伯瑞安（Bryant）三角

3)休梅克(Shoemaker)线:患者仰卧位,双下肢伸直于中立位,两侧髂前上棘在一平面,从两侧髂前上棘与大转子顶点分别连一直线,正常时两线延长交于脐或脐上中线(图2-40)。若一侧大转子上移,则延长线相交于健侧脐下,且偏离中线。

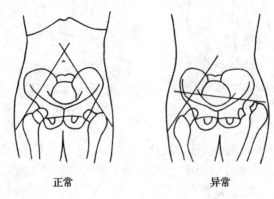

正常　　　　　　　　　　异常

图2-40　休梅克(Shoemaker)线

8. 膝关节特殊检查

(1)浮髌试验:患肢伸直,医生一手虎口对着髌骨上方,手掌压在髌上囊,使液体流入关节腔,另一手示指以垂直方向按压髌骨。若感觉髌骨浮动,并有撞击股骨髁部的感觉,即为阳性征(图2-41),表明关节内有积液。

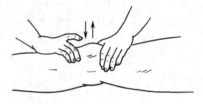

图2-41　浮髌试验

(2)膝关节侧向挤压试验:又称膝关节分离试验。患者仰卧,膝关节伸直,医生一手按住股骨下端外侧,一手握住踝关节向外拉,使内侧副韧带承受外展张力,若有疼痛或有侧方活动,为阳性征(图2-42),表明内侧副韧带损伤。反之,以同样的方法检查外侧副韧带。

(3)抽屉试验:又称推拉试验。患者坐位,屈膝90°,足平放于床上,医生坐于患者膝前方,双手握住小腿做前后推拉动作(图2-43)。向前活动度增大表明前交叉韧带损伤,向后活动度增大表明后交叉韧带损伤,可做两侧对比检查。

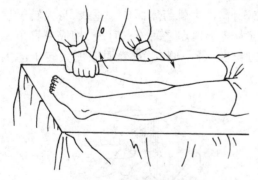

图2-42　膝关节侧向挤压试验

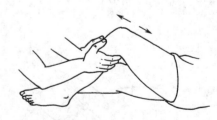

图2-43　抽屉试验

(4)回旋挤压试验:又称麦克马瑞征(McMurray sign)。患者仰卧,患腿屈曲。医生一手按在膝上部,另一手握住踝部,使膝关节极度屈曲,然后做小腿外展、内旋,同时伸直膝关节,若有弹响和疼痛为阳性征,表明外侧半月板损伤;反之,做小腿内收、外旋同时伸直膝关节出现弹响和疼痛,表明内侧半月板损伤(图2-44)。

(5)研磨提拉试验:患者俯卧,膝关节屈曲90°,医生用一小腿压在患者大腿下端后侧做固定,在双手握住足跟沿小腿纵轴方向施加压力的同时,做小腿的外展外旋或内收内旋活动,而有疼痛或弹响,即为阳性征,表明外侧或内侧的半月板损伤;提起小腿做外展外旋或内收内旋活动而引起疼痛,表示外侧副韧带或内侧副韧带损伤(图2-45)。

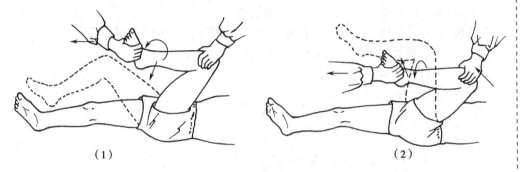

（1） （2）

图 2-44 回旋挤压试验

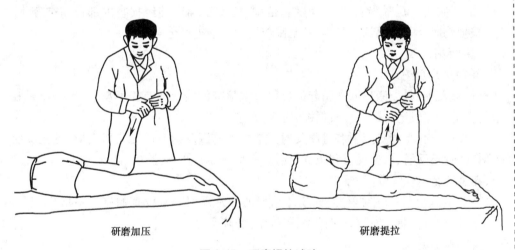

研磨加压 研磨提拉

图 2-45 研磨提拉试验

(6)侧卧屈伸试验:又称重力试验。患者侧卧,被检查肢体在上,医生托住患者的大腿,让其膝关节做伸屈活动,若出现弹响,表明内侧半月板损伤;若膝关节外侧疼痛,表示外侧副韧带损伤,同样的方法,被检查的肢体在下做伸屈活动,出现弹响为外侧半月板损伤,出现膝关节内侧疼痛为内侧副韧带损伤。

9. 踝部特殊检查

足内、外翻试验:将踝关节内翻引起外侧疼痛,表示外侧副韧带损伤;踝关节外翻引起内侧疼痛,表示内侧副韧带损伤。

(二)肌肉检查

1. 肌张力 肢体在静止状态时,肌肉保持一定的紧张度称为肌张力。检查肌张力时,在肌体静止状态时触摸肌肉的张力状况。也可让患者肢体放松,做肢体被动运动,测量阻力。肌肉松软、被动运动时阻力降低或消失、关节松弛、活动度增大,为肌张力减低;肌肉紧张、硬度增加、被动运动时阻力变大,为肌张力增强。上运动神经元损伤常引起肢体张力增强,下运动神经元损伤常引起肢体张力减低。

2. 肌力　各肌肉肌力的检查,是让患者主动活动肢体,并给予拮抗力,以测试其肌肉主动运动的力量。手部肌力测定可应用握力器。

肌力的测定标准可定为六级:

0 级:肌肉完全瘫痪,无收缩。

Ⅰ级:肌肉有收缩,但不能带动关节的活动。

Ⅱ级:肌肉收缩能带动肢体水平方向的活动,但不能对抗地心吸引力。

Ⅲ级:肌肉收缩能带动肢体对抗地心吸引力,但不能对抗阻力。

Ⅳ级:能对抗阻力,但比正常力弱。

Ⅴ级:正常肌力。

（三）神经检查

1. 感觉

（1）浅感觉:为痛、温、触觉,临床以痛觉检查为主。

（2）深感觉:为位置觉、震动觉、两点分辨觉,临床以检查位置觉为主。

（3）临床意义:感觉障碍的程度和范围,有助于确定神经损害的部位。神经干、丛、根损伤时,深、浅感觉均受累,其范围与所损伤的神经分布区相一致。

2. 反射

（1）生理反射

1）浅反射:是刺激皮肤所引起的反射。常检查的浅反射有腹壁反射、提睾反射和肛门反射。一般记录是:消失,迟钝,活跃,亢进。

2）深反射:是指腱反射和骨膜反射。常检查的深反射有肱二头肌反射、肱三头肌反射、桡骨膜反射、膝腱反射和跟腱反射。一般表示反射程度为:消失,减退,正常,增强,亢进甚至出现阵挛。

（2）病理反射:在中枢神经损伤才出现的异常反射。常检查的有弹手指征、巴宾斯基征、压擦胫试验、捏腓肠肌试验、踝阵挛、髌阵挛。

（3）临床意义

1）深、浅反射消失或减弱:表示反射弧的抑制或中断。

2）病理反射出现:表示上运动神经元损伤,但 2 岁以下正常小儿亦可引出。

知识链接

在神经检查中一定要两侧对比,对称性的反射减弱或增强,未必都是神经损伤的表现,而反射的不对称是神经损伤的有力指征。

---

3. 周围神经损害

（1）桡神经:主要表现是前臂伸肌群肌萎缩和腕下垂、拇指不能外展和背伸。前臂后侧,手背桡侧两个半手指的感觉丧失。（图 2-46）

（2）尺神经:主要表现是骨间肌萎缩,爪形手,第四、五指屈曲不全、不能外展和内

收(四、五指不能夹纸)。手尺侧皮肤,掌侧的一个半手指和背侧的两个半手指感觉消失。(图2-47)

（3）正中神经:主要表现是拇指不能外展、不能向掌侧运动,第一、二指不能屈曲第三指屈曲不全。手掌的桡侧三个半指和手背桡侧三个指的末节发生感觉障碍。（图2-48）

（4）腓总神经:主要表现是足下垂。小腿外侧和足背外侧皮肤感觉障碍。（图2-49）

4. 脊髓横断损害　被损害水平及其以下深、浅感觉均受累。

5. 半侧脊髓损伤　被损害水平及其以下有对侧皮肤痛、温觉障碍;同侧的深、浅感觉和运动障碍,称为 Brown-Sequard 综合征(图2-50)。

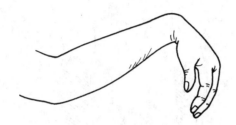

（1）腕下垂,拇指不能外展和背伸

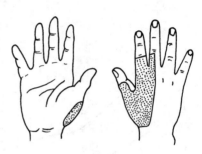

（2）感觉障碍区

图 2-46　桡神经损伤

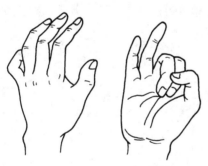

（1）爪形手　　（2）第4、5指屈曲不全

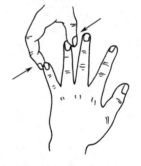

（3）第4、5指不能外展、内收

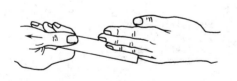

（4）第4、5指不能夹紧纸片

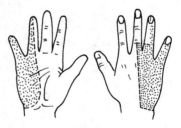

（5）感觉障碍区

图 2-47　尺神经损伤

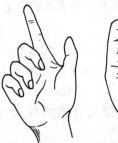

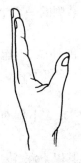

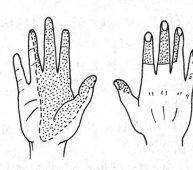

（1）第1、2指不能屈曲，
第3指屈曲不全

（2）拇指不能对掌，
不能向掌侧运动

（3）感觉障碍区

图 2-48　正中神经损伤

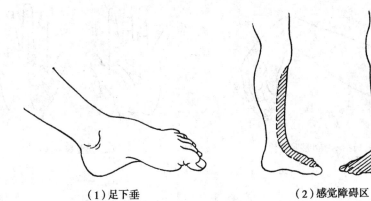

（1）足下垂

（2）感觉障碍区

图 2-49　腓总神经损伤

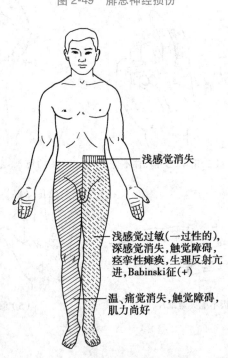

——浅感觉消失

——浅感觉过敏（一过性的），
深感觉消失，触觉障碍，
痉挛性瘫痪，生理反射亢
进，Babinski征（+）

——温、痛觉消失，触觉障碍，
肌力尚好

图 2-50　半侧脊髓损伤

八、影像学检查

（一）X线检查

X线检查是骨伤科临床疾病检查、诊断的重要手段之一。通过X线检查,可以明确有无骨折、脱位,及骨折、脱位的部位、类型、程度和治疗的情况;可以观察到骨、关节有无器质病变及部位、性质、程度、范围,以及周围软组织的情况;可以判断骨龄,推断骨骺生长发育的状态;观察某些营养及代谢疾病对骨质的影响;还可通过X线检查排除某些疾病。常用的X线检查为透视和X线照片。

1. 透视　常用于骨折、脱位的诊断、整复;火器伤时寻找金属异物和定位。其注意事项为:在透视检查时应加强防护,尽量减少X线照射。

2. X线照片　为骨伤科常规的检查方法。

在阅X线片时应按下面几点观察:

（1）骨的外形:是否正常,大小是否与发育相称。

（2）骨膜及骨皮质:有无异常正常骨膜不显影;骨皮质密度高,外面光滑(仅在肌肉附着处有局限性隆起或凹陷而出现边缘不光滑)。

（3）骨松质:有无破坏或断裂。

（4）干骺端:有无异常。

（5）关节间隙:是否增宽、狭窄或消失;关节滑膜是否显影;关节面是否光滑,有无增生、硬化;关节内有无游离体;有无关节脱位。关节附近脂肪组织阴影有无变形、移位、模糊或消失。

（6）软组织:有无结构、外形和密度的改变。

（7）必要时应加摄特定位置或健侧进行对比。

（8）某些部位发生无移位骨折的早期,X线片不容易发现。如腕舟骨骨折、肋软骨骨折,可在第二周后再次检查。

（二）X线横断体层扫描（CT）

1. 骨科疾病的诊断　CT能从横断面来了解脊椎、骨盆、四肢骨关节的病变。对脊椎的小关节突、椎管侧隐窝、骨盆、长骨骨髓腔等处的微小改变能显像,故对诸如后纵韧带骨化症、小关节突肥大、椎间盘突出症、椎管狭窄症等进行检查确诊,是理想的检查方法。

2. 骨肿瘤的诊断　不论是骨的原发性肿瘤还是继发性肿瘤,不论是良性肿瘤还是恶性肿瘤,CT的检率和分辨率是很高的。如诊断脑脊髓鞘疾病、多发性硬化、脑栓塞、小脑扁桃体畸形、星形细胞瘤、脊索瘤、胶质瘤等,可分辨肿瘤、血肿或脑组织水肿,测定大脑血流量,显示鼻咽腔病变等。

知识链接

CT最早用于检查颅内疾患,现已扩大用于脊柱、胸部、腹部及四肢等。对诊断脊髓肿瘤、椎间盘突出、骨质增生、椎管狭窄、以及四肢骨与关节病变等,具有较高的临床价值。

（三）磁共振成像（MRI）

1. 颅脑病变　MRI在显示颅底及后颅凹的疾病方面明显优于CT,是枕骨大孔部位病变最准确的诊断方法,对脑干、大脑的病变有较高的探测灵敏度。

2. 脊椎及椎管内病变 MRI 显像对发现脊髓和髓核病变大有潜力,目前公认 MRI 成像较 CT 好,也比脊髓造影优越,可以作为检查脊髓和髓核的首选影像诊断方法。例如诊断脊髓空洞症、脊髓肿瘤、脊髓鞘疾病、骨转移瘤、椎间盘突出等。

3. 骨关节及软组织病变 普通 X 线只能显示关节间隙,只有注射对比剂做关节造影才能看到关节内结构。MRI 显像采用体表线圈进行膝关节扫描,能够显示关节解剖,区分关节内不同的组织,最明显的是关节软骨和半月板的 MRI 不同表现。用体表线圈对颞颌关节软骨盘的改变,也可以从 MRI 图像上得到诊断。

知识链接

1. MRI 与 CT 检查的比较:MRI 对软组织的分辨率明显高于 CT,能显示血管系统结构,分辨脂肪与水肿。缺点在于断层间隔大,不如 CT 检查精细,可遗漏细节;对骨化、增生缺乏信号,不能显示明显图像;椎管狭窄的病变显示不如 CT。

2. 戴有心脏起搏器及神经刺激器者,有眼球内金属异物或内耳植入金属假体者,体内有各种金属植入物的患者均不宜进行 MRI 检查。

第四节 中医伤科临床治疗基本技能

中医伤科的治疗是以中医辨证论治为基础,同时必须贯彻动静结合(固定与活动相结合)、筋骨并重(骨与软组织并重)、内外兼治(局部与整体兼顾)、医患合作(医疗措施与患者的主观能动性密切配合)的治疗原则。

伤科的临床治疗方法较多,常用的方法有手法治疗(包括复位手法和理筋手法)、固定疗法、功能锻炼、药物治疗等,其他还可结合针灸、理疗、封闭、小针刀等治疗方法。

一、复位手法

复位手法是医者用指、掌、腕、臂或身体其他部位的劲力,或辅以器械,随症运用各种手法技巧,作用于患者的患部,整复移位的一种治疗方法。

(一)复位手法的作用及原则

复位手法的作用是整复移位,是整复骨折或脱位移位的主要方法。在施行复位手法时充分了解病情,有目的地施行手法,严格掌握适应证。主要原则是及时、稳妥、准确、轻巧,争取一次复位成功而不增加新的损伤。

(二)复位手法

复位手法可分为正骨手法和上骱手法两种。

1. 正骨手法

(1)手摸心会:在整复骨折前,医者用手触摸骨折部位,先轻后重,由浅入深,由远到近,两端相对,主要目的是了解骨折部的移位情况,在头脑中形成立体形象,指导其他正骨手法的施行,是施行正骨手法的首要步骤。

(2)拔伸牵引:是沿着肢体的纵轴线进行对抗牵引,克服肌肉拉力,矫正患肢的重叠移位,恢复肢体长度的复位手法(图 2-51)。也是整复骨折、脱位的基本手法。

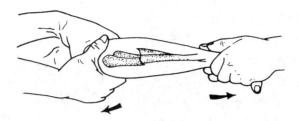

图 2-51　拔伸牵引手法

【适应证】　骨折的重叠移位。按手法复位中"欲合先离，离而复合"的原则，本手法是各种手法复位时的基础手法。

【操作方法】　先按肢体所在的体位沿肢体的纵轴方向顺势拔伸牵引，再逐渐调整至复位所需位置，借牵引力矫正患肢的缩短、成角畸形，并达到"欲合先离，离而复合"的目的，为其他手法的施行创造条件。

拔伸牵引一般拟手法进行，但遇筋肉丰富、肌力强大的部位，如下肢骨折，亦可利用器械（如复位床、软绳）辅助，或以手法拔伸与器械配合进行。在牵引中手法用力应由轻到重，稳定而持久，使移位的骨断端分离，常须持续数分钟之久。拔伸手法作为基础手法时，应贯彻在复位过程的始终，直至夹板夹缚妥善后方可停止。

（3）旋转屈伸

1）旋转：是手握其患肢远端，绕肢体纵轴向内或向外旋转，以恢复肢体的正常生理轴线的复位手法。

【适应证】　肢体的旋转畸形（螺旋形骨折）。

【操作方法】　由术者手握其患肢远端，在适当拔伸牵引下，围绕肢体纵轴向内或向外旋转，纠正肢体旋转畸形，使骨折断面扣紧。

2）屈伸：是通过使关节屈伸、收展运动，达到使关节附近骨折复位的方法。

【适应证】　关节附近骨折的成角畸形或内收外展畸形。

【操作方法】　术者一手固定关节的近端，另一手握住远端沿关节做屈、伸或内收、外展肢体，以整复骨折或脱位（图 2-52）。如伸直型肱骨髁上骨折，复位时需在牵引下屈肘关节；而屈曲型肱骨髁上骨折，需要在牵引下伸肘关节。在整复肱骨外科颈外展型骨折（向内成角）时，应在术者提按骨折端同时，由助手内收患肢，达到复位。

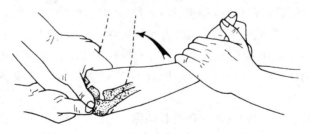

图 2-52　屈伸手法

（4）提按端挤

1）提按：是借两手拇指下压，其他四指向上端提，使"陷者复起，突者复平"的复位手法。

【适应证】　侧方移位(上、下侧)。

【操作方法】　重叠、成角及旋转移位矫正后,矫正上、下侧(即掌、背侧)方移位可用端提手法。操作时在持续牵引下,术者两手拇指压住突出的骨折端,其余四指捏住下陷的骨折端,相对用力(图 2-53),即可纠正侧方移位。

2)端挤:是借助掌、指分别相对按压骨折远端和近端,横向用力挤压的复位手法。

【适应证】　侧方移位(内、外侧)。

【操作方法】　术者借助掌、指分别相对按压骨折远端和近端,横向用力挤压,以矫正侧方移位(图 2-54)。

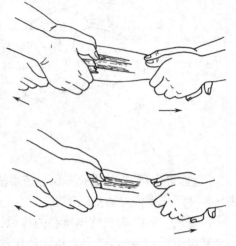

图 2-53　提按手法

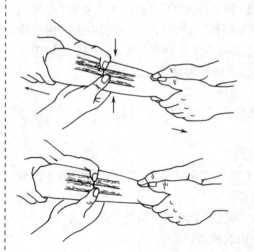

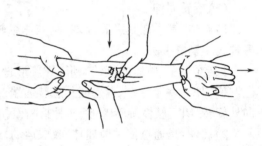

图 2-54　横挤手法

(5)摇摆触碰:是横断骨折复位后,沿骨纵轴线对向挤压,使骨折断端接触紧密、消除骨折断端间隙,并可检查骨折复位情况的复位手法。

【适应证】　横断骨折复位后检查复位效果,及对位后骨折间隙较大者。

【操作方法】　在横断骨折复位后,为了检查复位效果,可由术者两手固定骨折部,让助手在维持牵引下稍稍向左、右、上、下摇摆远端,术者双手可感觉到骨折的对位情况,然后沿纵轴方向挤压,若骨折处不发生缩短移位则说明骨折对位良好(图 2-55)。

(6)挤捏分骨:是用手指的对向挤捏骨间隙,纠正两骨间骨折移位的手法。

【适应证】　两骨或两骨以上并列部位出现成角移位及侧方移位而相互靠拢的骨折。

【操作方法】　术者可用两手拇指及示指、中指、环指,分别挤捏并行骨折处的掌背侧骨间隙,矫正成角移位及侧方移位,使靠拢的骨折端分开(图 2-56)。

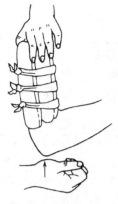

图 2-55　纵向扣挤法

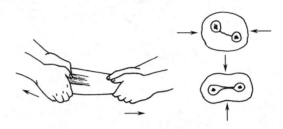

图 2-56　分骨手法

（7）折顶回旋

1）折顶：又称成角折顶。是顺势加大成角，反折复位的方法。

【适应证】　横断或锯齿形骨折，单靠拔伸牵引不能矫正重叠移位者。

【操作方法】　在持续牵引下，术者两手四指重叠环抱于下陷的一骨端，两拇指向下抵压突出的骨折端，在持续牵引下加大原成角，凭手指感觉下陷侧断端骨皮质已相互触顶时，拇指按住成角处不动，将四指环抱的远端反折伸直（矫正成角），使骨折端复位（图2-57）。助手与术者动作应协调、稳妥、敏捷。折顶手法要慎用，操作时要仔细，以免骨断端损伤重要的软组织。

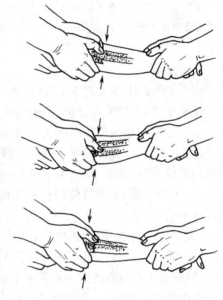

2）回旋：是使骨折两骨断端相互围绕骨端，按移位途径的相反方向回旋的手法。

图 2-57　折顶（反折）手法

【适应证】

（1）斜形骨折的背向移位（用拔伸手法难于复位者）。

（2）两骨折端之间有软组织嵌入时，亦可用回旋手法解脱。

【操作方法】　参照X线照片判断发生背向移位的旋转途径，施行回旋手法。在适当的牵引下，术者可一手固定近端，另一手握住远端，使骨折远端骨端围绕近端骨端，按移位途径的相反方向回旋复位。如操作中感到有软组织阻挡，即可能是对移位途径判断错误，应改变回旋方向，使两骨折端从背对背变成面对面（图2-58），达到复位。施行回旋手法不可用力过猛，以免伤及血管、神经。施行此手法时，应当减少牵引力，使肌肉松弛，否则不易成功。

（8）推拿按摩

适用于骨折整复后调理受损筋络，是理筋手法在骨折整复过程中的应用。主要目的是散瘀舒筋。要求动作轻柔，按肌肉、肌腱走行方向，由上而下捋顺筋骨。

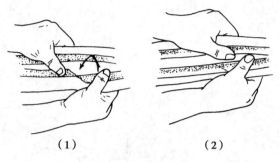

（1）　　　　　　　　　（2）

图 2-58　回旋手法

 知识链接

　　《医宗金鉴》将正骨手法分为：摸、接、端、提、推、拿、按、摩 8 法。后期，正骨手法不断得到发扬，目前中医骨伤常用的正骨手法有 8 种，具体施行时需根据患者具体情况灵活运用。

　　2. 上髎手法

　　（1）拔伸牵引：是整复脱位的基础手法。关节脱位后，关节附近的肌肉和韧带收到牵拉而紧张，要使关节复位，必须用拔伸牵引手法克服肌肉的痉挛。

　　【适应证】　主要用于对抗关节脱位后的肌肉痉挛。

　　【操作方法】　操作时术者握住伤肢远端做对抗牵引，牵引的方向、力量大小针对不同的脱位类型，老人、儿童等不同人群及肌肉紧张程度而定。

　　（2）屈伸回旋：关节脱位后使用屈曲、伸直、内收或外展手法，促使关节头循原路复位的手法。

　　【适应证】　主要用于各种关节脱位。

　　【操作方法】　操作时术者握住伤肢远端根据脱位的部位、类型，进行屈伸、收展手法，使管接头按原路复位。如肩关节前脱位整复时，先在牵引力下外展外旋肢体，然后逐渐内收内旋肢体，再利用杠杆作用力促使其复位。

　　（3）端提挤按：本法是端、提、挤、按法的综合应用，也可单用其中一法。

　　【适应证】　主要用于各种关节脱位。

　　【操作方法】　操作时在拔伸牵引的配合下，运用端、提、挤、按法使关节头复位。如下颌关节脱位，两手四指上提下颌骨；肩关节喙突下脱位，需用手端托肱骨头使其复位。

　　（4）足蹬膝顶：分为足蹬和膝顶两法。是在对抗牵引的同时，利用足蹬或膝顶形成杠杆支点，在牵引下利用杠杆作用力而整复关节脱位的手法。

　　【适应证】　足蹬法多用于肩关节和髋关节前脱位；膝顶法多用于肩关节和肘关节脱位。

　　【操作方法】　操作时术者以足或者膝部作为顶点抵在关节处，配合牵引力量，利用足或膝形成的杠杆支点整复移位。足蹬法常用于肩关节和髋关节脱位；膝顶法常用于肩关节和肘关节脱位。

　　（5）杠杆支撑：是利用杠杆（木棍、椅背等）为支撑点，以增大复位的杠杆支撬作用力，而整复移位的手法。

【适应证】　主要用于难以整复的肩关节脱位或陈旧性脱位及下颌关节脱位等。

【操作方法】　操作时术者采用木棍(棒)、椅背等作为支撑点抵在患侧腋窝,两助手对抗拔伸牵引,术者两手握住腕部,在外展位向下牵引,使肱骨头复位。

具体应用的椅背复位法、梯子复位法等,均属于杠杆支撑法。本法因支点与牵引力量较大,活动范围也大,如有骨质疏松或其他并发症者慎用。

二、理筋手法

理筋手法的主要作用有消肿止痛,舒筋活络,放松肌肉,保健强身。

（一）常用理筋手法

1. 推法(附捋法)

【操作方法】　用指、掌、肘或拳等部,着力于人体其部位,做单方向直线移动。操作时指、掌或肘紧贴体表,用力要稳,速度缓慢而均匀(图2-59)。

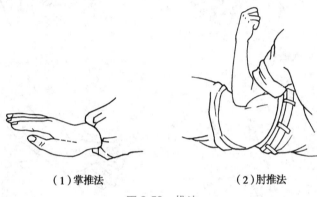

（1）掌推法　　　　　　　　（2）肘推法

图2-59　推法

附:捋法

用手掌由肢体近端向远端推动的手法称为捋法(图2-60)。而所谓的"推上去,捋下来",其手法及劲力与推法相同,仅有向心和离心上的区别。

【功效】　疏通经络,理筋活血,消瘀散结,缓解痉挛。

【临床运用】　推法是临床常用手法之一。用指称指推法,用掌称掌推法,用肘称肘

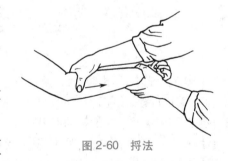

图2-60　捋法

推法,用拳称拳推法,临床多用于腰背及四肢部,常用于治疗风湿痛、各种慢性劳损、筋肉拘急、感觉迟钝等症。

2. 摩法

【操作方法】　用示指、中指、环指三指指腹或手掌面附着于一定的部位上,以腕关节为中心的环形而有节奏的抚摩(图2-61)。操作时,肘关节自然屈曲,腕部放松,指掌自然伸直,动作要缓和而协调。

【功效】　镇静止痛,消瘀退肿,缓解紧张。

【临床运用】　摩法多用于胸、腹、背、腰部,因其手法轻柔,常作为理筋开始阶段

的手法,使患者有一个逐渐适应过程;或作为结束阶段的手法,以缓和强手法的刺激。

　　轻度按摩法和深度按摩法,此两法为推、摩二法的联合运用。①轻度按摩法(浅表抚摩法):即用单手或双手的手掌或指腹、或示指、中指、环指并拢贴附于患处,稍用力做轻柔缓慢的来回直线或环形的抚摩动作,其功效和临床运用同摩法。②深度按摩法(推摩法):用手指、掌根、全掌或双手重叠在一起进行推摩(图2-62)。其力量较轻度按摩法力量为大,作用力达深部软组织。摩动的频率快慢应根据病情、体质而定。动作要协调,力量要均匀。

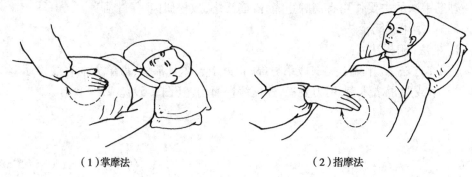

（1）掌摩法　　　　　　　　　　　（2）指摩法

图 2-61　摩法

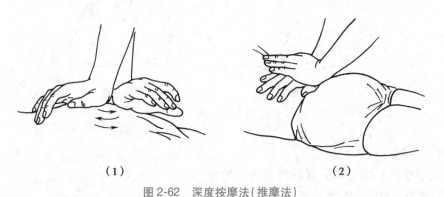

（1）　　　　　　　　　　　（2）

图 2-62　深度按摩法(推摩法)

3. 揉法

　　【操作方法】　用指腹、大鱼际或掌根吸定于体表,做轻柔缓和回旋活动(图2-63)。操作时,腕部放松,以前臂带动腕和掌指活动,着力部位不移开接触的皮肤,仅使该处的皮下组织随手指或手掌的揉动而滑动。

　　【功效】　活血祛瘀,消肿止痛,放松肌肉,缓解痉挛。

　　【临床运用】　本法作用缓和,故全身各部位均可应用。临床常用于缓和强手法、外伤肿痛、慢性劳损、风湿痹痛等的治疗。

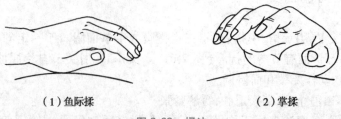

（1）鱼际揉　　　　　　　　　　　（2）掌揉

图 2-63　揉法

4. 按法(按压法)

【操作方法】 用拇指指端、指腹、掌根、鱼际、全掌或双掌重叠按压体表一定部位(图2-64),操作时着力部位要紧贴体表,不可移动,用力要由轻而重,不可用暴力猛然按压。压法的动作姿势与按法相同,故二法合称为按压法。但一般认为压法力量比按法重,除可用拇指、手掌着力外,常以肘部按压治疗即肘压法。

【功效】 松弛肌肉,开通闭塞,活血止痛,温经散寒。

【临床运用】 拇指按压法适用于全身各部穴位;手掌按压法常用于腰背和胸腹部;肘压法仅适用于肌肉丰厚的部位,如腰臀部。按压法临床常用于治疗急慢性腰腿痛,肌肉痉挛,筋脉拘紧等症。

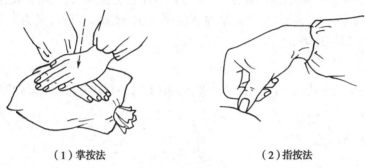

（1）掌按法　　　　　　　　　　（2）指按法

图2-64　按法

5. 擦法

【操作方法】 用大、小鱼际或全掌附着在体表一定部位,做上下或左右直线往返摩擦(图2-65)。操作时腕关节伸直,手指自然伸开,着力部位要贴住患者体表,但压力不宜太大,移动时用上臂带动手掌,往返距离要长而直,动作要均匀连续。施行手法时宜先用润滑剂,以防擦破皮肤。

【功效】 活血散瘀,消肿止痛,温经通络,松解粘连,软化瘢痕。

【临床运用】 本法通过手掌和体表的直接摩擦,使之产生一定的热量,而起柔和温热的刺激作用。适用于腰背部,以及肌肉丰厚部位的慢性劳损和风湿痹痛等。

6. 擦法

【操作方法】 擦法操作时肩臂放松,肘部微屈,手呈半握拳状,以小鱼际尺侧缘及第3~5掌指关节的背侧贴附于患处,通过腕关节的屈伸和前臂旋转,做复合的连续往返运动(前臂旋后时屈腕并用力下压;前臂旋前时伸腕压力减轻)。滚动时手背部要紧贴体表,使产生的压力轻重交替而持续不断地作用于治疗部位,不可跳动或拖拉摩擦。滚动幅度控制在120°左右(图2-66),并注意动作的协调及节律。

【功效】 调和营卫,疏通经络,祛风散寒,解痉止痛。

【临床运用】 适用于肩背、腰臀、四肢等肌肉丰厚的部位,可用于因陈伤、劳损引起的筋骨酸痛,麻木不仁,肢体瘫痪等症。

7. 拿捏法(附:捻法)

【操作方法】 用拇指与其余手指形成钳形,相对用力一紧一松挤捏肌肉、韧带等软组织(图2-67),操作时腕要放松,指腹着力,用力要由轻至重再由重至轻,不可突然用力。

【功效】 缓解肌肉痉挛,解除粘连,松筋通节。

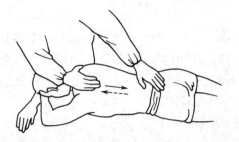

图 2-65 擦法

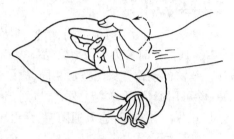

图 2-66 擦法

【临床运用】 拿捏法的刺激较强,常与其他方法配合应用,如结合揉法可缓和拿捏法的刺激而兼有揉捏两种作用。拿捏法以颈项部、肩部和四肢部最为常用。适用于伤筋而致痉挛或粘连等症。

附:捻法

用拇指和示指的指腹相对捏住某一部位,稍用力做对称的揉搓如捻线状(图 2-68)。

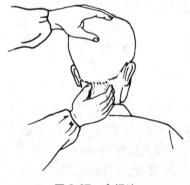

图 2-67 拿捏法

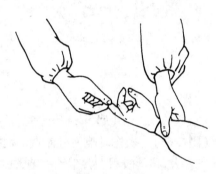

图 2-68 捻法

8. 弹筋法(提弹法) 从弹筋法的劲力上看,有提、弹两种劲力,故又称为提弹法。

【操作方法】 用拇指和示指、中指指腹相对将肌束、肌腱等组织横向捏紧并用力提拉,然后迅速放开,像射箭时拉弓放弦样动作,使其弹回(图 2-69)。操作时动作要迅速有力,快提快放。

【功效】 缓解肌肉痉挛,剥离粘连,活血祛瘀,消肿止痛,促使萎缩肌肉恢复。

【临床运用】 适用于急慢性筋伤所致的肌肉痉挛、疼痛或粘连者。常用部位为颈项、腰部及四肢。

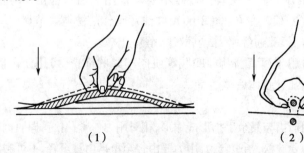

(1)　　　　　　　　(2)

图 2-69 弹筋法

9. 拨络法

【操作方法】　以拇指或其余四指的指尖或指腹紧按于患处,取与肌束、肌腱、韧带垂直的方向,做单向往复揉拨动作(图2-70)。操作时,宜加大劲力,使指上有肌腱、肌束、韧带等被牵拉又滑弹的感觉,而不可在皮肤上来回磨蹭。

【功效】　缓解痉挛,松解粘连,振奋经络。

【临床运用】　适用于急慢性筋伤而致挛缩或粘连者。常用于腰背、四肢部。

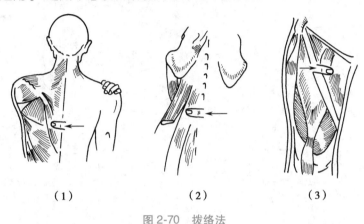

（1）　　　　　　　　（2）　　　　　　　　（3）

图2-70　拨络法

10. 拍击法　用虚掌拍打体表为拍打法;用拳背、掌根小鱼际尺侧、指尖或桑枝棒击打体表为击法,又可分别称为拳击法、掌击法、指尖法和棒击法。

【操作方法】　拍击时要求蓄劲收提,即用力轻巧有反弹感,以免产生震痛感。动作要有节奏,快慢适中,不能有拖抽动作。虚掌拍打时手指自然并拢,手指关节微屈,用虚掌拍打。拳击时,手握空拳,腕伸直,用拳背平击。掌击时,手指自然松开,腕伸直,用掌根叩击。侧击时手指自然伸直,腕略背伸,用单手或双手的小鱼际部击打。指尖击时手指轻屈腕放松,运用腕关节的屈伸,以指端击打。棒击时棒与体表的着力面要大,主要以棒前半段击打(图2-71)。

【功效】　疏通气血,消除疲劳,舒筋通络,祛风散寒。

【临床运用】　拍打法常用于肩背、腰臀及下肢部。拳击法常用于腰背部;掌击法常用头顶、腰臀及四肢部;侧击法常用于腰背及四肢部,指尖击法常用于头面、胸腹部,棒击法常用于头顶、腰背及四肢部。拍击法适用于风湿酸痛,局部感觉迟钝、麻木不仁及肌肉痉挛等症。拍打法尚可用于胸胁部岔气。

11. 点压法(点穴法)　是根据经络循行路线,选择适当穴位,用手指在经穴上点穴按摩,又称穴位按摩。因用手指点压刺激经穴,与针刺疗法颇为相似,故又称指针疗法。近年来,又在点穴按摩的基础上发展成为指压按摩麻醉。点压法的取穴基本与针灸学相同,在治疗外伤时,除以痛为腧的取穴方法外还可以循经取穴。

【操作方法】　用中指为主的一指点法;或用拇指、示指、中指三指点法;或用五指捏在一起,组成梅花状的五指点法。医者用点压法治疗时,应将气力运用到指上,为增强指力,指与患者的皮肤成60°~90°角。

点压法根据用力大小可分轻、中、重三种。①轻点:是以腕关节为活动中心,主要以腕部的力量,与肘和肩关节活动协调配合。其力轻而有弹性,是一种刺激手法,多用

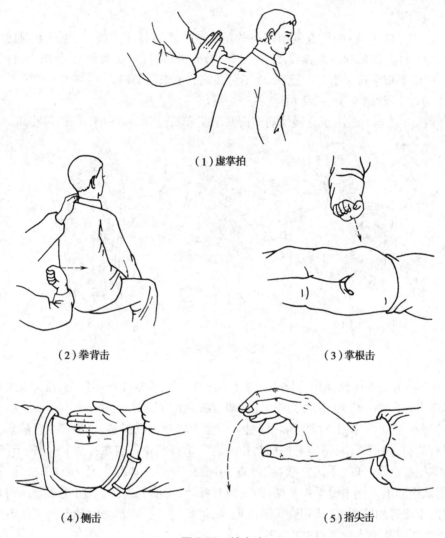

（1）虚掌拍

（2）拳背击

（3）掌根击

（4）侧击

（5）指尖击

图 2-71 拍击法

于小儿及老年体弱患者。②中点：是以肘关节为活动中心，主要用前臂的力量，腕关节固定，肩关节协调配合，是一种中等刺激手法。③重点：以肩关节为活动中心，主要用上臂的力量，腕关节固定，肘关节协调配合，刺激较重，多用于青壮年及肌肉丰厚的部位。

【功效】 疏通经络，宣通气血，调和脏腑，平衡阴阳。

【临床应用】 本法多用于四肢关节，以上肢为常用，常用揉摩及搓法配合，作为治疗的收功手法。

12. 抖法

【操作方法】 用双手握住患者肢体一端进行连续的小幅度上下快速抖动，使肢体组织随之呈波纹状起伏，并将这种振动传递到远处（图 2-72）。操作时，抖动幅度要小，频率要快，用力要轻巧。

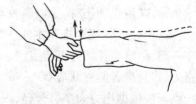

图 2-72 抖法

【功效】　松弛肌肉、关节,减轻手法反应,增进患肢舒适感。

【临床应用】　多用于四肢关节,以上肢常用,亦可作为治疗的结束手法。

13. 搓法

【操作方法】　用双掌面置于肢体两侧,用力做快速前后或内外方向的搓揉,并同时做上下往返运动。操作时双手用力要对称,搓动要快,移动要慢(图2-73)。

【功效】　调和气血,舒筋活络,放松肌肉。

【临床应用】　适用于四肢,以上肢最为常用。与抖法配合用于理筋手法收功阶段。

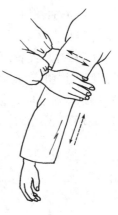

图 2-73　搓法

14. 扳法

【操作方法】

(1)斜扳法(腰椎旋转法):侧卧位,患侧下肢在上,屈髋屈膝各90°,健肢伸直,腰部放松。医者面对患者(或立其身后),两手(或两肘部)分别扳推患者的肩前部及臀上部,先轻轻使腰部扭转数次,然后两手交错扳推,待感到旋转有明显阻力时,再突然施加一个大旋转幅度的猛推(图2-74),此时常可闻及"咯嗒"声,显示手法复位成功。

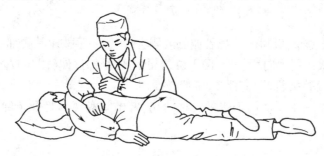

图 2-74　斜扳法(腰椎旋转法)

(2)腰部旋转复位法:患者坐于方凳上,腰部放松,两足分开与肩同宽。以向右侧旋转为例,助手面对患者站立,用两腿夹住患者大腿,双手按住大腿根部,以稳定患者坐势。医生坐(或弯腰站立)于患者右后侧,右手自患者右腋下穿过,绕至颈后,以手掌扶住其颈项,左手拇指向左顶推偏歪的棘突,然后先使患者腰椎慢慢前屈至一特定角度(拇指下有棘突活动感)时,右手用力将腰椎向右侧屈旋转,左手拇指同时用力顶推棘突(图2-75)。常可闻及"咯嗒"声和感到拇指下有棘突跳动感,提示复位成功。

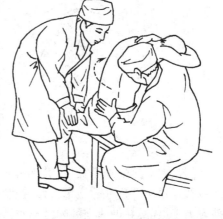

图 2-75　腰部旋转复位法

【功效】　调整骨缝,整复错位,滑利关节。

【临床运用】　此两法临床可用于腰部扭伤、腰椎后关节紊乱及腰椎间盘突出症。斜扳法操作容易,但定位准确性差;腰椎旋转复位法则定位准确性高,但操作较困难。

15. 腰部背伸法

【操作方法】

（1）立位法（背法）：医者与患者背与背紧贴站立，并与患者双肘屈曲相互反扣，然后医者屈膝、弯腰挺臀，将患者反背起，使其双足离地，先做上下或左右晃动，待感到患者腰部放松时，随即着力做一快速的伸膝挺臀动作，使患者脊椎被牵拉伸（图2-76）。操作时，臀部的晃动要和挺臀及两膝屈伸动作协调一致。

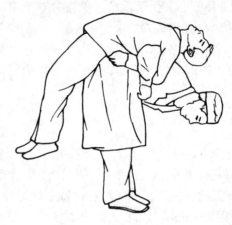

图2-76 立位法（背法）

（2）卧位法（推腰扳腿法）：患者俯卧或侧卧，医者一手按压其腰部，另一手托住双侧或一侧下肢快速用力向后扳拉，两手协调动作，使腰部过伸（图2-77）。

【功效】 松弛腰肌，调整骨缝，牵伸脊椎。

【临床运用】 主要适用于腰部急性扭伤，腰椎间盘突出症及单纯屈曲型压缩性骨折。

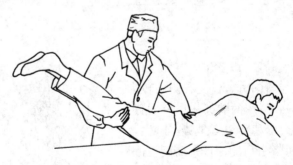

图2-77 卧位法（推腰扳腿法）

16. 踩跷法

【操作方法】 患者俯卧，在胸部及大腿部各垫枕头数只，使腰（腹）部悬空。医者双手扶住预先设置好的横木架，以控制自身体重及踩踏的力量，然后以单足或双足前部着力于患部，并做适当的弹跳动作，弹跳时足尖不要离开腰部（图2-78）。根据患者的体质和病情，控制踩踏力量及弹跳幅度，同时嘱患者弹跳的起落张口呼吸，切忌屏气，速度要均匀而有节奏。

【功效】 通络止痛，放松肌肉，松解粘连。

【临床运用】　本法可使腰椎被动后伸,临床可用于腰椎间盘突出及腰臀肌劳损所致的腰腿痛。但本法压力大,刺激强,对体质虚弱及腰椎有病变而不耐刺激的患者,临床上不宜应用。

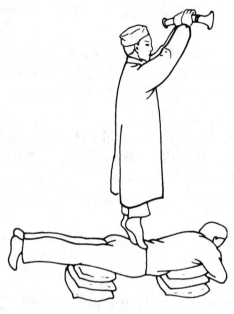

图 2-78　踩跷法

（二）理筋手法的操作要求

1. 理筋手法的操作步骤

理筋手法操作时可分为三个阶段来进行。首先是准备阶段,主要是应用常用的基本手法,镇静或止痛,行气活血,放松痉挛的肌肉,创造一个"松则不痛"的环境,同时也使患者对治疗手法有一个适应过程。其次为理伤阶段,是应用针对病变具有治疗作用的手法来理顺筋络,活动关节,解决患者的主要病痛。最后为结束阶段,临床多用轻手法整理收功,使肢体安全放松。

2. 理筋手法的基本要求

（1）持久:其一为手法操作要持续作用一定时间,保持动作和力量的连贯性;其二指手法在某一具体部位,尤其是重点治疗部位运用时,应维持适当的时间,使该位部产生感应(得气感),以增强治疗效果。

（2）有力:系指手法必须具有一定力量,医者应具有一定的功力,操作时施加于患部有适当的压力,这种力量应根据患者的体质及病症部位等不同情况而增减。

（3）均匀:指手法动作的节奏性和用力的稳妥性,动作频率要有节奏而协调,不要时快时慢,用力要稳,不要时轻时重。

知识链接

　　以上四项要求是有机联系的,在治疗中只有持久、有力、均匀、柔和才能使手法作用力渗透入内,直达病所,收到预期的疗效。要想熟练掌握各种手法并能在临床上灵活运用,必须经过一定时期的手法练习和临床实践,才能由生而熟,熟而生巧,乃至于得心应手,运用自如。

（4）柔和:指手法要轻而不浮,重而不滞,用力不可生硬粗暴或用滞蛮力,变换动作要自然。

（三）理筋手法治疗原则

1. 明确诊断　施术前要对病情作充分了解,必须明确诊断,对扭挫伤要了解损伤程度,有无断裂等。如有断裂则禁用手法。

2. 制订计划　手法实施时一般按照手法操作步骤进行,治疗前应作出详细计划,多人配合治疗时更应设置周密计划,做到心中有数,以免发生意外。

3. 患者配合　施行手法时指导患者密切配合,尽量放松、协作,需要时随时调整姿势、体位。

4. 手法熟练　手法操作应熟练、准确,用力轻巧适度。用力要由轻到重。对于急性损伤,局部肿胀严重的患者手法要轻,新伤常用按法以消肿止痛;慢性劳损患者手法可重些,采用分筋、理筋手法等,但切忌粗暴。

5. 注意力集中　手法操作时必须全神贯注,密切观察患者的表情,随时调整手法强度。

6. 熟悉解剖生理　手法操作时需熟悉局部正常解剖结构与关节生理活动范围,避免加重损伤。

7. 时间要求　理筋手法的治疗时间,急性损伤初期治疗时间要短,一般直接采用对症手法治疗即可;慢性劳损、急性损伤中后期可根据病情、部位的不同选择治疗时间,一般 15~30 分钟为宜。

8. 严格掌握手法治疗的适应证和禁忌证。

（四）理筋手法治疗适应证

1. 各种急慢性筋伤而无肌筋断裂及损伤局部无皮肤黏膜破损患者。

2. 损伤后导致小关节错缝症者。

3. 骨折、脱臼及严重筋伤治疗不当遗留关节僵硬及肌肉萎缩患者。

4. 痹证及骨关节病变所引起关节活动不利、肢体疼痛症者等。

（五）理筋手法治疗禁忌证

1. 年老、体弱患者和孕妇禁用或慎用手法治疗。尤其对老年性骨质疏松症、高血压患者和妊娠 3 个月左右的孕妇应绝对禁止使用手法治疗。

2. 损伤局部有炎症,皮肤黏膜破损,肌腱或韧带大部分或完全断裂者。

3. 诊断不明的急性脊柱损伤伴有脊髓症状者。

4. 骨肿瘤、骨结核、骨髓炎等骨病患者。

5. 有严重心、脑、肺疾患的患者。

6. 局部肿胀严重的急性筋伤患者早期禁用手法治疗。

7. 精神病发作期,不能配合者,不适宜手法治疗。

三、固定疗法

是指为了维持损伤经手法或手术整复后的位置,防止断端再移位,复位后必须给予有效的固定,这种方法称为固定疗法。固定疗法分为外固定和内固定两类。

（一）外固定

常见的外固定有夹板固定、石膏绷带固定、牵引固定和外固定架（器）固定等。

1. 夹板固定

采用合适的材料(如柳木、杉树皮、竹片等),根据肢体形态加以塑形,制成适用于各部位的夹板,并以固定垫配合,用布带扎缚,保持骨折复位后位置的固定方法,称为夹板固定。制作夹板的材料必须具有一定的可塑性、韧性、弹性、穿透性及吸附性,且质地宜轻。南方多选用杉树片、竹片;北方选用柳木板、纸板。

(1)夹板固定的原理

利用扎带对夹板的约束力配合固定垫对骨折断端产生的防止或矫正成角畸形和侧方移位的效应力,充分利用肢体肌肉收缩时所产生的内在动力,使肢体内部动力因骨折所致的不平衡重新恢复到平衡,从而保持复位后骨折断端的稳定性。

(2)夹板固定的适应证

1)四肢闭合性骨折:但股骨骨折因肌肉收缩力大常需配合持续牵引治疗。

2)四肢开放性伤口:创面较小或伤口经处理而已愈合者。

3)四肢陈旧性骨折:适合手法复位者。

(3)夹板固定的禁忌证

1)较严重的开放性骨折。

2)难以整复的关节内骨折。

3)固定不牢靠部位的骨折,如锁骨骨折、股骨颈骨折等。

4)肢体肿胀严重伴有水疱者。

5)伤肢远端脉搏微弱,末梢循环差者。

(4)夹板的规格及制作要求

1)规格:夹板的大小,厚薄要适宜。夹板固定一般用4～5块(一般上肢4块,下肢5块),总宽度为所固定肢周径的4/5～5/6,各夹板间应留1～1.5cm间隙。夹板的厚度应以具备足够的支持力为原则,一般为1.5～4mm,当长度增加时,厚度亦应相应增加。夹板的长度应根据患肢的长度、骨折的部位决定。

2)固定形式:固定方法分不超关节固定与超关节固定两种。不超关节固定适用于骨干部骨折,夹板的长度等于或接近骨折段肢体的长度,以不妨碍上下关节活动为度;超关节固定适用于关节内及近关节骨折,其夹板通常超出关节2～3cm,以能绑缚扎带为度。

3)制作要求:夹板的形状要根据骨折的部位和类型,制作成适宜的尺寸和形状(图2-79),夹板的四角要圆滑,以免夹坏皮肤,需要塑形者,用热水浸泡后再用火烘烤,弯成各种需要的形状,内层附毡垫或棉垫,外套纱织套备用。

(5)固定垫(压垫)

1)作用:安放在夹板和皮肤之间,利用固定垫所产生的压力或杠杆力,以维持骨折整复后的良好位置;并有轻度矫正残余移位的作用。

2)材料性能:固定垫的材料应质地柔软,有一定的韧性和弹性,能维持一定的形态,有一定的支持力,能吸水,可散热,对皮肤无刺激,如棉毡、毛头纸等。固定垫内可置金属纱网或金属丝,便于X线检查识别其位置。

3)尺寸:固定垫的大小及厚薄,必须根据骨折再移位的倾向及其放置部位而定。厚而硬的固定垫易引起皮肤压疮或肢体缺血,薄而软者不能发挥作用。

4)种类:常用的固定垫有以下几种(图2-80)。

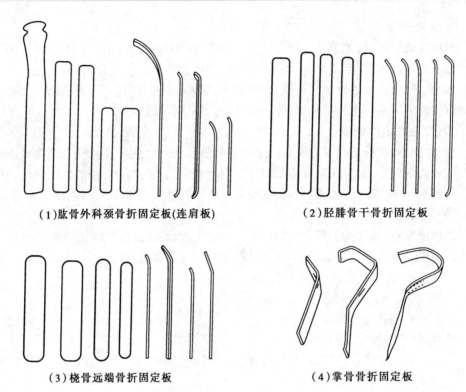

（1）肱骨外科颈骨折固定板(连肩板)　　　　（2）胫腓骨干骨折固定板

（3）桡骨远端骨折固定板　　　　　　　　　（4）掌骨骨折固定板

图 2-79　常用夹板

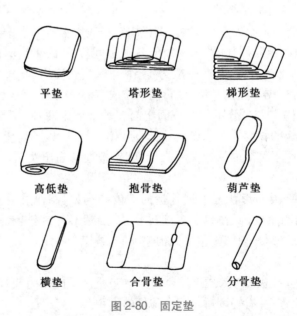

平垫　　　　　　　　塔形垫　　　　　　　　梯形垫

高低垫　　　　　　　抱骨垫　　　　　　　　葫芦垫

横垫　　　　　　　　合骨垫　　　　　　　　分骨垫

图 2-80　固定垫

　　平垫:适用四肢长骨干骨折、肢体平坦处。其宽度可稍宽于夹板,以增大与肢体的接触面,长度应根据使用部位而定,成人一般为 4~8cm,其厚度根据使用部位软组织厚薄而定,一般为 1.5~4cm。

　　塔形垫:多用于肢体关节凹陷处,如肘关节内、外侧,肱骨内、外上髁的上方,其中间厚,两边薄,外形像宝塔样。

梯形垫:适用于肢体斜坡处,如肘关节后侧,做成一边厚、一边渐薄,如阶梯状的固定垫。

高低垫:适用于锁骨骨折。为一边高、一边低,适应锁骨上窝形态的固定垫。

抱骨垫:适用于髌骨骨折及尺骨鹰嘴骨折,呈半月形。

葫芦垫:适用于桡骨头脱位或骨折,呈两头宽,中间窄的葫芦形。

横垫:适用于桡骨远端骨折。厚薄一致,呈长条形,一般长 6~7cm,宽 1.5~2cm,厚 0.3~0.5cm。

合骨垫:适用于下尺桡关节脱位。为两头较厚,中间较薄的凹陷形固定垫。

分骨垫:适用于尺桡骨干、掌、跖骨骨折。以一根铁丝为中心,外用棉花卷成梭形(图 2-81)。

空心垫:适用于内、外踝骨折。在平垫中心剪一圆孔即成。

大头垫(蘑菇垫):适用于肱骨外科颈骨折,如蘑菇状。

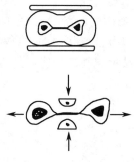

图 2-81　分骨垫示意图

5)使用方法:使用压垫时,应根据骨折的类型、移位情况来选用适当的压垫。常用的压垫放置法有(图 2-82):

一垫固定法:直接压迫骨折片或骨折部位。多用于移位倾向较强的撕脱性骨折分离移位,或较大的骨折片,如:肱骨内上踝骨折,外踝骨折(空心垫),桡骨头脱位(葫芦垫)等。

二垫固定法:将两垫分别置于两骨折断端原有移位的一侧,以骨折线为界,不能超过骨折线。适用于有侧方移位倾向或残余侧方移位的骨折。

三垫固定法:一垫置于骨折成角移位的角尖处,另两垫置于尽量靠近骨干两端的对侧,三垫形成加压杠杆力。用于有成角移位倾向或残余成角移位的骨折。

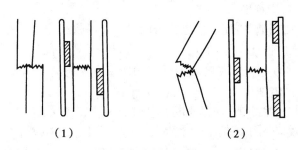

（1）　　　　　　　　　（2）

图 2-82　压垫放置法

压垫的作用仅限于防止骨折再发生侧方移位或成角移位,及矫正残余侧方或成角移位。临床不可依赖压垫进行复位,否则加压过度可造成皮肤压疮甚至肢体缺血。

(6)扎带

扎带通常采用宽1.5~2cm的布带或使用绷带,一般用3~4条。应先绑中间的一条或两条,然后绑扎远端的一条,最后绑扎近端的一条。绑扎时将扎带在夹板外缠绕两周后打上活结,打结时应两手同时用力,切忌单从一头用力抽紧。活结应打在前侧或外侧板便于操作的部位,各扎带间距应基本相同。扎带的松紧度要适当,过紧可加剧肿胀,压伤皮肤,甚至造成肢体缺血;过松则不起固定作用。扎带绑扎好后,以能不费力地拉动扎带,在夹板上面上下移动1cm为宜(约800g的拉力)。

(7)夹板固定的操作步骤及方法

1)步骤:外敷药物→放置固定垫→安放夹板→捆扎布带。

2)包扎方法:夹板固定的包扎方法有:续增包扎法、简单包扎法。

续增包扎法:在骨折局部外敷药物并盖上敷料,然后从肢体远端向近端松松的包扎1~2层绷带(固定外敷药物及敷料,使无夹板部位的肢体受压均匀);放置固定垫,并放置两块起主要作用的夹板,以绷带包扎两周,再放置其他夹板,亦用绷带包扎,最后绑缚扎带3~4条(图2-83)。续增包扎法的优点是夹板不易移动,肢体受压均匀,固定较为牢靠。

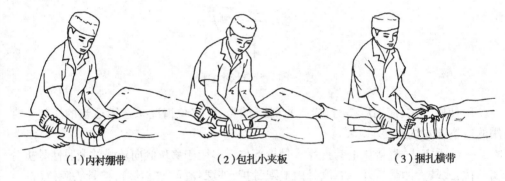

(1)内衬绷带　　　　　(2)包扎小夹板　　　　　(3)捆扎横带

图2-83 续增包扎法(1)~(3)

3)简单包扎法:敷药、放置压垫等步骤同续增包扎法,只是在安放夹板时是一次将所有夹板等距放置于肢体的四周,然后用扎带3~4条绑扎。

必须指出,局部外敷药仅用于稳定性骨折,如用于不稳定性骨折,换药时可导致骨折错位。

(8)夹板固定的注意事项

1)抬高患肢,以利消肿:如怀疑患肢可能发生骨筋膜室综合征者,则不宜抬高。

2)密切观察伤肢血运:固定后的1~4天尤应密切观察,主要观察患肢末端脉搏、颜色、感觉、肿胀程度、手指或足趾活动等。如发现有缺血的早期表现,应立即拆开外固定,并采取相应措施处理。

3)防止骨突部皮肤受压:骨突处皮下组织少,无肌肉,受压后易产生血运受阻,甚至发生压迫性溃疡。如固定后,骨突部位疼痛,应及时拆开夹板检查。

4)注意调整夹板松紧度:骨折经夹板固定后,1~2天内患肢肿胀加剧,此时应及时放松扎带;反之数天后当肿胀消退时,夹板出现松动,又应及时扎紧。夹板固定后的

7~10 天内,应每天检查 1~2 次。

5)定期 X 线检查:骨折固定后,两周内骨折尚无纤维连接,故应做 X 线检查(每周 1~2 次),如发现骨折移位应及时复位。骨折 2~3 周后已形成纤维连接,其再错位的可能性减少(少数老年人特殊部位骨折除外),检查次数可相应减少。

6)及时指导患者功能锻炼:应将上述注意事项向患者及家属交代清楚,并将功能锻炼的目的意义向患者说明,教会并督促其执行正确的功能锻炼。功能锻炼必须遵循主被动练习结合,循序渐进,持之以恒的原则。

7)解除夹板固定的时间:骨折愈合达到临床标准时,即可解除夹板固定。

2. 石膏绷带固定

利用熟石膏遇水可重新结晶而硬化的特性,将其做成石膏绷带包绕在肢体上,通过固定骨折上下关节,达到稳定骨折的作用,这种固定方法称为石膏固定。近年来采用树脂绷带固定者日渐增多。

石膏固定的优点是:能够根据肢体的形状而塑形,干后十分坚固,固定作用确实可靠,便于搬动和护理,不需经常更换。其缺点是:干固定形后,如接触水分可软化变形而失去固定作用;固定后无弹性,不能随时调节松紧度,难以适应肢体在创伤后的进行性肿胀,容易发生过紧现象,而肢体一旦消肿,又易发生过松现象;另外由于石膏固定范围较大,固定期内无法进行功能锻炼,易遗留关节僵硬等后遗症。

石膏凝固的时间随温度和石膏纯度而异,在 40℃~42℃温水中,需 10~20 分钟。水中加少许食盐,可缩短凝固时间。石膏绷带一般可买成品,亦可自制。

(1)石膏固定分类

1)无垫石膏固定和有垫石膏固定:无垫石膏固定仅在骨突出部位放置衬垫(图 2-84),虽然固定效果好,但易压伤皮肤而影响血运,现在少用。有垫石膏是将整个肢体先用棉垫由上而下全部包好,固定效果较差,但对皮肤和血运影响小,患者感觉舒适,多用于骨伤科术后的固定。

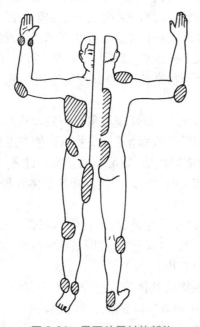

图 2-84　需要放置衬垫部位

2)石膏托、石膏夹板和管形石膏等。

(2)石膏固定的操作步骤及技术。

1)体位:将患肢置于功能位(或特殊要求的体位)进行固定,并由专人扶持或用石膏床牵引架维持。

2)放置衬垫:按有垫或无垫石膏的要求放置。一般用棉卷或绵纸卷缠绕骨突部位或整个肢体几匝。

3)制作石膏条:用干石膏绷带,按要求铺展,折叠数层,制成干石膏条,然后折好,捏住其两端放入水中浸泡。

4)石膏绷带的浸泡及去水:将石膏卷或折叠好的石膏条轻轻平放于30~40℃的温水中,根据操作速度,每次放入1~2个,待气泡出尽后取出,以手握其两端,挤去多余水分,即可使用(图2-85)。将浸湿去水的石膏卷,按所需的长度,在石膏台上迅速铺展,来回折叠,边铺边用手抚平,以驱尽气泡,使各层凝合密切。

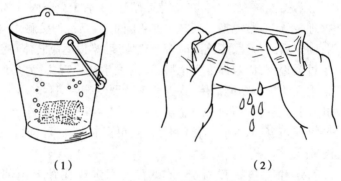

（1） （2）

图2-85 石膏绷带的浸泡及挤水法

5)包扎石膏绷带的基本方法(图2-86):包扎石膏卷时,一般由上而下顺序包缠,要将石膏卷贴着肢体向前滚动,使下圈绷带盖住上圈的1/3,并注意保持石膏绷带的平整。在躯干及肢体的曲线明显,粗细不等之处,当需向上、下移动绷带时,要提起绷带的松弛部分拉回打折,使绷带贴合体表。操作要迅速、敏捷、准确,两手相互配合,一手缠绕绷带,另一手朝相反方向抹平,要使每层石膏之间紧密贴合,不留空隙。石膏的上、下边缘及关节部位要适当加厚,以增强其固定作用。整个石膏的厚度以不折裂为原则,一般为8~12层。

6)塑捏成形、修整及标记:当石膏绷带包至一定厚度尚未硬固时,可用手掌在一定部位施加适当均匀、平面性的或弧形压力,使石膏能与肢体的轮廓相符(须在数分钟内完成),以增强石膏的固定性能,如足弓的塑形。此外,移位骨折石膏固定后,为维持骨折的对位,可采用加压塑形的方法使石膏与肢体外形凹凸一致,形成三点固定作用力,以有效地控制骨折的移位。

为便于计算治疗时间判断治疗情况,可在管型石膏外用色笔注明诊断、受伤(或手术)及固定日期,有创面或切口者,亦应注明其所在部位,以便开窗。

(3)石膏固定后的注意事项

1)石膏固定完成后,要维持其体位直至完全干固,尽量用手掌扶持肢体,忌手指抓提,为加速石膏的干固,可用电吹风或红外线灯泡烘干。

2)抬高患肢,以利消肿,肢体肿胀消退后,如石膏固定过松,失去作用时,应及时

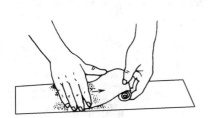

（1）制作石膏条

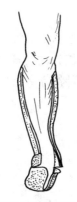

（2）将关节处石膏
条横向剪开

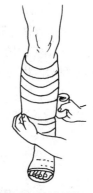

（3）将石膏绷带呈环状缠绕，
后圈压在前圈1/3~1/2处

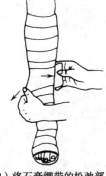

（4）将石膏绷带的松弛部
向后方折叠

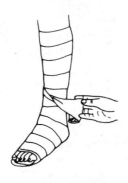

（5）错误的包扎法

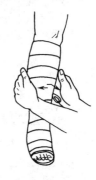

（6）边包扎边用手抹平

图 2-86　石膏绷带固定法

更换石膏。

　　3）患者应卧木板床，并用软枕垫好石膏，注意保持石膏清洁，勿使污染，变动体位时，应保护石膏，避免折裂或骨折错位。

　　4）寒冷季节应注意患肢外露部分保暖。炎热季节，对包扎大型石膏的患者，要注意通风，防止中暑。

　　5）防止局部皮肤，尤其是骨突部受压，并注意患肢血液循环有无障碍，如有肢体受压现象，应及时将石膏纵行全层剖开松解，进行检查，并作相应处理。

　　6）石膏干后开始做未固定关节的功能锻炼，同时应指导患者及时进行主动肌肉舒缩锻炼，并定期进行 X 线摄片检查。

　　（4）石膏拆除的时间

　　骨折到临床愈合标准时可拆除石膏。

知识链接

　　高分子绷带固定：高分子绷带是用高分子材料经过热处理、涂胶等工艺制作而成的新型骨科外固定材料，主要用来代替石膏绷带固定骨折部位。其主要原料有：玻璃纤维（玻璃纤维绷带）、聚酯纤维（聚酯纤维绷带）及树脂类（树脂绷带）等。

3. 牵引固定

牵引疗法是通过牵引装置(图2-87),利用悬垂重量为牵引力,身体重量为反牵引力,以克服肌肉的收缩力,整复骨折、脱位,预防和矫正骨折移位、软组织挛缩,以及某些疾病术前松解或术后制动的一种治疗方法。牵引疗法既可用于整复移位,也可作为固定方法。临床常分为皮肤牵引、骨牵引和布托牵引三种:

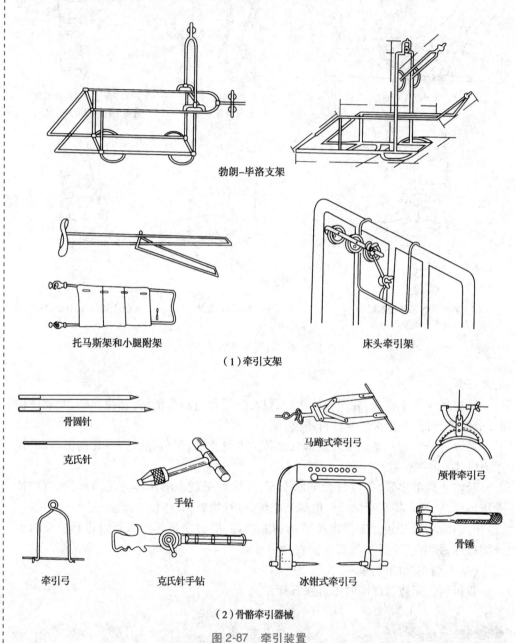

勃朗-毕洛支架

托马斯架和小腿附架

床头牵引架

(1)牵引支架

骨圆针

克氏针

手钻

马蹄式牵引弓

颅骨牵引弓

牵引弓

克氏针手钻

冰钳式牵引弓

骨锤

(2)骨骼牵引器械

图 2-87　牵引装置

(1)皮肤牵引:皮肤牵引包括胶布牵引和皮套牵引,系利用胶布粘贴于皮肤或皮套包压固定于皮肤上,牵引力直接作用于皮肤,间接作用于肌肉和骨骼而获得牵引效果。此法简单易行,对肢体损伤较小。

【适应证】 多用于下肢需要对抗的力量较小的骨关节损伤和其他疾患,如儿童股骨骨折、老人股骨转子间骨折、髋关节脱位复位后的制动、肢体肿胀严重不能即刻复位者等。肱骨外科颈骨折有时亦可用上肢悬吊皮肤牵引。

【禁忌证】 皮肤创伤、静脉曲张、慢性溃疡、血管硬化剂栓塞、皮炎、对粘胶过敏、骨折严重错位需要较大力量牵引者。

【操作方法】

1)海绵牵引带:用特制海绵牵引带进行皮肤牵引,操作简单,需要注意的是在骨突部位,如双踝、胫骨前缘等处,要用软物加以保护。

2)皮肤牵引:①术前准备:剃除体毛,涂上安息香酸酊,可增加黏性,减少胶布对皮肤的刺激;然后剪下所需长度(为骨折线以下长与扩张板宽之和的2倍)、宽度(为伤肢最细部位周径的1/2)的胶布,并在胶布中央贴上带孔的正方形扩张板,两端各分为3份后撕开10~30cm;用少许棉垫垫好骨突处。②操作:将胶布贴在患肢上,再以绷带包扎,最后将牵引绳拴在扩张板中央,患肢置牵引架上,装上滑轮和牵引重砣,抬高床脚,借患者体重做对抗牵引(图2-88)。牵引重量2~5kg。皮肤牵引时间一般不超过2~3周。

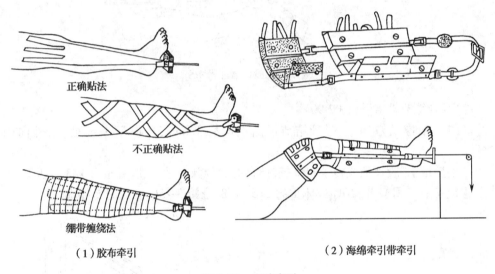

正确贴法

不正确贴法

绷带缠绕法

(1)胶布牵引

(2)海绵牵引带牵引

图2-88 皮肤牵引

(2)骨牵引:系利用钢针或牵引钳穿过骨质进行牵引,牵引力直接作用于骨骼。骨牵引的优点是能承担较大重量,纠正骨折重叠或关节脱位所造成的畸形,牵引后便于检查患肢及便于照顾,还可配合夹板固定,便于患肢功能锻炼;其缺点是需要经皮穿针,有引起感染的可能,此外穿针时也有损伤神经、血管、儿童骨骺或劈裂骨质的危险。

【适应证】 适用于需要较大力量才能整复的成人骨折、不稳定性骨折、开放性骨折以及颈椎骨折脱位等。

【禁忌证】 有软组织裂伤及进针部位皮肤有溃疡、皮炎者。

【操作方法】 患肢皮肤准备后,置于牵引架上适当的体位,确定穿刺部位,常规消毒铺巾,于穿刺点用0.5%~1%普鲁卡因直达骨膜麻醉后,用手向上拉紧皮肤,以牵引针穿破皮肤直达骨骼(注意穿入方向与骨干纵轴垂直,与关节平行,或按要求与关节面成一定角度),徐徐旋转手钻,将针逐渐穿过骨皮质及对侧皮肤,至两侧皮外牵引针等长,用酒精纱布和纱布垫保护两侧针眼,最后装上牵引弓,按骨折的类型及体重设置牵引重量,放置适当体位后进行牵引。应用此法必须注意无菌技术操作,防止穿刺部位发生感染,注意穿刺方向,谨防穿入关节囊或损伤附近的主要神经血管。

常用的骨牵引:

1)股骨髁上牵引(图2-89)

【进针部位及方向】 内收肌结节上2cm处或髌骨上缘横线与腓骨小头前缘纵线之交点;由内向外进针。

【适应证】 股骨颈、转子间、股骨干、股骨髁上骨折,骨盆骨折,髋关节中心脱位等。

【重量及时间】 8~10kg或体重的1/6~1/8;维持3~5kg。时间5~6周。

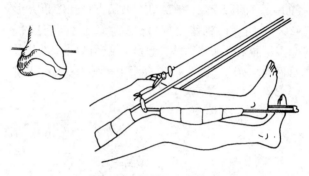

图2-89 股骨髁上骨牵引

2)胫骨结节骨牵引(图2-90)

【进针部位及方向】 胫骨结节最高点向后1.5cm,再向下1cm处;由外向内进针。

【适应证】 股骨颈或转子间骨折、伸直型股骨髁上骨折、股骨干上1/3骨折。

【重量及时间】 8~10kg或体重的1/6~1/8;维持3~5kg。时间5~6周。

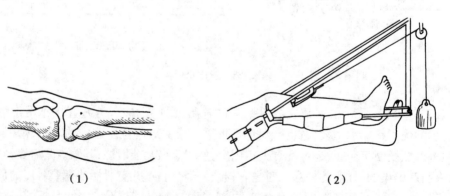

(1)   (2)

图2-90 胫骨结节骨牵引

3)跟骨牵引

在小腿下方垫一沙袋使足跟抬高后进行(图2-91)

【进针部位及方向】 位于内踝最高(顶)点向下向后各3cm处,由内向外进针;或在内踝与足跟后下缘连线中点作为穿针点。由内向外穿针,穿针时应注意角度,胫腓骨骨干骨折时,针与踝关节面略呈倾斜 15°,即针的内侧进入处低,外侧出口处高(相差约 1cm),有利于恢复胫骨的正常生理弧度。

【适应证】　胫腓骨骨干骨折、踝部骨折脱位、部分跟骨骨折。

【重量及时间】　重量 5~6kg;维持 3~4kg。时间 4~6 周。

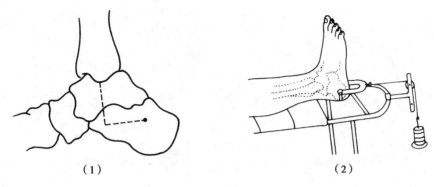

（1）　　　　　　　　　　　（2）

图 2-91　跟骨骨牵引

4)尺骨鹰嘴牵引(图 2-92)

【进针部位及方向】　尺骨鹰嘴尖下 2cm 与尺骨嵴向前一横指交点处,由内向外进针。

【适应证】　难以整复或严重肿胀的肱骨髁间骨折;肱骨下端粉碎性骨折,严重移位的肱骨干开放性骨折。

【重量及时间】　重量 2~4kg。时间 3~4 周。

儿童患者做尺骨鹰嘴牵引则更为简便,可用大号巾钳(先将巾钳头端的前倾角敲平)代替细钢针和牵引弓,按测定点自尺骨嵴两侧钳入骨皮质内即可。牵引重量2~5kg。

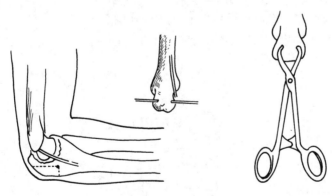

图 2-92　尺骨鹰嘴骨牵引

5)颅骨牵引(图 2-93)

【进针部位及方向】　剃光头发,常规头皮消毒,患者仰卧头枕沙袋,以颅骨中线和两乳突在头顶部连线交点为中点,向左右旁开 3.5cm 定为冰钳(颅骨牵引弓)钉尖插入部位,在局麻下分别做 1~2cm 的皮肤切口,用拴上安全螺丝帽骨钻钻头,按与颅骨呈45°角的方向钻穿颅骨外板(成人约 4mm,儿童约 3mm),注意防止穿过颅骨内板而伤及脑组织。然后将冰钳钉尖插入骨孔内,旋紧并固定,以酒精纱布覆盖伤口,抬高床头,牵引绳系上冰钳通过滑轮进行牵引。

【适应证】　适用于颈椎骨折脱位

【重量及时间】　一二颈椎用 4kg,每下一椎增 1kg,复位后用 4kg 维持。

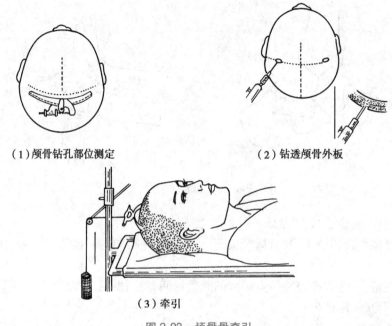

（1）颅骨钻孔部位测定　　　　　　　（2）钻透颅骨外板

（3）牵引

图 2-93　颅骨骨牵引

（3）布托牵引

1）枕颌布托牵引:将枕颌布带套在头部,抬高床头,系上牵引绳和重量,通过滑车进行牵引。3 周后亦可做坐位间歇牵引。适用于牵引时间短,只需稍做固定的无移位的颈椎损伤和疾患等。牵引重量一般不超过 5kg(图 2-94)。

2）骨盆兜悬吊固定:利用其向中间挤压作用而进行整复固定。适用于耻骨联合分离(图 2-95)。

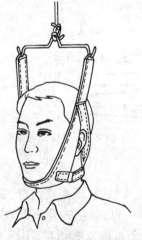

图 2-94　枕颌布托牵引

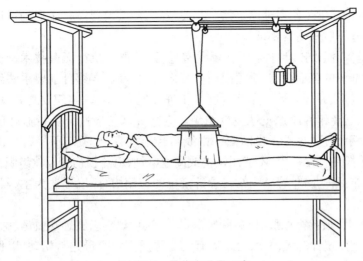

图 2-95 骨盆兜悬吊固定

3)骨盆牵引:用骨盆牵引带套住骨盆,通过牵引绳、滑轮挂牵引砣进行牵引。适用于腰椎间盘突出症、胸腰椎骨质增生等疾患(图 2-96)。

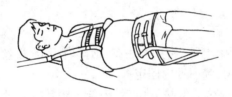

图 2-96 骨盆牵引带牵引

4. 外固定器固定

应用骨圆针或螺纹针经皮穿入或穿过骨折远近两端骨干,外用一定类型的外固定器连接两端钢针,通过(螺旋)牵引或钢针的移动、旋转使骨折复位并固定的方法,称为外固定器疗法。(图 2-97)。

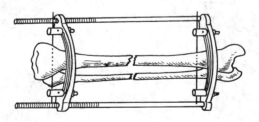

图 2-97 复位固定器固定骨折

(1)类型:由于四肢各部位骨骼及周围组织不同,以及骨折部位和类型的差异,骨科外固定器的种类众多。根据其几何构型,可分为:单边式、双边式、四边式、三角式、半环式、全环式、针板结合式等几种。

(2)适应证:①各种新鲜不稳定型骨折(四肢骨折、锁骨骨折、骨盆骨折)。②开放与感染性骨折(有利于创口换药和观察病情)。③软组织损伤、肿胀严重的骨折(用于伴有较广泛软组织挤压伤的闭合性骨折)。④长管状骨骨折畸形愈合、延迟愈合或不愈合,经手术治疗后可使用外固定器。⑤关节融合术、畸形矫正术后均可用外固定器加压固定。⑥下肢短缩需要延长者。

(3)操作基本要求:①手术要在手术室进行,并严格执行无菌技术操作。②熟悉穿针及邻近部位的解剖结构,避免损伤重要血管、神经。③穿针前要手法纠正骨折的旋转及成角畸形,并标明进针点及角度。④进针处皮肤及软组织要切开0.5~1cm以消除其张力,避免钢针压迫皮肤及软组织。⑤穿针部位应避开骨折血肿区及远离创面。⑥固定钢针应贯穿骨干横断面的中线与骨干垂直,与关节面平行。⑦穿入钢针时,只宜用手摇钻慢慢钻入,不能用锤击或高速电钻,以免损伤骨及软组织。⑧针孔处应用酒精纱布保护,防止感染。⑨在骨折复位的应用中,应以手法为主,器械为辅,先手法后器械。

(4)术后管理:抬高患肢,以利肿胀消退,并注意观察患肢远端血运、感觉及活动。每天定期检查固定针有无松动,固定器有无变位及固定螺母是否松动,以保证固定器的固定效果确切可靠。在X线检查骨折愈合时,拆除外固定。

(二)内固定

内固定是在骨折切开复位后用金属内固定物维持骨折复位的方法。均属手术治疗的范畴(图2-98)。常见内固定种类有不锈钢丝、螺丝钉、钢板螺丝钉、骨圆针、髓内针及可吸收内固定物等。

1. 内固定的植入方式

(1)切开后置入内固定物。常用方法有:钢丝内固定、螺丝钉内固定、接骨板螺丝钉内固定、骨圆针内固定、髓内针内固定等。

(2)在X线下手法复位或针拨复位后,闭合将钢针插入做内固定。常用方法:髓内针内固定。

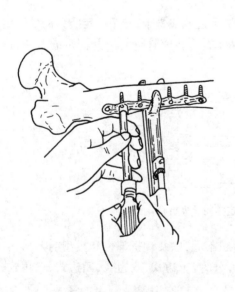

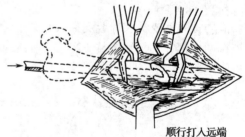

顺行打入远端

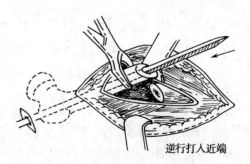

逆行打入近端

(1)切开后置入接骨板、
螺丝钉内固定

(2)髓内针内固定

图2-98 内固定

2. 内固定的适应证

（1）手法复位外固定未能达到骨折功能复位标准，影响肢体功能者。

（2）移位的关节内骨折或骨折合并脱位，手法难以达到满意复位者。

（3）关节附近的撕脱性骨折，外固定难以维持其对位者。

（4）手法复位外固定不能维持复位后的位置，影响骨折愈合者。

（5）骨折断端间嵌入软组织，手法复位难以解脱者。

（6）骨折同时合并有血管、神经损伤或肌腱、韧带完全断裂者。

（7）多发骨折和多段骨折。

（8）开放性骨折，损伤时间短且软组织条件好者。

（9）陈旧性骨折及畸形愈合，不适合手法复位者。

（10）骨折不愈合、骨缺损在行植骨术同时进行内固定。

3. 内固定的禁忌证

（1）全身情况差不能耐受麻醉和手术者。

（2）伴有严重心、脑血管疾病、严重糖尿病等。

（3）伴有严重骨质疏松，难以承受内固定物者。

（4）全身或患肢局部有活动性感染者，如骨髓炎。

（5）患肢皮肤或软组织大面积缺损未修复者。

四、功能锻炼

功能锻炼古称导引，它是通过肢体运动的方法来防治某些损伤性疾病，促使肢体功能恢复的一种方法，亦称为练功疗法。功能锻炼在伤科临床中已被普遍应用，为骨折及伤筋等治疗的基本方法之一。

（一）功能锻炼的分类

功能锻炼有徒手锻炼和器械锻炼两种形式。

1. 徒手锻炼　患者进行伤肢自主活动，使功能尽快地恢复，防止关节僵硬、筋肉萎缩。如肩关节受伤，练习耸肩、上肢前后摆动、握拳等；下肢损伤，练习踝关节背伸、跖屈，股四头肌舒缩活动、膝关节屈伸等动作。

2. 器械锻炼　采用器械进行锻炼，主要是加强伤肢的力量。一般常用蹬车、手拉滑车、胡桃、铁球等。如肩关节的功能锻炼可拉滑车，手指关节锻炼可搓转胡桃或铁球。

（二）功能锻炼的作用

1. 活血化瘀、消肿定痛　损伤部瘀血凝滞，络道阻塞不通而致疼痛肿胀。局部锻炼与全身锻炼能起到推动气血的流通，促进血液循环，达到活血化瘀、消肿定痛的目的。

2. 濡养筋脉，滑利关节　损伤后期及肌筋劳损，局部气血不充，筋失所养，酸痛麻木。功能锻炼后血行通畅，化瘀生新，舒筋活络，筋络得到濡养，关节滑利，伸屈自如。

3. 促进骨折愈合　在夹板固定下功能锻炼，不仅能保持良好的对位，还可以对骨折的残余移位逐渐矫正，使骨折愈合与功能恢复同时并进。有利于接骨续筋，促进骨折愈合。

4. 防治筋肉萎缩　骨折脱位及较严重伤筋而致肢体废用，必然导致某种程度的肌肉萎缩，积极功能锻炼可以减轻或防止肌肉萎缩。

5. 避免关节粘连和骨质疏松　患肢长期固定，缺乏活动锻炼，可出现关节粘连和骨质疏松。通过功能锻炼，可使气血通畅，避免关节粘连和骨质疏松发生。

6. 扶正祛邪,改善机体状况 通过功能锻炼能调节整个机体,促进气血充盈,肝血肾精旺盛,筋骨强劲,有利于损伤康复。

（三）功能锻炼的应用原则及注意事项

1. 辨明病情,估计预后 在医护人员指导下制订、贯彻各个时期的功能锻炼计划,尤其对骨折患者更应分期、分部位对待。

2. 将功能锻炼的目的、意义及必要性告知患者 发挥患者主观能动性,加强其功能锻炼的信心和耐心。

3. 正确选择功能锻炼方法 以主动功能锻炼为主,严格掌握循序渐进的原则。初期可结合理筋手法,功能锻炼次数由少到多,幅度由小到大,时间由短到长,以练习时不加剧疼痛,或稍有轻微反应而尚能忍受为度。一般每日 2~3 次,后期患者可以适当增加。具体的时间应持续多久,运动量增加多少以及运动方式的变换,都应随着损伤的修复、治疗效果的变化及患者自我感觉而不断调整,不应作硬性规定。在功能锻炼过程中,肢体的轻度疼痛反应一般会逐渐减轻,且活动功能逐步好转。如骨折局部疼痛增加时则应检查功能锻炼方法是否正确。下肢骨折的功能锻炼中有一个过渡时期,从初期不负重,至逐步负重扶拐步行锻炼,到负重步行锻炼中,若出现患肢肿胀,可抬高患肢,待肿胀消退后继续练习负重,如此循环反复数次即能适应。

4. 防止因功能锻炼而产生的损伤 如关节活动与骨折原来移位方向一致的活动,可以造成骨折再移位。过早进行尺桡骨骨折的旋转活动或胫腓骨骨折的直腿抬高活动等,都是不利于骨折愈合的外力,应加以禁止。

5. 功能锻炼时思想集中 全神贯注,动作速度要缓慢,局部与整体锻炼相结合,必要时应用器械配合。

6. 可配合外用药物 进行热敷、熏洗、搓擦伤科外用药水、药酒或药油等。

7. 功能锻炼过程中要适应四时气候 注意保暖,特别应注意避风寒,以防引起外感等兼证。

附:全身各部功能锻炼举例

1. 颈项功能锻炼(每个动作重复 12~36 次)

(1)与项争力

【预备姿势】 两脚开立,距离与肩同宽(或取坐位),两手叉腰。

【动作】 ①抬头望天。②还原。③低头看地。④还原。上身腰部不动,抬头时吸气,低头时呼气,呼吸自然逐渐加深(图 2-99)。

【作用】 增加颈项部肌肉力量,可辅助治疗颈部扭伤、颈部劳损、颈椎肥大和颈椎综合征引起的颈、项、背肌肉酸痛,防止颈椎伸屈功能障碍。如能配合热敷则效果更好。

(2)往后观瞧

【预备姿势】 同上。

【动作】 ①头颈向右后转,眼看右后方。②还原。③头颈向左后转,眼看左后方。④还原(图 2-100)。

【作用】 同上。

本法可与上法配合锻炼,是颈部常用的功能疗法,可防止颈椎旋转障碍。

(3)颈项侧弯

【预备姿势】 同上。

【动作】　①头颈向左侧弯。②还原。③头颈向右侧弯。④还原(图2-101)。

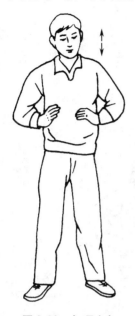
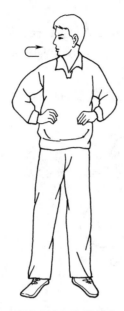
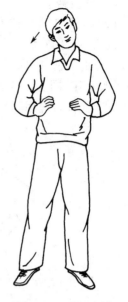

图2-99　与项力争　　　　图2-100　往后观瞧　　　　图2-101　颈项侧弯

【作用】　同上。可与上势配合进行。本法可防治侧屈功能障碍。

(4)前伸探海

【预备姿势】　同上。

【动作】　①头颈前伸并侧转,向右前下方,眼看前下方似向海底窥探一样。②还原。③头颈前伸并侧向左前下方,眼看前下方。④还原。转动时吸气,还原时呼气(图2-102)。

【作用】　同上。

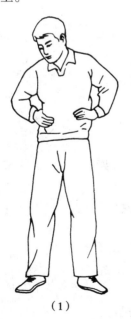
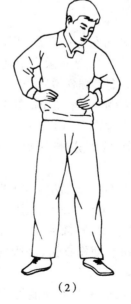

（1）　　　　　　　　　　　　（2）

图2-102　前伸探海

（5）回头望月

【预备姿势】 同上。

【动作】 ①头颈向右后上方尽力转,眼看右后方,似向天空望月亮一样。②还原。③头颈转向左后上方,眼看左后上方。④还原。转动时吸气,还原时呼气。头颈转动时不必向前伸出(图 2-103)。

【作用】 同上。本法动作速度要慢,特别是年龄较大,又有头眩感觉者。本法可与扳颈手法配合应用。

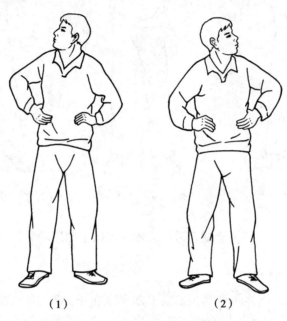

（1） （2）

图 2-103 回头望月

（6）颈椎环转

【预备姿势】 同上。

【动作】 头颈向左右各环绕一周(图 2-104)。

【作用】 同上。本势必须在上述三势轻松完成的基础上进行。急性损伤慎用。

2. 肩臂功能锻炼(每个动作重复 12~36 次)

（1）上提下按(幼鸟受食)

【预备姿势】 两脚分开,距离与肩同宽,两臂下垂。

【动作】 ①屈肘上提,两掌与前臂相平,提至胸前与肩平,掌心向下。②两掌用力下按,至两臂伸直为度。上提时肩部用力,下按时手掌用力,肩部尽量放松。动作宜慢,呼吸均匀自然(图 2-105)。

【作用】 增加肩关节活动能力,对肩部风湿、外伤所引起的粘连、疼痛防治作用。

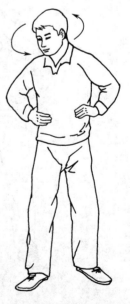

图 2-104 颈椎环转

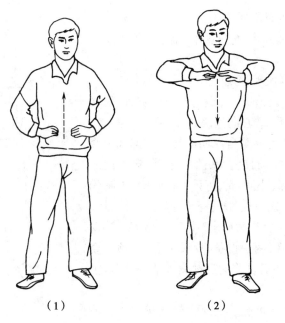

（1） （2）

图 2-105 上提下按

（2）左右开弓

【预备姿势】 两脚开立,距离与肩同宽,两掌放目前,掌心向外,手指稍屈,肘斜向前。

【动作】 ①两掌同时向左右分开,手掌渐握成虚拳,两前臂逐渐与地面垂直,胸部尽量向前挺出。②两臂仍屈肘,两掌放开,掌心向外,恢复预备姿势。拉开时二臂平行伸开,不宜下垂,肩部稍用力,动作应缓慢,逐渐向后拉,使胸挺出(图 2-106)。

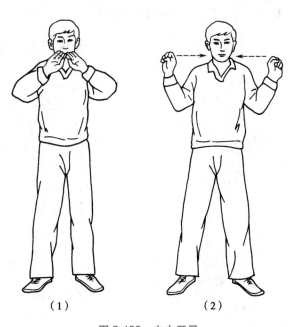

（1） （2）

图 2-106 左右开弓

【作用】　增强肩部肌肉力量,恢复关节外旋活动正常功能,因肩关节粘连而影响"梳头"等外旋动作时适用。

（3）按胸摇肩(大鹏压嗉)

【预备姿势】　两脚开立,距离与肩同宽,两肘屈曲,右手覆在左手上,掌心向里,放在胸部。

【动作】　①两手相叠自左向右轻按胸部及上腹部、小腹部,上下左右回旋。②两手相叠,自右向左轻按胸部及上腹部、小腹部,上下左右回旋,眼睛稍向上看。每一呼气或吸气,两手轻轻按摩回旋一周。上身挺直,两手都不宜用力(图 2-107)。做完上述动作后,可改为不按胸,两手握拳,肘关节屈曲,预备姿势同"左右开弓",随后自前向后摇肩关节一周,过去称为小摇肩。

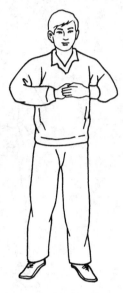

图 2-107　按胸摇肩

【作用】　同上,可作为练习"轮转辘轳"的前阶段。

（4）双手托天

【预备姿势】　两脚开立,两臂平屈,两手放在腹部,手指交叉,掌心向上。

【动作】　①反掌上举,掌心向上,同时抬头眼看手掌。②还原。初起可由健肢用力帮助患臂向上举起,高度逐渐增加,以患者不太疼痛为度(图 2-108)。并通过爬墙及拉滑车等辅助锻炼来帮助患肢上举。

【作用】　对恢复肩关节的功能,辅助治疗某些肩部陈伤酸痛有效,如手臂因劳损及风湿而不能前屈上举等。初练时适当掌握高度,不要勉强上举,避免剧痛而产生顾虑,可先练本势,等前屈上举好转后,改练双手举鼎。

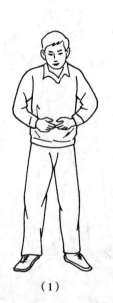　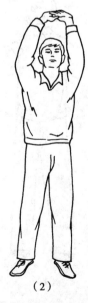

（1）　　　　　　　　　（2）

图 2-108　双手托天

（5）双手举鼎

【预备姿势】　两脚开立，距离与肩同宽，两前臂屈肘上举，两手虚握拳，平放胸前，高与肩平。

【动作】　①两手松开，掌心向上，两手如托重物，两臂向上直举，眼随两掌上举而向上看，两掌举过头顶，腕部用力。②两手逐渐下降，恢复预备姿势（图2-109）。上举时吸气，下降时呼气，掌渐握成虚拳，手指用力，如拉单杠引体向上。

【作用】　锻炼肩部上举、下降的肌肉，对肩部、颈部软组织劳损酸痛，肩部慢性关节炎，或因手臂外伤及劳损、风湿而引起的不能上举，通过锻炼有助于恢复上举功能。对严重的肩关节粘连，可先练"双手托天"势。在初练时不要勉强上举，经过锻炼再逐渐举直。

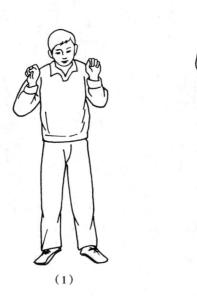

（1）　　　　　　　　　　　（2）

图2-109　双手举鼎

（6）弯肱拔刀

【预备姿势】　两脚开立，两臂下垂。

【动作】　①右臂屈肘向上提起，掌心向前，提过头顶，然后向右下落，抱住颈项；左臂同时屈肘，掌心向后，自背后上提，手背贴天腰后伸（图2-110）。②右掌自头顶由前下垂，右臂垂直后再屈肘，掌心向后。自背后提于后腰部。左掌同时自背后下垂，左臂垂直后再屈肘由身前向上提起，掌心向前，提过头顶，然后向左下落，抱住颈项。右臂上托时吸气，左臂上托时呼气，头随手背上托过顶时仰头向上看，足跟微提起。

【作用】　锻炼肩关节的上举及内旋活动，同时对脊柱姿势不良所致的腰与骶尾部酸痛有助治疗作用。

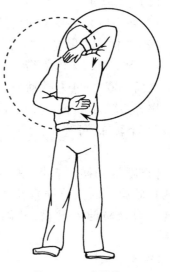

图2-110　弯肱拔刀

（7）单臂摘果

【预备姿势】　同上。

【动作】　①右臂屈肘向上提起，掌心向外，提过头顶，右掌横于顶上，掌心向上。左臂同时屈肘，掌心向后，自背后上提，手背贴于后腰部（图2-111）。②右掌自头顶由前下垂，右臂垂直后再屈时，掌心向后，自背后上提于后腰部。左掌同时自背后下垂，左臂垂直后再屈肘，由身前向上提起，掌心向外，提过头顶，左掌横于顶上，掌心向上。右臂上托时吸气，左臂上托时吸气，头随手背上托过顶时仰头向上看，足跟微提起。

【作用】　锻炼肩关节的上举及内旋活动，同时对脊柱姿势不良所致的腰与骶骨尾部酸痛有辅助治疗作用。

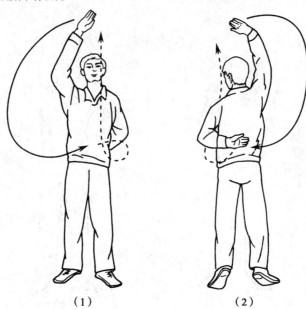

（1）　　　　　　　　　（2）

图2-111　单臂摘果

（8）轮转辘轳

【预备姿势】　左手叉腰，右手下垂。

【动作】　①右臂自下向前，向上，再向后摇一圈（图2-112）。②右臂自下向后，向上，再向前摇一圈③、④左臂动作与右臂动作相同。用力要轻柔，臂部应放松，本势在早期可弯腰进行锻炼，可做"前后摆动""弯腰划圈"。

【作用】　可防治骨折、关节脱位以及各种扭伤后遗症的关节强直及肩周炎的关节粘连。为预防健侧发病，健侧应同时进行锻炼。

（9）背手抬拉

【预备姿势】　两脚开立，双手向后反背，

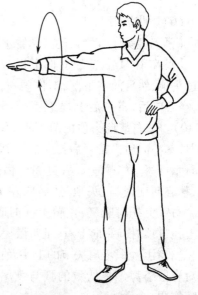

图2-112　轮转辘轳

健侧之手握住患手。

【动作】 由健手牵拉患肢腕部,渐渐向上抬拉,或用棍棒及手上拉,或用毛巾仿擦澡动作,反复进行(图2-113)。

【作用】 恢复肩关节的后伸功能。

(10)屈肘挎篮

【预备姿势】 两脚开立,两手下垂。

【动作】 ①右手握拳,前臂向上,渐渐弯曲肘部(图2-114)。②渐渐伸直还原。③左手握拳,渐渐弯曲肘部。④渐渐伸直还原。

【作用】 增强上臂肌力,有助于恢复肘关节伸屈功能,适用于治疗肘部骨折及脱位的后遗症。

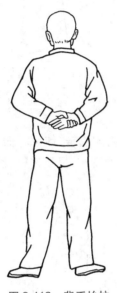

图2-113 背手抬拉

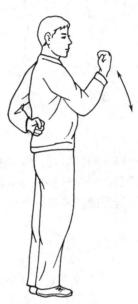

图2-114 屈肘挎篮

(11)旋肘拗腕

【预备姿势】 两脚开立,左手叉腰,右上肢屈肘上举(图2-115)。

【动作】 ①右手握拳,做前臂旋前动作。②随后渐渐旋后,上臂尽量不动。③还原。④改右手叉腰,左手指同样动作。

【作用】 同上势紧密配合,可增强上臂及前臂肌力,恢复肘关节伸屈功能及前臂旋转功能。

3. 腕部功能锻炼

每个动作重复12~36次。

【预备姿势】 腕部功重点在锻炼腕部,立位与坐位均可,两手臂向前平举。

(1)抓空增力

【动作】 将手指尽量伸展张开,然后用力屈曲握拳,左右交替进行(图2-116)。

【作用】 能促进前臂与手腕的血液循环,消除前臂远端的肿胀,并有助于恢复掌指关节的功能和解除指关节风湿麻木等症状。上肢骨折锻炼早期都从此势开始。

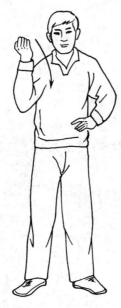

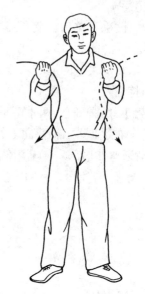

图 2-115 旋肘拗腕　　　　　　图 2-116 抓空增力

（2）拧拳反掌

【动作】 两臂向前举时，掌心朝上，逐渐向前内侧旋转，使掌心向下变握拳，握拳过程要有"拧"劲，如同拧毛巾一样（故称拧拳），还原变掌，反复进行（图2-117）。

【作用】 能帮助恢复前臂的旋转功能。

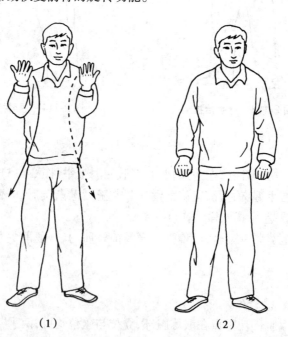

（1）　　　　　　　　（2）

图 2-117 拧拳反掌

（3）上翘下钩

【动作】 将两手掌翘起呈立掌的姿势，随后逐渐下垂成钩手，动作要缓慢而有力

（图 2-118）。

【作用】 能帮助恢复腕关节背伸、掌屈的功能。

（4）青龙摆尾

【动作】 两前臂平举，掌心朝下，两手向内外徐徐摆动，做外展内收动作（图 2-119）。

【作用】 本法同上述各势配合，是锻炼腕关节内收、外展功能的方法。

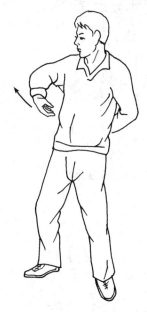

图 2-118 上翘下钩

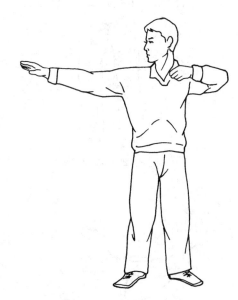

图 2-119 青龙摆尾

4. 腰背功能锻炼（每个动作重复 12~36 次）

（1）按摩腰眼

【预备姿势】 坐位或立位均可，两手掌对搓发热以后，紧按腰部。

【动作】 用力向下推摩到尾骶部，然后再向上推回到背部（图 2-120）。

【作用】 本势包含自我按摩的作用，可放松腰部肌肉，久练可防治各种腰痛，增强肾脏功能。

（2）风摆荷叶

【预备姿势】 两脚开立比肩稍宽，两手叉腰，拇指在前。

【动作】 ①腰部自左向前、右、后做回旋动作（图 2-121）。②再改为腰部自右向前、左、后回旋，两腿始终伸直，膝部勿屈，两手轻托护腰部，回旋的圈子可逐渐增大。

【作用】 疏通气血，防治腰部各种原因引起的腰功能活动受限。

（3）转腰推碑

【预备姿势】 两脚开立比肩稍宽，两臂下垂。

【动作】 ①向左转体，右手呈立掌向正前方推出，手臂伸直与肩平，左手握拳伸至腰际抱肘，眼看左后方。②向右转体，左手呈立掌向正前方推出，右掌变拳抽回至腰际抱肘，眼看右后方。推掌的动作要缓慢，手腕稍用力，臂部不要僵硬，转体时头颈与腰部同时转动，两腿不动，推掌与握拳抽回腰间的两臂速度应该一致（图 2-122）。

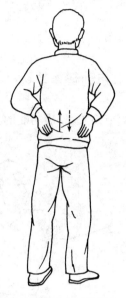

图 2-120　按摩腰眼

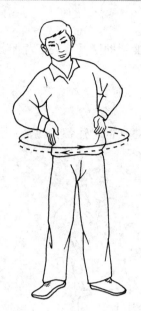

图 2-121　风摆荷叶

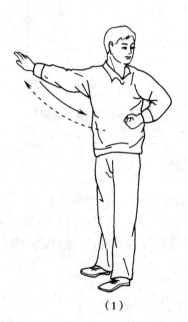

（1）

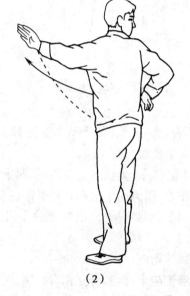

（2）

图 2-122　转腰推碑

【作用】　以锻炼颈椎、腰椎的旋转活动为主。能防治颈椎病、腰椎肥大、劳损等引起的颈、腰部酸痛。

（4）弓步插掌（反转手）

【预备姿势】　同上势。

【动作】　①右手伸向前方，右掌向右搂回腰际抱肘，左掌向正右方伸出（如用力插物状）。身体向右转，成右弓步（图 2-123）。②左掌左方平行搂回腰际抱时，右掌向正左方伸出，身体向左转，成左弓步。眼看插出之手掌，手向外插出的动作可稍快。

【作用】 同上势配合可防治四肢筋络挛缩麻木,辅助治疗肩部、腰腿部损伤酸痛。

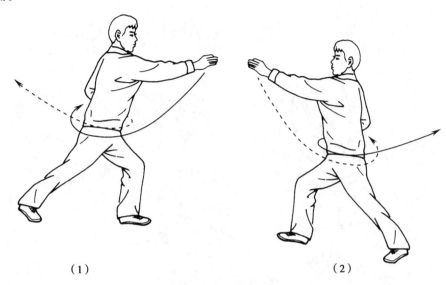

（1）　　　　　　　　　　　　　　　　（2）

图 2-123　弓步插掌

（5）双手攀足

【预备姿势】 两脚开立,两手置腹前,掌心向下。

【动作】 ①腰向前弯,手掌下按着地（图 2-124）。②还原。两腿要伸直,膝关节勿屈曲。

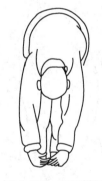

图 2-124　双手攀足

【作用】 增强腰腹部肌肉力量,能防治腰部酸痛及腰部前屈功能有障碍者。

（6）前俯分掌

【预备姿势】 两脚开立,两臂下垂,两手交叉。如左腰与左肩有病,左手交叉在前;右侧伤痛,右手交叉在前。

【动作】 ①体向前俯,眼看双手,两手交叉举至头顶上端,身体挺直（图 2-125）。②两臂上举后两侧分开,恢复预备姿势。上举时如向上攀物状,尽量使筋伸展。向两侧分开时掌心下成弧线。

【作用】 本势是肩关节的环转与腰脊柱的屈伸运动。不仅使肩部的肌肉交替收缩,而且还可以使腹背肌肉得到锻炼,能消除肩部活动障碍,防治腰背酸痛、肩背筋络挛缩、麻木等,是使全身得到锻炼的方法之一。

（7）拧腰后举（凤凰顺翅）

【预备姿势】 两脚开立比肩稍宽,两手下垂。

【动作】 ①上身下俯,两膝稍屈,右手向右上方撩起,头随之向右上转,眼看右手,左手虚按右膝。②上身仍下俯,两膝仍稍屈,左手向左上方撩起,头随之向左上转,看左手,右手下放虚按左膝（图 2-126）。头部左或右转时吸气,转回正面时呼气,转动时不要用力,手臂撩起时动作要慢,手按膝不要用力。

【作用】 能增强腰背肩臂肌肉,能治腰部酸痛,且具有固肾以及舒展全身筋脉等作用。

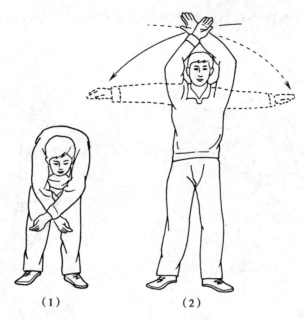

（1）　　　　　　　　　　（2）

图 2-125　前俯分掌

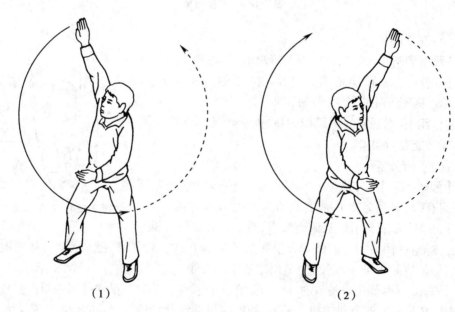

（1）　　　　　　　　　　（2）

图 2-126　拧腰后举

（8）云手转体

【预备姿势】　两脚开立比肩稍宽，两手下垂。

【动作】　①左手抱肘，右手呈立掌向左方推出，左脚尖向正左转，右脚不动，上体随右掌推出向左转；左拳变掌，向左伸出，两手先向上，再由右方下降，伸至前下方后，仍回左方。②左手仍收回抱肘，右手仍立掌；上体回向正左方（图 2-127）。③右掌收回腰际抱肘，左拳改立掌向右方推出，右脚尖向正右转，左脚不动，上体随左掌推出向右转。④右拳变掌，向右伸出，两手先向上，再由左方下降，伸至前下方后仍回右方，右手仍收回抱肘，左手仍立掌。上体随两掌向上时后仰，向左时左倾，向前时下弯，向右时右倾,右掌改抱肘时,上体回向正右方。每呼吸一次,两手轮转一次,动作要慢,两眼注视两手,两腿直立,膝部勿屈。

【作用】 可以活动周身,使各部的大小关节血脉皆畅通无阻。本法活动幅度及运动量较大,可在上述各法锻炼的基础上再选练。

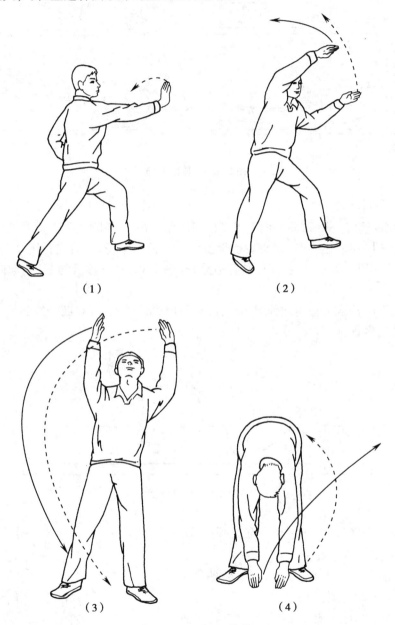

（1）　　　　　　　　　　　　　（2）

（3）　　　　　　　　　　　　　（4）

图 2-127　云手转体

（9）俯卧背伸

【预备姿势】 患者俯卧,头转向一侧。

【动作】 ①两脚交替向后做过伸动作。②两腿同时做过伸动作。③两腿不动,上身躯体向后背伸。④上身与两腿同时背伸。还原,自然呼吸(图 2-128)。

【作用】 本势是卧位腰背功锻炼的最基本动作。对胸腰椎骨折、腰椎间筋损伤、腰肌劳损患者的腰痛后遗症的防治有着重要的作用,最好在伤后早期就开始锻炼。

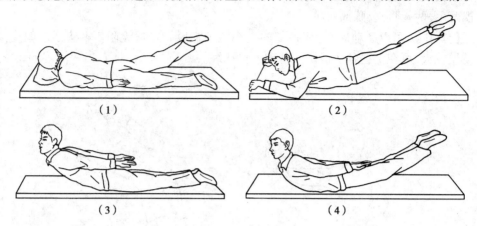

（1） （2）

（3） （4）

图 2-128 俯卧背伸

（10）仰卧架桥

【预备姿势】 患者仰卧,两手叉腰作支撑点,两腿半屈膝成90°,脚掌放在床上。

【动作】 挺起躯干时,以头后枕部及两肘支持上半身,两脚支持下半身,呈半拱桥形,当挺起躯干架桥时,膝部稍向两边分开(图 2-129),速度要缓慢,初起时做 4~6 次即可。

【作用】 配合上势能加强腰、背及腹部肌肉力量的锻炼,有助于解除损伤、劳损、风湿所致的腰背痛。

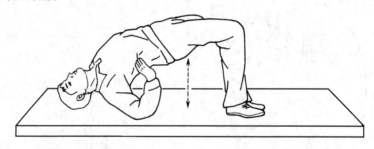

图 2-129 仰卧架桥

5. 下肢功能锻炼(每个动作重复 12~36)

（1）左右下伏

【预备姿势】 两脚开立比肩稍宽,两手叉腰。四指在前,两肘撑开。

【动作】 ①右腿屈曲下弯,左腿伸直(图 2-130)。②还原。③左腿屈曲下弯,右腿伸直。④还原。上体伸直,两眼平视前方,初练时膝部不必过分下弯。

【作用】 增强腰部、髋部、腿部的肌力以及韧带力量,并能辅助治疗髋关节及股内收肌的劳损酸痛、麻木和萎缩。可防治老年人腿部

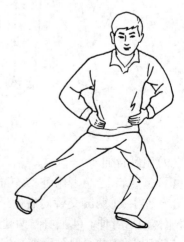

图 2-130 左右下伏

功能衰退。

（2）半蹲转膝

【预备姿势】 两脚立正,脚跟并拢,两膝并紧,身向前俯,两膝微屈,两手按于膝上,眼看前下方(图2-131)。

【动作】 ①两膝自左向后、右、前做加旋动作。②自右向后、左、前回旋;每呼吸一次,膝部加旋一周。

【作用】 一般膝部损伤,骨折去除固定后及膝关节劳损,都可选练此势,有恢复膝关节功能,防治膝部酸痛、行走无力的作用。

（3）屈膝下蹲

【预备姿势】 两脚开立,距离与肩同宽,两手抱肘。

【动作】 ①脚尖着地,脚跟轻提,随后两腿蹲,尽可能臀部下触脚跟,两手放开成掌,两臂伸直平举。②两腿立起,恢复预备姿势,下蹲程度根据自己的可能,不应勉强。两臂不需用力,必要时可扶住桌椅进行(图2-132)。

【作用】 增加大腿伸肌和臀部肌肉的肌力。能防治髋、膝关节劳损,对治疗腰、髋、腿、膝疼痛、酸软无力,恢复髋、膝、踝的伸屈功能有效。

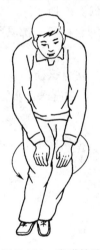
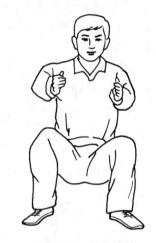

图 2-131 半蹲转膝 　　　　　图 2-132 屈膝下蹲

（4）四面摆踢

【预备姿势】 两脚并立,两手叉腰,拇指在后。

【动作】 ①右小腿向后提起,大腿保持原位,然后右脚向前踢出,足部尽量跖屈(图2-133(1))。②右脚还再后踢,以脚跟触及臀部为度(图2-133(2))。③右下肢抬起屈膝,右脚向里横踢,似踢毽子一样(图2-133(3))。④右下肢抬起屈膝,右脚向外横踢(图2-133(4))。练完后换左下肢做相同动作。

【作用】 全面增加大腿、小腿的肌力。常练本势可健腿力,强腰膝。防治下肢关节和肌肉挛缩麻木、筋骨酸痛。可防治老年人腿力衰退。

（5）虚实换步

【预备姿势】 立正,两手叉腰。

【动作】 ①左脚前进一步,脚跟先落地。②右脚再前进一步,重心移向右脚,左

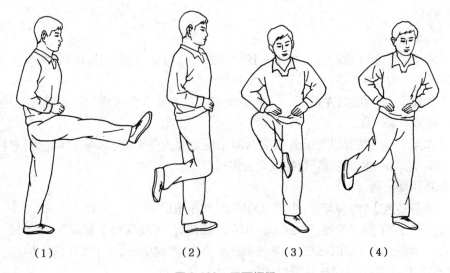

图 2-133 四面摆踢

脚脚跟提起。③右脚后退一步,脚尖落地,重心移向右脚跟,左脚脚尖提起,脚跟着地。④左脚脚尖落地,左脚前进一步,左脚再前进一步,脚尖落地。⑤左脚后退一步,脚尖落地,重心移向左脚,右脚尖提起(图 2-134)。脚尖脚跟提起时都必须尽可能向上,使小腿肌、跟腱绷紧。

【作用】 锻炼踝关节伸屈及小腿肌力,对踝关节软组织损伤及小腿骨折,扭伤后遗症的治疗很有帮助,以恢复行走功能,促使行步有力,含有医疗步行之感。

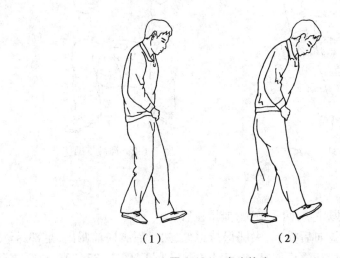

图 2-134 虚实换步

(6)仰卧举腿

【预备姿势】 仰卧位,腿伸直,两手自然放置体侧。

【动作】 做直腿抬举动作。抬举开始时 45°,以后锻炼角度可逐渐增大于 70°以上,后期还可在踝关节绑沙袋增加重量(图 2-135)。下肢骨折患者,前期可先练收缩股四头肌,作为准备阶段,随后逐渐锻炼举腿。

【作用】 增强下肢伸肌力量,防治股四头肌萎缩,有助于恢复行走功能,是下肢骨折后及腰部疾患引起下肢肌肉萎缩的主要锻炼方法。

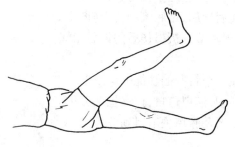

图 2-135 仰卧举腿

（7）蹬空增力

【预备姿势】 同"仰卧举腿"。

【动作】 ①屈膝、髋的同时踝关节极度背屈。②向斜上方进行蹬足，并使足趾尽量前屈如抓东西状（图 2-136）。

【作用】 使腿部的血液循环畅通，防止下肢肌肉萎缩，有利于消除踝关节因损伤所致的肿胀及改善髋、膝、踝关节伸屈功能。

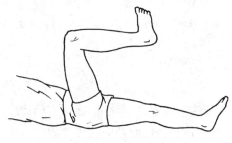

图 2-136 蹬空增力

（8）侧卧外摆

【预备姿势】 侧卧位，下肢伸直。

【动作】 ①做下肢外展动作。②还原。通过一个阶段的锻炼可做扇形向外摆动而达到腿外展的位置（图 2-137）。

【作用】 增强大腿外展肌力量，防止外展肌的萎缩可与上两势配合进行。

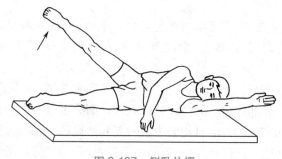

图 2-137 侧卧外摆

（9）搓滚舒筋

【预备姿势】　坐于凳上,患足踏在竹管或圆棒上。

【动作】　膝关节前后伸屈,足底滚动竹管(图 2-138)。

【作用】　恢复膝、踝关节骨折损伤后的伸屈功能。

（10）蹬车活动

【预备姿势】　坐在一个特制的功能锻炼车上。

【动作】　做蹬车活动,模拟踏自行车(图 2-139)。

【作用】　使下肢肌肉及膝踝关节得到锻炼。

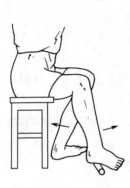

图 2-138　搓滚舒筋

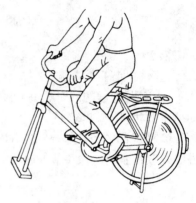

图 2-139　蹬车活动

五、药物疗法

药物疗法是在中医辨证施治的理论指导下,选用方药治疗伤科疾病的一种治疗方法,是具体贯彻内外兼治这一伤科治疗原则的。可分为内治法和外用药物疗法。

（一）内治法

内治法是通过服药使局部与整体得以兼治的一种方法,临床常采用三期辨证施治。

1. 损伤初期　伤后一至二周内,筋骨损伤,气滞瘀结,宜采用攻利法。常用的有攻下逐瘀法、行气活血法、清热凉血法。

（1）攻下逐瘀法:损伤后血脉受伤,恶血留滞,壅塞肠道,宜采用攻下逐瘀法。本法适用于早期蓄瘀,便秘、腹胀、苔黄、脉数的体实患者。常用的方剂有桃核承气汤、鸡鸣散、大成汤、黎洞丸等。

攻下逐瘀法属下法,常用苦寒泻下药以攻逐瘀血,药效相当峻猛,临床不可滥用。对年老体弱、气血虚衰、失血过多、慢性劳损、妇女妊娠、产后及月经期间应当禁用或慎用。

（2）行气活血:又称行气消瘀法。损伤后气滞血瘀者,宜采用行气活血法。本法适用于气滞血瘀,局部肿痛,无里实热证;或宿伤而有瘀血内结并有某种禁忌而不能猛攻急下者。常用的方剂有:活血化瘀为主的复元活血汤、活血止痛汤;行气为主的柴胡疏肝散、复元通气散;行气与活血并重的膈下逐瘀汤、顺气活血汤等。临床可根据损伤的不同,或重于活血化瘀,或重于行气,或活血与行气并重而灵活选用。

行气活血法的方药一般并不峻猛,但过用亦可伤气耗血。如需逐瘀,可与攻下法配合。

(3)清热凉血法:本法包括清热解毒法与凉血止血法。损伤引起的创伤感染,火毒内攻,热邪蕴结或壅聚成毒等证,宜采用清热凉血法。常用的清热解毒方剂有清心丸、五味消毒饮;凉血止血方剂有十灰散、小蓟饮子等。

清热凉血法的方剂以寒凉药物为主,故治疗时应注意防止寒凉太过,引起瘀血内停。血喜温而恶寒,寒则气血凝滞而不行,所以在治疗出血不多的疾病时常与活血化瘀药同用。出血过多时,须辅以补气摄血之法,以防气随血脱,必要时还当结合输血、补液等疗法。

2. 损伤中期　伤后三至六周,局部肿胀基本消退,疼痛逐渐消失,但瘀未尽去,筋骨未接,故治宜和营,以和营生新、接骨续筋为主。常用的有和营止痛法、接骨续筋法、舒筋活络法。

(1)和营止痛法:适用于损伤中期。此时瘀凝、气滞、肿痛尚未尽除,而续用攻下之法又恐伤正气者,故治宜和营止痛。常用方剂有和营止痛汤、定痛和血汤、正骨紫金丹、七厘散等。

(2)接骨续筋法:损伤中期,骨位已正,筋已理顺,虽筋骨已有连接,但未坚实,宜采用接骨续筋法。本法使用接骨续筋药,佐以活血祛瘀药。常用方剂有续骨活血汤、新伤续断汤、接骨丹、接骨紫金丹等。

(3)舒筋活络法:本法是使用活血药与祛风通络药,并加理气药,以宣通气血,消除凝滞,舒筋通络。适用于骨折、脱位、伤筋的中期而有瘀血凝滞,筋膜粘连,或兼风湿,筋络发生挛缩、强直,关节屈伸不利者。常用方剂有舒筋活血汤、舒筋汤、蠲痹汤等。

3. 损伤后期　受伤七周以后,筋骨损伤虽已接续,但尚未坚强,由于气血耗损,往往出现虚象,故应采用补法。常用补气养血法、补益肝肾法。若损伤日久,复感风寒湿邪,宜采用温经通络法。

(1)补气养血法:本法是使用补气养血药物,使气血旺盛而濡养筋骨的治疗方法。无论是外伤筋骨,内伤气血,以及长期卧床不能经常活动,日久体质虚弱而出现各种气血亏损,故宜采用补气养血法。补气、补血虽各有重点,但亦不能截然分开,气虚可致血虚,血虚可致气损,故在治疗上常补气养血并用。适用于平素气血虚弱或气血耗损较重,筋骨痿软或迟缓愈合者。常用方剂有四君子、四物汤、八珍汤、十全大补汤等。

(2)补养脾胃法:损伤日久,耗伤正气,气血脏腑亏损,加之伤后缺少活动,可导致脾胃虚弱,运化失职,饮食不消,营养之源日绌,故出现四肢疲乏无力,形体虚羸,肌肉萎缩,筋骨损伤修复缓慢,脉象虚弱无力等。治疗宜采用补养脾胃,以促进气血生化,使筋骨肌肉加速恢复。常用方剂有参苓白术散、健脾养胃汤、归脾汤等。

(3)补益肝肾法:又称强壮筋骨法。肝主筋,肾主骨,主腰腿。损伤后期,年老体弱,骨折迟缓愈合,骨质疏松而肝肾虚弱者常采用补益肝肾法。补肾又须区分肾阴、肾阳,但肾阴肾阳又是相互为用的。《景岳全书》说:"善补阳者,必于阴中求阳;善补阴者,必于阳中求阴",既要看到它们之间的区别,又要看到它们之间的联系。"虚则补其母",故肝虚者应注意补肾,滋水涵木。常用方剂有壮筋养血汤、生血补髓汤、左归丸、右归丸等。

（4）温经通络法：血气喜温而恶寒，寒则涩而不流，温则流行畅利。本法使用温性、热性的祛风、散寒、除湿药物，并佐以调和营卫或补益肝肾之药，以求驱除留注于骨节经络内的寒湿之邪，使血活筋舒、关节滑利、经络通畅。适用于损伤后气血运行不畅，或因阳气不足，腠理空虚，风寒湿邪乘虚侵袭经络；或筋骨损伤日久失治，气血凝滞，风寒湿邪滞留者。常用方剂有麻桂温经汤、乌头汤、大活络丹、小活络丹等。

知识链接

　　伤科内治法在临证时要按照三期辨证灵活运用，例如治疗骨折，若骨折后肿胀不严重者，往往可直接用接骨续筋之法，稍佐活血化瘀药；开放性损伤，也应根据证候而运用上述各法。如失血过多者，开始即须用补气摄血法急固其气，防止虚脱，血止后仍须补而行之。伤科疾病变化多端，错综复杂，临证时必须灵活变通，审慎辨证，正确施治，不可拘泥和机械地分期用药。

（二）外用药物疗法

伤科外用药物是指应用于伤患局部的药物。临床外用药物大致可分为敷贴药、搽擦药、熏洗湿敷药与热熨药。

1. 敷贴药　是将药物制剂直接敷贴在损伤局部，使药力发挥作用。常用的有药膏、膏药、药散 3 种。

（1）药膏：又称敷药或软膏。将药粉碾成细末，然后选加饴糖、蜜、油、水、鲜草药汁、酒、醋或凡士林等，调匀如糊状，摊在棉垫或桑皮纸上。为减少药物对皮肤的刺激和换药时容易取下，可在药上加一张极薄的绵纸。

调和剂的选用主要依据病证的情况，如缓急止痛多用饴糖；散瘀消肿用白酒；清热解毒、凉血止血常用鲜药汁；软坚散结选用醋。临床常用两种或两种以上的调和剂，如损伤初期的药膏常用饴糖、白酒和水，既可助药物发挥活血散瘀，消肿止痛的作用，又能减少药物的刺激。

药膏的换药时间可根据病情的变化、肿胀的消退程度、天气的冷热来决定，一般是 2~4 天换药一次，后期患者亦可酌情延长。凡用水、酒、鲜药汁调敷药时，需随调随用，因其易蒸发，所以应勤换药。生肌拔毒类药物应根据创面情况每隔 1~2 天换药一次，以免脓水浸淫皮肤。少数患者对外敷药膏过敏而产生接触性皮炎，皮肤奇痒及有丘疹水疱出现时，应及早停药。

药膏可根据配方和药效分为以下几类：①消瘀退肿止痛类：适用于骨折、伤筋初期肿胀疼痛者。可选用消瘀膏、定痛膏、双柏膏、消肿散等。②舒筋活血类：适用于骨扭挫伤筋中期患者。可选用三色敷药、舒筋活络药膏、活血散等。③接骨续筋类：适用于骨折整复后，位置良好，肿痛消退之中期患者。可选用接骨续筋药膏，外敷接骨散、驳骨散等。④温经通络、祛风除湿类：适用于损伤日久，复感风寒湿者。可用温经通络膏。⑤清热解毒类：适用于伤后感染邪毒，局部红、肿、热、痛者。可选用金黄膏、四黄膏等。⑥生肌拔毒长肉类：适用于局部红肿已消，但创口尚未愈合者。可选用橡皮膏、生肌玉红膏、红油膏等。

（2）膏药：膏药古称为薄贴，是将药物碾成细末配合香油、黄丹或蜂蜡等基质炼制而成，是中医外用药物中的一种特有剂型。

膏药遇温则烊化而具有黏性,能粘贴在患处,应用方便,药效持久,便于收藏携带,经济节约。对含有丹类的膏药,由于 X 线不能穿透,所以在 X 线检查时宜取下。

膏药按功用可分为:①治损伤与寒湿类:适用于损伤者,有坚骨壮筋膏;适用于风湿者有狗皮膏、宝珍膏等;适用于损伤兼风湿者有万灵膏、万应膏、损伤风湿膏;适用于陈伤气血凝滞、筋膜粘连者有化坚膏等。②提腐拔毒类:适用于创面溃疡者,有太乙膏、陀僧膏,一般常在创面另加药粉。

(3)药散:药散又称掺药,是将药物碾成细的粉末,使用时可直接掺于伤口上或加在敷药上。药散按功用可分为:

1)止血收口类:适用于一般创伤出血。常用的有桃花散、花蕊石散、如意金刀散、金枪铁扇等,以及近年来研制出来的不少止血药粉,都具有收敛止血的作用。

2)祛腐拔毒类:适用于创面腐肉未去或肉芽过长的患者。常用的为升丹,但纯用升丹则药性太峻猛,往往加入熟石膏粉,如熟石膏与升丹之比为9∶1称九一丹,7∶3是七三丹。对升丹过敏的患者,可用不含有升丹的祛腐拔毒药,如黑虎丹等。

3)生肌长肉类:适用于脓水稀少,新肉难长的创面。常用的有生肌八宝丹等,也可与祛腐拔毒类散剂掺合一起应用,具有促进新肉生长,促使创口迅速愈合的作用。

4)温经散寒类:适用于局部寒湿停聚,气血凝滞疼痛,损伤后期者。常用的有丁桂散、桂麝散等,具有温经活血、散风逐寒的作用。

5)活血止痛类:适用于局部瘀血肿痛者,常用的有四生散,有活血止痛的作用。

2. 搽擦药 是配合按摩而涂搽的药酒。搽擦药可直接涂搽于伤处或在施行理筋手法时配合外用,一般可分为:

(1)酒剂:指外用药酒或外用伤药水,是用药与白酒、醋浸制而成,一般酒醋之比为8∶2。也有单用酒或乙醇溶液泡浸,常用的有活血酒、舒筋止痛水等,具有活血止痛、舒筋活络、追风祛寒作用。

(2)油膏与油剂:用香油把药物熬煎去渣后制成油剂,也可加黄蜡收膏而成油膏。具有温经通络、消散瘀血的作用,适用于关节筋络风寒冷痛等证,也可在手法及功能锻炼前后做局部搽擦。常用的有伤油膏、跌打万花油、活络油膏等。

3. 熏洗湿敷药

(1)热敷熏洗:是将药物置于锅或盆中加水煮沸后,先用热气熏蒸患处,待水温稍减后用药水浸洗患处的一种方法。冬季可在患肢上加盖棉垫,使热能持久,每日 2 次,每次 15~30 分钟。具有舒松关节筋络、疏导腠理、流通气血、活血止痛的作用。适用于关节强直拘挛、酸痛麻木或损伤兼夹风湿者,多用于四肢关节的损伤,对腰背部可视具体情况使用。新伤瘀血积聚者,用散瘀和伤汤、海桐皮汤、舒筋活血洗方;陈伤风湿冷痛及瘀血已初步消散者,用八仙逍遥汤、上肢损伤洗方、下肢损伤洗方等。

(2)湿敷洗涤:古称溻渍。是把药物煎成水溶液,湿敷洗涤创口或感染伤口。常用的有野菊花煎水、2%~20%黄柏溶液,以及蒲公英鲜药煎汁等。

4. 热熨药 热熨法是一种热疗的方法。是选用温经祛寒、行气活血止痛的药物,加热后用布包裹,热熨患处,借助其热力作用于局部,适用于不易外洗的腰脊躯体之新伤、陈伤。主要有下列几种:

(1)坎离砂:又称风寒砂。用铁砂加热后与醋水煎成的药汁搅拌后制成,临用时加醋少许拌匀置布袋中,数分钟内会自然发热,热熨患处,适用于陈伤兼有风湿证。

（2）熨药:俗称煏药。将药置于药袋中,扎好袋口放在锅中蒸气加热后熨患处,适用于各种风寒湿肿痛证。常用的有正骨熨药。

（3）其他:如用粗盐、黄沙、米糠、麦皮、吴茱萸等炒热后装入布袋中热敷患处,简便有效,适用于各种风寒湿型的筋骨痹痛、腹胀痛、尿潴留等证。

六、其他治疗方法

（一）针灸疗法

针法是把毫针按一定穴位刺入患者体内,用捻、提等手法来治疗疾病。灸法是把艾绒燃烧后按穴位熏灼皮肤,利用热的刺激来治疗疾病。针灸疗法在伤科治疗中主要用于治疗筋伤、骨折或脱位复位后软组织恢复。

（二）封闭疗法

封闭疗法是在损伤或有病变的部位,注射局部麻醉剂或麻醉剂中加一些其他药物的混合液进行治疗的一种方法。有时也可作为一种诊断手段。作用原理为阻断疼痛反射弧,消除物理性炎症、溶解纤维组织,减少粘连,从而达到解除疼痛的目的。

1. 常用药物与剂量

（1）1%普鲁卡因溶液 2~10ml,用前应做皮试。

（2）1%利多卡因溶液 2~10ml。

（3）混合液:常用醋酸氢化可的松或醋酸泼尼松龙,每次剂量 0.5~1.0ml,加适量利多卡因或普鲁卡因溶液,视部位需要而定。

2. 适应证 肌肉、韧带、筋膜、腱膜、滑囊因外伤或退行性改变疼痛者均可注射。常用于下列疾病:

（1）扳机指、桡骨茎突狭窄性腱鞘炎、肱二头肌腱鞘炎、冈上肌腱鞘炎、跟腱炎、跖筋膜炎等。

（2）网球肘、肩周炎。

（3）手指关节、膝关节、踝关节侧副韧带或脊柱棘间、棘上韧带劳损。

（4）三角肌下滑囊炎、跟腱滑囊炎、髌前滑囊炎、坐骨结节滑囊炎等。

（5）腕背、足背腱鞘囊肿(合并手法疗法)。

（6）退行性关节炎、肋软骨炎、腕管综合征、陈旧性三角纤维软骨损伤。

3. 注射方法及部位

（1）严格执行无菌操作。

（2）药液注入部位必须正确。腱鞘炎应在腱鞘内;肩周炎或关节退行性变应注入关节腔内;滑囊炎应注入滑囊内;韧带劳损和肌腱炎应注入压痛最明显的部位,通常是骨附着部;在神经根部封闭可缓解因神经根受压或刺激引起的疼痛。

4. 禁忌证

（1）局部肿痛或细菌性感染者禁用。

（2）对注射药物过敏者。

（3）局部皮肤破损或皮炎,暂时不做注射者。

5. 注意事项

（1）严格执行无菌操作,防止感染。

（2）通常每周注射 1 次,连续 3 次为 1 个疗程,无效者即停止注射。

（3）药液要新鲜，开启已久的不宜使用。

（4）若注射部位正确，局部疼痛和压痛立即消失。当局部麻醉药物作用过后，可出现醋酸氢化可的松反应，表现出局部疼痛，一般1~2天消失，此乃正常过程。

（5）封闭疗法可单独使用局部麻醉剂注射，也可用混合液注射，视具体情况选择，但混合液治疗效果更好，作用持久。

（三）小针刀疗法

是将中医的针刺疗法和西医学外科手术疗法相结合，针和刀融为一体，直接对病变局部进行操作从而改善局部粘连而达到治疗目的的一种治疗方法。

1. 适应证

适用于骨折、软组织及关节损伤后期遗留肌肉萎缩、挛缩、酸胀痛麻者；四肢陈旧性骨折后遗症；慢性筋伤如腱鞘炎、腕管综合征等。

2. 禁忌证

局部治疗部位有感染、脓肿、红肿灼热、肌肉坏死者；患部有重要神经、血管者；有全身发热、严重内脏疾病、血友病者禁用。

3. 注意事项

（1）施术时注意避开重要血管、神经、脏器。

（2）严格掌握适应证和禁忌证。

（四）物理疗法

物理疗法是指应用各种物理因素作用于人体从而达到防治疾病目的的方法。

1. 电疗法　包括直流电疗法、低频脉冲电疗法、中频正弦电疗法、高频电疗法。其中直流电疗法可用于促进骨生长；低频脉冲电疗法用于失用性肌萎缩、肌无力、肌劳损、神经炎、神经麻痹、神经痛、肩周炎等；中频正弦电疗法适用于局部血循环障碍性疾病（如：缺血性肌痉挛）、关节肌肉疾病（如：颈椎病、各种软组织损伤）、周围神经疾病（如：神经炎、神经痛、周围神经损伤）；高频电疗法适用于各种炎症、神经痛、外伤、肩周炎、腰肌劳损、扭挫伤等。

2. 磁疗法　是指利用磁场作用于人体一定部位或穴位，达到治疗目的的方法。适用于神经痛、各种筋伤（颈椎病、扭挫伤、腰肌劳损、肩周炎、滑囊炎、腱鞘炎等）。

3. 光疗法　是指利用日光或人工光线（紫外线、红外线）预防和治疗疾病的方法。主要有紫外线疗法和红外线疗法两种。

（1）紫外线疗法：适用于各种炎症，如急性腱鞘炎、神经炎、骨结核、急性滑囊炎等。全身严重疾病，如血友病、恶性肿瘤、重度肝肾功能不全、活动性肺结核等禁用。

（2）红外线疗法：适用于各种慢性筋伤、风湿性关节炎、痉挛性麻痹等。伴有活动性肺结核、闭塞性脉管炎、高热、重度动脉硬化等疾病禁用。

4. 超声疗法　是指利用超声波达到治疗疾病目的的方法。适用于各种慢性筋伤。适用于各类炎症疾病，如骨性关节炎、肩周炎、腱鞘炎、网球肘、滑囊炎、感染性多发性神经根炎等。

5. 传导热疗法　是指以各种热源为介质，将热直接传导至人体而达到治疗目的的方法。常用介质有泥、石蜡等，某些介质除了有温热作用外，尚有机械和化学刺激因素的作用。适用于关节炎、扭挫伤、神经炎、腱鞘炎等。

（五）水针刀疗法

水针刀疗法是将南阳张仲景医圣祠内"清朝年间刀针"与现代水针疗法有机结合,所发明的中医微创针法。该针法具有松解筋结、注射药物等功能,主要用于软组织损伤病、颈椎病、肩周炎、腰椎间盘突出症、骨质增生症、坐骨神经痛等的治疗。

水针刀针具是传统九针与现代水针针具的有机结合的微创针具,该针具中空,可以回抽,所以在水针刀松解前,先回抽检测,然后松解、注射药物或氧气,避免了对神经、血管的损伤。

第五节　创伤急救

一、骨折的急救

伤科急症患者以外伤为主,表现为多发伤和复合伤,伤势危重、复杂,迅速全面检查,对危及生命、危及肢体和器官的损伤,首先给予处理。在检查中应轻柔细致,不可粗暴,以免加重休克及损伤程度。

知识链接

创伤救护的基本要求是:先抢后救,全面检伤,连续监护,早期治疗。救治的目的和顺序是:救命、救肢、救功能。

（一）判断生命体征

1. 有无呼吸道阻塞　有无呼吸困难,发绀,异常呼吸现象。

2. 有无休克　检查中注意生命体征,患者面色苍白,四肢发凉,出汗,肢端发绀,脉搏细弱,收缩压在 50mmHg 以下者,提示有休克发生,应予抢救。

3. 有无胸、腹、盆腔及颅脑损伤　凡有神志不清,瞳孔改变,耳鼻道流血,眼结膜瘀血,以及神经系统症状者,应疑为颅脑损伤。检查胸腹部,结合全身的情况可初步判断有无内脏损伤。

（二）急救处理

1. 保持呼吸道通畅　昏迷患者常因分泌物或舌后缩,堵塞气道。最好俯卧位,吸出分泌物。必要时可将舌头牵出口外,或放入通气管,或做气管切开。

2. 防治休克　严重骨折或多发骨折易导致休克发生,要早期发现,及时处理(应同时处理引起休克发生和加重的原因)。治疗方法一般有止血、包扎、止痛、给氧、补充血容量,同时应注意保温、尽量减少搬动。

3. 妥善固定　凡疑有骨折者,均应按骨折处理;损伤肢体,立即给予固定。可以避免骨折断端在搬动过程中对周围组织(血管、神经、内脏)的损伤,减少骨折端的活动,减轻患者疼痛。

4. 迅速运送　经上处理后,根据实际情况,可酌情转送患者。

创伤救护的四大技能止血、包扎、固定、转运在本章伤科急救常用治疗技术中讲述,可参考学习。

二、开放性骨折的急救处理

开放性骨折即骨折部位皮肤和黏膜破裂,骨折断端与外界相通。开放性骨折的最大危险是创口被污染,大量细菌侵入,并在局部迅速繁殖,导致骨感染。严重者可致肢体功能障碍、残废,甚至引起生命危险。

（一）开放性骨折的软组织损伤的分类

可根据周围组织损伤的程度分为三度。

第一度:皮肤由骨折端自内向外刺破,软组织损伤轻。

第二度:皮肤割裂或压碎,皮下组织与肌组织中度损伤。

第三度:广泛的皮肤,皮下组织与肌肉严重损伤,常合并血管、神经损伤。

（二）开放性骨折的处理

1. 清创越早,感染的机会越少,治疗效果越好。在全身情况允许的条件下,开放性骨折清创应争取在 6~8 小时内处理,延误时间既会增加患者的痛苦和失血量,也会增加感染的机会(清创方法见外科学清创术)。

2. 骨折的处理中,骨表面或髓腔内的污染物,可用咬骨钳咬除或刮匙清除,并用大量生理盐水冲洗。游离小碎骨片应予摘除,凡与软组织和骨膜相连的骨片,尤其是大骨片均应保留,以免造成骨缺损。骨折复位固定时,根据骨折类型选择适当的内固定方法。固定方法以最简单、最快捷为宜,必要时术后可适当加用外固定。第三度开放性骨折及二度开放性骨折清创时间超过伤后 6~8 小时者不宜使用内固定,可选用外固定器固定。对有污染的神经,可将其鞘膜连同污染一并切除,但勿切伤或切除神经,如创口污染明显,可用黑丝线将神经断端定位缝合在附近的软组织上,留待二期缝合。主要血管损伤,应积极采取措施,予以修补或吻合;次要血管损伤,无条件修复时,可予结扎。

3. 关节创伤的处理,要彻底清除关节内的坏死组织和异物,用大量生理盐水冲洗关节腔。尽量保留关节囊,并予严密缝合,然后置入持续灌注管,术后做持续灌注、负压吸引。

4. 闭合创口应争取一期缝合是达到将开放性骨折转化为闭合性骨折的关键,也是清创术争取达到的主要目的。对于第一、第二度开放性骨折,清创后,大多数创口能一期闭合。第三度开放性骨折应争取在彻底清创后采用各种不同的方法,尽可能地一期闭合创口。如伤口中软组织损伤严重,一时无法完全确定组织坏死情况,感染的机会较大,清创后可将周围软组织覆盖骨折处,敞开创口,用无菌敷料湿敷,观察 3~5 天,再次清创,彻底切除失活组织,进行游离植皮。缝合创口的方法有直接缝合、植皮、肌瓣转移以及其他皮瓣移植等。

5. 术后抗生素的应用对预防伤口的感染有一定的作用,但不能把防止伤口感染完全寄托于大量使用抗生素上,应重在创面及骨折的处理上。还应观察患者全身及伤口局部情况,如伤口已感染时,应及时拆除伤口缝线或另做切口进行引流。内固定仍有固定效果,则不轻易取出,患肢牵引或石膏固定要妥善保护。

三、危重症的处理

（一）创伤性休克

创伤性休克(traumatic shock)是由于机体遭受剧烈的打击,重要脏器损伤、大出血等使有效循环血量锐减,微循环灌注不足;以及创伤后的剧烈疼痛、恐惧等因素综合形成的机体代偿失调的综合征。创伤性休克较失血性休克病因病理复杂,其器官衰竭并发症发生率高于单纯的失血性休克。创伤性休克的发生率与致伤物性质、损伤部位、致伤能量、作用时间、失血程度、患者平时生理状况和伤后早期处理有密切关系。

【诊断】

1. 病史 有能导致休克的创伤、失血等原因。

2. 症状与体征

（1）早期症状（休克早期）:表情紧张或兴奋,面色变白,皮肤湿冷,脉搏变快,呼吸加速,尿量开始减少,血压正常或稍高,脉压差缩小,中心静脉压正常。

（2）典型休克表现（休克期）:神志淡漠或烦躁不安,反应迟钝甚至昏迷,口唇与肢端发绀,出冷汗,脉搏细数（大于 100～120 次/分钟）,血压下降,收缩压小于 80mmHg（或基础压下降大于 20%）,脉压差小于 20mmHg,中心静脉压低于 4.5mmHg,尿少（常少于 20ml/h）。

（3）微循环障碍表现（DIC）:皮肤苍白、花斑或发绀,肢端湿冷,或全身广泛出血,脉搏不清,血压测不到,中心静脉压低于 4.5mmHg 或者高于 18.0mmHg,无尿,神志昏迷,呼吸困难。

3. 辅助检查

（1）血常规检查:常做血红蛋白和红细胞检查,了解失血程度。感染时白细胞可升高。

（2）测定血电解质:测定钾、钠、氯,了解电解质有无紊乱。

（3）二氧化碳结合力:休克时多合并代谢性酸中毒,二氧化碳结合力降低。

（4）尿液检查:测定尿量和比重,了解血容量和肾功能,如尿少而比重高时,表示血容量不足;尿少而比重低时,有肾功能障碍。

（5）DIC 的实验室检查:血小板计数低于 $80×10^9/L$,纤维蛋白少于 1.5g/L,凝血酶原时间较正常延长 3 秒以上,以及鱼精蛋白副凝固试验（3P 试验）阳性,即可确诊为 DIC。

知识链接

中心静脉压(CVP):CVP 的正常值为 4.5～9.0mmHg,当 CVP 小于 4.5mmHg 时,表示血容量不足;高于 13.5mmHg 时,则提示心功能不全、静脉血管床过度收缩或肺循环阻力增高;若 CVP 超过 18.0mmHg 时,则表示存在充血性心力衰竭。

【处理】

1. 一般处理

（1）体位:患者头部平置或保持头部及足腿抬高 30°。

（2）镇静、止痛：包扎、固定和选用止痛剂（哌替啶50mg，肌内注射）。

（3）保温：躯体保暖，但不加温。

（4）给氧：间歇吸入纯氧（6~8L/min）。

（5）尽快建立输液通道：原则上取粗针头，多通道输液。

2. 消除病因　治疗原发疾病是消除病因的关键。手术应在休克稳定以后进行，以免加重休克。但在肝脾破裂、心包压塞、开放性气胸等疾病中，经大量输液输血不能纠正休克的情况下，则在抗休克的同时进行手术。

3. 补充血容量

（1）补液性质：原则上是缺什么，补什么。先盐后糖，先晶后胶，先快后慢。失血性休克应输全血为主，严重烧伤应多补血浆和全血。右旋糖酐及血浆代用品等胶体液24小时总量不宜多于1500ml。临床上常以血压结合中心静脉压的测定指导补液。

（2）补液速度和量：根据休克程度、病因、年龄及其他治疗和输液后血压、尿量、中心静脉压反应决定；轻度休克补充血容量800ml~1000ml，可单输晶体液，估计失血量大于1000ml时，可输全血300ml；中度休克，补充血容量1200ml~1700ml，扩容剂与全血之比为2：1；重度休克，补充血容量2000ml以上，扩容剂与全血之比为1：1或1：1.5。

4. 血管活性药的应用　补充血容量后，如血压仍不稳定，可使用血管活性药，以调整血管舒缩功能，改善微循环。常用血管收缩药有间羟胺、去甲肾上腺素；血管扩张药常用多巴胺、苄胺唑啉（酚妥拉明）。

5. 纠正酸中毒　休克患者经扩容及血管活性药物的应用，休克仍存在，应考虑有代谢性酸中毒。应立即做二氧化碳结合力或血气分析。一般应保持二氧化碳结合力不低于18mmol/L（40%容积）为原则。常用碱性药物为5%碳酸氢钠溶液。

6. 对症处理　抗休克裤的应用适用于下肢、骨盆和下腹部创伤者，有加压止血作用及相当于自体输血（600ml~1000ml）的效果。同时有助于骨折的固定和搬运。

7. 治疗DIC改善微循环　对诊断明确的DIC，可用肝素抗凝，一般1.0mg/kg，每6小时1次，成人首次可用1000U（1mg相当于125U左右）。

【休克完全纠正的指征】

1. 神志完全清醒。

2. 四肢温暖，唇、甲转红。

3. 尿量>30ml/h。

4. 中心静脉压4.5~9.0mmHg，颈外静脉饱满。

5. 血压、脉搏正常，脉压差≥30mmHg。

上述体征持续12h始告一段落。

（二）挤压综合征

挤压综合征即四肢或躯干肌肉丰富的部位长时间受外力挤压或躯体自压而造成肌肉组织的损伤、缺血性坏死，一旦压迫解除，继而引起局部组织渗出、肿胀，伴有肌红蛋白尿、高血钾和急性肾衰竭的综合征。

肌体受到重物挤压时，肌肉内的血液循环受阻或完全隔断，局部组织缺血、缺氧。当压力解除时，受压局部毛细血管通透性增加，大量电解质、血浆、红细胞渗入组织中，造成局部肿胀、血栓形成，缺氧急剧加重，继而发生肌纤维变性、断裂、坏死和溶解。肌肉坏死后释放出大量分解产物,肌红蛋白、钾、肌酸及肌酐等,这些产物进入体循环,可引发一系列全身反应,如肾脏损害、急性肾衰竭等。

【诊断】

1. 有肢体或躯干受压的外伤史。

2. 局部疼痛、肿胀严重,皮肤青紫或瘀斑、变硬,邻近的健康皮肤出现张力性水疱,甚则发黑、感觉障碍、活动功能受限。

3. 全身可出现发热、脉搏加快,甚则出现咯血、吐血、尿血及休克。

4. 化验检查 尿隐血试验阳性,尿肌红蛋白试验阳性,尿相对密度增高,血钾、非蛋白氮、尿素氮均增高。

【处理】 处理原则是及早防治休克,早期切开减压,尽早采用透析疗法,防治多器官功能不全。

1. 常规处理 伤肢制动并暴露在凉爽的空气中,可用凉水降低伤肢的温度;开放性伤口活动性出血应止血,但禁用包扎,更不能用止血带。

2. 及早防治休克 因大量水分和血浆渗入组织间隙,可出现低血压或休克表现,应尽快补液,加速排除毒素。可给予等渗盐水、5%葡萄糖盐水、平衡盐液、血浆等。如发生少尿者,应严格限制补液量,每日 400ml~600ml 基础量,外加显性排除量,日总量不超过 1000ml。每日应输入高渗糖溶液 300ml~400ml,以减低蛋白消耗和控制血钾增长。

3. 早期切开减压 有筋膜室内高压时,应及早切开减压,防止肌肉进一步坏死。清除坏死组织并引流,减少肌红蛋白、钾、乳酸等有害物质吸入血液。

4. 碱化尿液和利尿 为防止酸中毒,应在补液中加入 5%碳酸氢钠 150ml。在补足液体时,用 20%甘露醇 150ml 快速输入,每日 1~2 次,以增加尿量,保护肾小管功能。

5. 积极防治肾衰竭 发生急性肾衰竭时,应及早进行透析疗法,首选腹膜透析,必要时可采用血液透析。

(三)脂肪栓塞综合征

严重创伤、骨折后,髓腔脂肪经骨折处侵入血循环,造成以肺为主的器官内毛细血管栓塞,出现呼吸困难、脑缺氧及皮肤黏膜出血点,称脂肪栓塞综合征。本病死亡率较高。

【分类】 分为暴发型、临床型(完全型)、亚临床型(不完全型)三型。

1. 暴发型 伤后早期出现脑部症状,迅速发生昏迷、谵妄、手足抽搐等症状,可于1~3 日内死亡。由于肺部 X 线不显示阳性特征,临床诊断困难,常在尸检时才能确诊。

2. 临床型 有 1~3 天潜伏期,以后出现高热,呼吸困难,出现出血点。症状迅速加重,可出现神经系统症状、脑部症状,表现为神志不清,昏睡甚至昏迷,瞳孔大小不一,对光反射消失。化验检查可见血小板减少,血沉加快,血红蛋白低。胸部 X 线片可见斑状阴影,甚至"暴风雪"样表现。

3. 亚临床型 有脂肪栓塞综合征的部分症状和体征,临床最多见。症状和体征一般轻微,有的仅有低热,轻度心动过速和呼吸次数稍增加。多可自愈。如处理不当,搬运、骨折固定不牢或整复骨折手法粗暴,会迅速转为暴发型或临床型而死亡。

【诊断】

1. 主要指标　①皮下出血点。②非胸部外伤引起的呼吸困难等肺部症状和胸片。③非颅脑外伤引起的脑部症状。

2. 次要指标　①动脉血氧分压低于50mmHg。②血红蛋白下降(100g/L以下)。

3. 参考指标　①脉快,心动过速(>120次/分钟)。②高热。③血小板减少。④血沉快。⑤尿中脂滴及少尿。⑥血清脂肪酶上升。⑦血中出现游离脂肪滴。

脂肪栓塞综合征须主要指标两项以上,或主要指标仅有一项而次要指标或参考指标有4项以上者,可诊断为脂肪栓塞综合征;如无主要指标,只有次要指标一项及参考指标四项以上者,应疑为隐性脂肪栓塞综合征。

【处理】　治疗的重点是支持生命,保护肺、脑等重要受累器官,对症处理,预防感染,防治休克。对骨折肢体以充分的固定,减少断端的错动,调整机体的应激反应,减少脂肪栓子的来源。

1. 呼吸支持疗法　支持呼吸、纠正低氧血症是治疗脂肪栓塞综合征最基本的措施。病情较轻者用鼻管或面罩给氧,保持氧分压在70~80mmHg即可,病情较重者应迅速建立通畅气道。短期支持者行气管插管,长期支持者行气管切开,用呼吸器辅助或控制呼吸。

2. 保护脑及神经系统　头部用冰袋或冰帽降温,减少耗氧量,保护脑组织。使用脱水疗法防治脑水肿,并可使用镇静剂,采用冬眠疗法。

3. 药物治疗　①右旋糖酐40:能提高血浆胶体渗透压,增加血容量,降低血液黏稠度,改善微循环血流速度,并可利尿。每日500ml~1000ml,静脉滴注。有肺水肿、严重脱水、血小板减少、充血性心力衰竭和肾衰竭的患者禁用。②肾上腺皮质激素:可减轻肺损害,对机体有保护作用。常用药有氢化可的松100~300mg/d,地塞米松20~40mg/d。连用3~5日。③抑肽酶:蛋白酶抑制剂,可影响脂肪代谢,降低骨折创伤后一过性高脂血症,防止脂栓对毛细血管的毒性作用,稳定血压。首剂可用20万U,以后8~12万U/d,静脉滴注,连用3~6天。④肝素:有抗凝及澄清血脂的作用,每次125mg,静脉注入,4~6小时1次。⑤乙醇:有抑制脂肪酸分解脂栓为游离脂肪酸的作用,并能扩张毛细血管。以5%葡萄糖液配成5%的乙醇溶液1000ml缓慢静滴,在12小时内输完。⑥其他药物:注射止痛剂或镇静剂以充分镇静止痛;广谱抗生素防治感染;静脉给予高营养合剂。

4. 抗感染,纠正水、电解质和酸碱平衡紊乱。

5. 加强监护:如血气、生命体征、心电图等。

(四)急性呼吸窘迫综合征

急性呼吸窘迫综合征(acute respiratory distress syndrome,ARDS)是急性呼吸衰竭的一种类型,常继发于多发性创伤、骨折、严重感染、休克和大手术后;以急性进行性呼吸困难和顽固性低氧血症为主要表现。其病理性特征是肺血管内皮和肺泡的损害,肺间质水肿。本综合征曾有"休克肺""创伤后呼吸窘迫综合征""成人型呼吸窘迫综合征""泵肺"等不同名称。

【诊断】

1. 在原发病过程中突然出现进行性呼吸窘迫,呼吸频数(>28次/分钟),用通常给氧方法不能改善。

2. 低氧血症　动脉血氧分压 $PaO_2<60mmHg$；氧合指数 $PaO_2/FiO_2\leq200mmHg$；动脉血 CO_2 分压（$PaCO_2$），早期因呼吸加快或呼吸机过度换气而降低，后期会增高。

3. 分期　诊断急性呼吸窘迫综合征可根据临床表现进行分期：

（1）初期：呼吸加快，有呼吸窘迫感，无明显呼吸困难和发绀，一般的吸氧方法不能缓解。

（2）进展期：有呼吸困难和发绀，呼吸道分泌物增多，肺部有啰音，X 线胸片有广泛性点、片状阴影。患者烦躁、谵妄或昏迷等意识障碍，体温升高，白细胞增多。此时必须气管插管加以机械通气支持，才能缓解呼吸困难症状。

（3）后期：患者陷入深昏迷，心律失常，心跳变慢乃至停止。

4. X 线检查两肺有边缘模糊的肺纹增多或斑片状阴影，边缘部出现散在的小片状浸润影，迅速扩大、融合，形成大片实变。

【处理】　急性呼吸窘迫综合征，预后较严重，应及早预防和治疗。如果确诊除继续治疗原发病外，应采取积极措施消除肺间质水肿，克服肺泡萎陷，使肺泡满意扩张以增加肺功能残气量，改善与保护组织灌注。

1. 常规处理　对严重创伤、休克、大手术和严重感染患者，必须严密观察，特别注意呼吸情况，定时做血气分析，做到早期诊断，及时处理；保持呼吸道通畅，排出痰液。

2. 呼吸治疗　用呼吸机和氧气，施行定容、定压的人工呼吸，以纠正低氧血症和改善肺泡换氧功能。发病初期，以鼻管或面罩吸入高浓度氧，对轻度缺氧可改善症状。进展期需插入氧管导管，使用呼吸机，常用间断正压换气（IPPB），呼气终末正压换气（PEEP）及间断换气通气（IMV）。为了迅速纠正低氧血症，开始时用较高浓度的氧气（80%左右），逐步使氧浓度降低在 40% 左右，以避免高浓度氧加正压对肺的损害。吸呼气的时间比例要掌握在 1∶2 左右。

3. 维护循环　保持体液平衡，保证血容量足够、血压稳定。为防止输液过量加重肺间质和肺泡水肿，应监测出入量，了解液体是否潴留。输液应以晶体为主，适当给予蛋白质或血浆，但不宜过早过多应用胶体液，因毛细血管通透性增强而促使胶体液进入肺间质，加重水肿。输液量应控制在每天 1500ml，出入量保持轻度负平衡，必要时可用利尿剂辅助。

4. 防治感染　因脓毒症是急性呼吸窘迫综合征最常见的原因，且急性呼吸窘迫综合征发生后易并发感染；因而需用抗感染治疗。一般可用大剂量青霉素（500 万 U～800 万 U）静脉滴注，配以庆大霉素。亦可根据细菌培养及药敏试验的结果，选择抗生素。

5. 皮质激素疗法　早期应用大剂量皮质激素，可抑制毛细血管的通透性，刺激肺泡壁Ⅱ型细胞产生肺表面活性物质，防止肺泡萎陷，减少肺内分流，减轻肺泡水肿，增加心肌收缩力，减低外周阻力，改善末梢循环，纠正低氧血症。常用药物为甲泼尼龙，每天 80mg，连用 3 日。

（五）骨筋膜室综合征

骨筋膜室综合征又称"筋膜间隙综合征""筋膜间隔（区）综合征"，是由于骨间隙内容物体积增加（如损伤后局部出血、渗出、水肿等）、或肢体长时间挤压（骨折后使用绷带、石膏、夹板不当，包扎过紧），使室内压力（骨筋膜室是由骨、骨间膜、肌间隔和深筋膜形成的一个相对封闭的骨筋膜间区，室内有肌肉、血管、神经。）增高，肌肉、神经干发生血循环障碍,神经组织缺血 30 秒即可出现功能异常,缺血 2~4 小时即出现功能性改变,持续缺血 12~24 小时后可发生永久性功能丧失;肌肉在缺血 2~4 小时后可产生不可逆性功能丧失,最终导致肌坏死,形成瘢痕挛缩失去功能;肌肉缺血 4 小时后,还可出现肌红蛋白尿,导致肾功能损害。

【诊断】

1. 患肢有外伤挤压史,或伤肢长时间的外固定包扎过紧。

2. 伤肢疼痛剧烈,末端动脉搏动减弱或消失,皮肤苍白、发凉或出现暗红色斑块及水疱。甚则"硬皮样"改变,筒状僵硬。

3. 肌肉活动障碍,筋膜间隙内肌肉被动牵拉痛;神经功能障碍,皮肤感觉异常。一般感觉障碍早于运动障碍。

4. 体温升高、脉搏加快。

5. 实验室检查　筋膜室压力测定大于 10mmHg,血沉加快,尿肌红蛋白试验阳性。

筋膜室内压力测定简单的方法:用一根充满注射液的输液管,一端带针刺入组织,另一端自输液瓶中拔出,在 40~100cm 间升降输液管,寻找液体稳定平面,即相当于组织压的水柱高度,除以 1.36 即为 mmHg。一般前臂 65mmHg,小腿 55mmHg,小动脉则关闭,此时即使远端动脉能摸到,组织已产生供血障碍;有高压表现时,组织内压超过 30mmHg 即可诊断。

【处理】

骨筋膜室综合征的后果十分严重,神经干及肌肉坏死致肢体畸形及神经麻痹,且修复困难。应早期诊断,早期治疗,减压彻底,减小伤残率,避免并发症。

1. 常规处理　早期制动,放松一切敷料、夹板或石膏型,抬高患肢至心脏水平,严密观察。

2. 脱水消肿　地塞米松 10~20mg 及山莨菪碱 20mg,静脉滴注,1~2 次/日;甘露醇 250ml,快速静脉滴注,2~3 次/日。

3. 防治感染　青霉素 240 万~1000 万 U,分次静脉滴注,庆大霉素 16 万 U,静脉滴注,2 次/日。TAT 1500U 肌内注射。宜在细菌培养及药物敏感试验指导下用药。

4. 纠正水电解质紊乱,防止毒素进入全身引起中毒性休克和肾衰竭。

5. 筋膜切开减压术　早期充分切开深筋膜是中断恶性循环的有效措施。24 小时内切开者肌肉功能多可恢复。切开的筋膜及皮肤不应缝合,以无菌敷料遮盖,待消肿后二期缝合。

四、伤科急救常用治疗技术

(一)伤科救护四大技能

1. 止血

(1)指压止血:在伤口的上方,找到搏动的血管,用手指把血管压到附近的骨骼上,达到临时止血的目的(图 2-140)。这种方法常用于四肢出血的急救,是一种临时应急措施,不宜长时间止血,也不便于患者的搬运。因此,在用此法时,应尽快换用其他止血方法。

(2)加压包扎止血法:本法适用浅表的静脉出血,是常用有效的止血方法。其方法是用无菌或干净敷料填塞伤口,外加消毒或干净纱布压垫,再用绷带加压包扎

（图2-141）。包扎时先将患肢抬高，然后从远端开始包扎，要注意包扎的松紧度，既要达到止血目的，又不能阻断肢体血液循环。

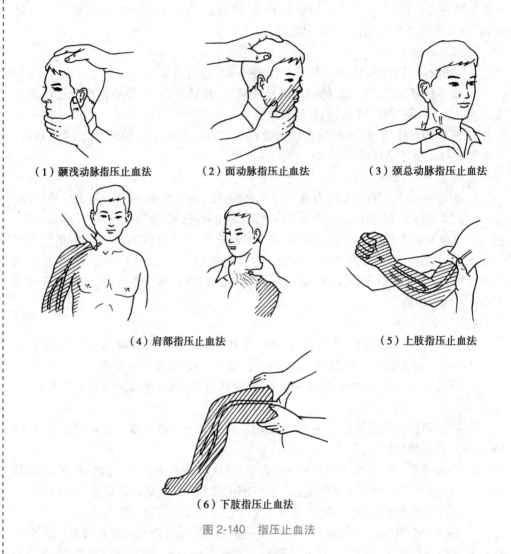

（1）颞浅动脉指压止血法　　（2）面动脉指压止血法　　（3）颈总动脉指压止血法

（4）肩部指压止血法　　　　　　　　　　　（5）上肢指压止血法

（6）下肢指压止血法

图2-140　指压止血法

（3）止血带止血：此法适用于四肢较大血管出血者。选择弹性较好的橡皮管条，缚于上臂的上1/3处，禁止扎在中段，以免损伤桡神经；下肢缚于大腿的中上1/3处，缠绕两周后打结，可达到止血目的（图2-142）。上止血带前要先将患肢抬高，尽量使静脉血回流，同时

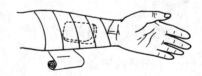

图2-141　加压包扎止血法

在缚扎止血带的部位先垫上敷料或衣服、毛巾等，避免橡皮条直接压在皮肤上。止血带的松紧要适当，以出血停止为度，不要过紧，否则会使皮肤、神经、血管损伤，甚至造成肢体缺血坏死。所以，使用止血带时既要慎重，又要严格掌握正确的操作方法和注意事项。止血带上好后，应标明上止血带的时间，每隔一小时左右放松止血带一次，然后再缚扎好。对有严重挤压伤的肢体及伤口远端肢体严重缺血者，忌用止血带止血。

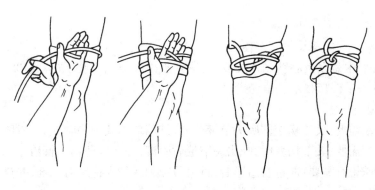

图 2-142　止血带止血法

2. 包扎　对创口进行及时而妥善的包扎。能达到压迫止血、减轻污染、保护创口、减轻疼痛、固定敷料和夹板的目的。常用的包扎方法有绷带包扎法和三角巾包扎法(人体各部包扎见外科学有关章节)。应急时可用干净的衣裤、毛巾等一切可以利用的材料,就地设法进行包扎。遇到开放性骨折断端已外露戳出伤口者,不应把它退回伤口内,以免将污物带进创口内,若在包扎或搬运肢体时,骨折断端自行滑入创口内则到医院后必须向医师说明,引起注意。

3. 固定　在现场抢救中,对疑有骨折的患者,应将伤肢做必要的临时固定。目的是防止骨折断端的活动而造成新的创伤,减轻疼痛,预防休克和便于转送患者。上肢宜固定在屈肘位,下肢多固定在伸直位,在固定时应避免皮肤直接受压。固定材料可根据当时条件,选用绷带、棉垫、木板、竹干、衣服和布带等。四肢固定时应露出指、趾尖,有利观察血循环是否正常。如出现指、趾苍白、青紫、肢体发凉或麻木时,表明血液循环不良,应立即查明原因,如为缚扎过紧,应随时放松缚带,或重新固定。

4. 搬运　根据伤情的轻重和当时的条件,采取合理的搬运方法,迅速把患者送出危险地带,送往医院妥善治疗。对一般轻伤患者可采用搀扶、背负等方式,对脊柱骨折的重伤患者禁止站、坐,必须由 2~4 人采用平卧式搬运法(图 2-143)或用担架、木板抬送。脊柱骨折在使用帆布担架运送时,屈曲型骨折应俯卧位运送。颈椎损伤患者,要使头部固定于中立位,不屈不伸,颈两旁垫以沙袋或衣服,防止颈部左右旋转、弯曲。避免压迫或损伤脊髓发生高位截瘫或生命危险。

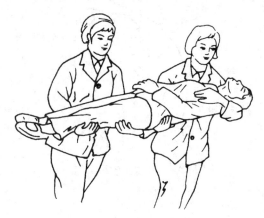

图 2-143　平卧式搬运法

（二）清创术（见外科学）

（三）关节穿刺术及关节液检查

关节穿刺术是以空心针刺入关节腔，达到吸出关节内容物、注入药物或造影对比剂等目的的一项医疗技术。

1. 适应证

（1）诊断需要：关节病变需吸关节液化验、细菌培养或细胞学检查，以明确诊断。

（2）治疗需要：关节病变时，吸出关节液做引流，并注入药物进行治疗。

（3）特殊检查需要：需进行造影者，行关节穿刺后注入造影对比剂，并摄片检查。

2. 操作方法

（1）穿刺前准备：常规准备皮肤，操作必须在严格无菌条件下进行。用龙胆紫标出穿刺点后，再皮肤消毒，术者和助手均戴口罩、帽子与无菌橡皮手套。

（2）操作过程：在距离关节腔最近的皮肤表面处穿刺，注意勿损伤周围重要器官、血管及神经。穿刺点先注入1%普鲁卡因2~10ml，而后用备妥的注射器和16~18号针头垂直穿入皮肤，并徐徐向前推进，当穿刺针头进入关节腔时，术者有阻力消失的感觉，并可见关节内液体流入注射器，如关节内液体量较少而欲尽量吸出积液，可由助手按压关节周围，以便积液集于针头处，吸出积液后，应迅速拔出该针。如欲将抗生素注射于关节内，可在将积液吸去后自该针注入。

（3）穿刺标本：将穿刺所得材料，根据穿刺目的和需要应妥善处理（涂片或固定等），送交实验室进行检查。

（4）术后包扎：对渗出性积液或关节内出血，穿刺抽液后应加压包扎。

3. 各关节穿刺途径

（1）肩关节

后侧穿刺：上臂轻度外展、内旋；在肩胛冈外端，紧贴肩峰下缘穿刺，针尖可垂直进入。

前侧穿刺：上臂轻度外展、外旋，肘关节屈曲位。于肱骨小结与肩胛喙突连线中点处垂直刺入关节腔内。肩关节或附近滑液囊有化脓性炎症时，不宜采用前穿刺（图2-144）。

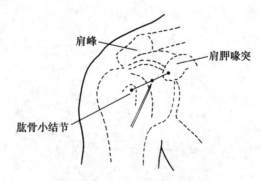

图2-144 肩关节前侧穿刺部位

（2）肘关节

后侧穿刺：肘关节屈曲90°，在尺骨鹰嘴尖端，经肱三头肌腱穿刺；或在尺骨鹰嘴与肱骨外髁之间穿刺，针尖向前、向下进入关节腔（图2-145（1））。

桡侧穿刺:肘关节轻度屈曲,贴桡骨头上部,在桡骨头与肱骨小头之间穿刺,针尖可垂直进入(图 2-145(2))。

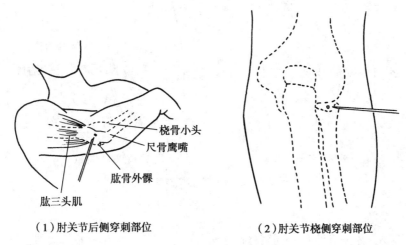

（1）肘关节后侧穿刺部位　　（2）肘关节桡侧穿刺部位

图 2-145　肘关节穿刺部位

（3）腕关节

尺侧旁穿刺:腕关节轻度掌屈及向桡侧倾斜位,在尺骨茎突尖端,尺侧腕伸肌腱与指伸肌腱之间穿入,针尖垂直进入(图 2-146(1))。

桡侧背侧穿刺:腕取轻度掌屈及向尺侧倾斜位,在腕关节韧带下缘,拇长肌腱与示指固有伸肌腱之间,穿入桡骨远端与舟骨之间隙。亦可自桡骨茎突远端"鼻烟壶"处穿入,针尖垂直进入(图 2-146(2))。

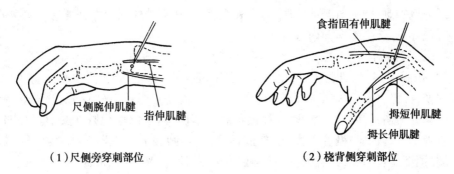

（1）尺侧旁穿刺部位　　（2）桡背侧穿刺部位

图 2-146　腕关节穿刺部位

（4）髋关节

外侧穿刺:取侧卧位,由股骨大转子前下方穿入,针尖向上向内,针管与下肢成 45°角,贴骨骼穿入 5~10cm(图 2-147(1))。

后侧穿刺:取半俯卧位,腹壁与手术台面成 45°角,在股骨大转子顶点与髂后上棘之连线的中外 1/3 交界处穿入,针尖垂直进入。

前侧穿刺:取仰卧位,自腹股沟韧带的中点向下和外侧 2.5cm 处,即股动脉稍外侧处穿入,针尖垂直进入直达股骨头处,再退出 2~3mm(图 2-147(2))。

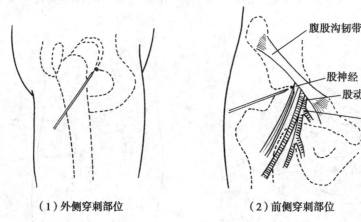

（1）外侧穿刺部位　　　　　　（2）前侧穿刺部位

图 2-147　髋关节后侧穿刺部位

（5）膝关节

髌周穿刺：膝关节伸直，由髌骨外上、外下、内上或内下方距髌骨边缘约 1cm 处均可刺入。但以外上方及内上方两处之穿刺最常用，针尖与额面平行，斜向髌骨与股骨关节面的间隙穿刺（图 2-148）。

（6）踝关节

前外侧穿刺：患足取轻度下垂及内收位，在外踝前方，趾伸肌腱与外踝之间，向踝关节面（在高于外踝尖端 1 横指处）水平部位穿刺，针尖斜向内后方进入（图2-149）。

前内侧穿刺：患足取轻度下垂及外翻位，在内踝前方，高于内踝尖端约一横指处紧贴胫骨前肌腱内侧与内踝之间，向踝关节面水平部位穿刺，针尖斜向外后方进入。

后外侧穿刺：踝关节轻度背屈，紧贴外踝后侧，在高于外踝尖端二横指处向踝关节水平部位穿刺，针尖斜向前内方进入。

4. 关节液检查

（1）肉眼观察：仔细观察穿刺液的性质、黏度与外观。如穿刺液为血性，表示关节严重损伤，应摄 X 线片检查有无骨折，如无骨折，则应考虑关节软骨面、软骨盘、韧带及滑膜囊的损伤；如内含脂肪滴，往往提示有关节内骨折；急性化脓性关节炎初期，关节穿刺液呈淡黄色，黏稠度不大，若炎症继续发展，则关节液逐渐转成浆液纤维蛋白性，其黏稠度显著增加，甚者为脓性；慢性损伤性滑膜囊炎，穿刺液亦多为淡黄色并黏稠；冷脓肿者，穿刺脓液中常可见到蛋花汤样片状物。

（2）细胞检查：取 2~5ml 滑膜液，放入有肝素抗凝的瓶内，按血液细胞计数操作方法检查滑膜液的红、白细胞。此外，用偏光显微镜检查有无结晶体，如有结晶体应加以分类。

（四）胸腔穿刺术

1. 适应证

（1）胸水性质不明，需确诊者。

（2）大量胸腔积液压迫，导致呼吸循环障碍者。

（3）外伤性气血胸。

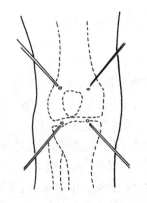

图 2-148 膝关节穿刺部位

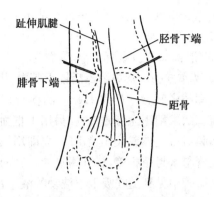

图 2-149 踝关节穿刺部位

2. 用品 胸腔穿刺包,内有 18 号及 19 号胸腔穿刺针各一个,针座连接 10~15cm 长的乳胶管。

3. 方法

(1)患者反向坐椅上,健侧前臂置于椅背上,头枕臂上,病侧臂伸过头顶。气胸患者或病情不能久坐者,可取斜坡卧位,病侧手上举枕于头下或伸过头顶以张大肋间隙。

(2)气胸以前面第二肋间隙与锁骨中线相交处为穿刺点。抽液者在肩胛角下或腋后线上第 6~7 肋间穿刺。包裹性积液,应根据叩诊(实音区),X 线透视或超声检查情况来确定穿刺部位。

(3)术者戴口罩及无菌手套,常规消毒皮肤,局麻直达胸膜。

(4)将连接于针座上的乳胶管用钳子夹住,沿肋骨上缘进针,按垂直方向或稍斜向头侧以免穿过膈肌损伤腹腔脏器,针尖穿透壁层胸膜时有落空感。乳胶管接上 50ml 注射器,松开钳子即可抽液。用止血钳贴皮肤夹住穿刺针固定之,注射器卸离乳胶管时,应将管子夹住以免空气进入。

(5)抽液(或气)结束后,拔出针头,无菌纱布覆盖固定。嘱患者卧床休息。

4. 注意事项

(1)嘱患者在穿刺期间不能咳嗽、深吸气。

(2)掌握抽液量。以诊断为目的者,抽出 50~200ml 已够;以减压为目的者,一次抽吸量不超过 800~1000ml。若胸腔内都为气体,则抽气量不受限制。

(3)术中如发生连续咳嗽、气短或出现虚脱表现,应立即停止抽吸,必要时可注入适量空气。一般若抽 2 管液体回注 1 管空气,患者便不至于有明显不适。

(4)需要向胸腔注入抗生素或其他药物时,抽液后接上盛有药液的注射器,再接出少许胸腔液与药物混合,然后注入,以确保注入胸腔内。

(5)穿刺后数小时内应注意观察患者病情变化。

(五)胸腔闭式引流（图 2-150）

1. 适应证:

(1)气胸或血胸影响呼吸或心跳而经胸腔穿刺不能改善者。

(2)早期脓胸经穿刺抽吸排脓不能完全排尽者。

2. 常用器械

(1)橡皮管 1 根,直径 1cm 长 50cm,头端剪成椭圆形,距头端 1cm 处另开 1 孔,约

0.5cm×1.5cm 大小,孔上方 5cm 处缚上一丝线作为插入深度的标记。

（2）套管穿刺针 1 只。

（3）消毒胸腔引流瓶 1 个。

3. 操作方法　常规消毒后铺无菌巾,用 0.5% 普鲁卡因局部麻醉。在患侧腋后线 8~9 肋间隙中间做一长约 1.5cm 的横行切口,切开胸壁肌层直达肋间肌。先将橡皮管引流管的末端用血管钳夹住,另用 1 把血管钳持住橡皮管的头端,候于切口旁。待切开胸膜后有气体或液体喷出时,立即用橡皮管插入胸腔,一直插到缚线处为止,此时把橡皮管与水封瓶相接,放开钳夹橡皮管的止血钳,即有气体、血液流出。待水封瓶内的长玻璃管中见到随呼吸上下波动的液平面,再将橡皮管固定在皮肤上,并缝合切口两侧。伤口处覆盖无菌敷料,胶布固定。

4. 注意要点

（1）水封瓶应消毒灭菌,内贮一定的无菌水,长玻璃管应插入水面下 2cm,并在水面处贴胶布做标记,便于观察记录引流量。

（2）水封瓶的位置应低于胸部 60cm,一般将其放在床旁地上即可。

（3）经常挤动引流管,保证引流通畅。

（4）每隔一定时间记录引流液量。倒去水封瓶中的水时,应先钳夹橡皮管,以免空气进入胸腔。

（5）引流后,若水封瓶内 24~48 小时无气泡,或 1 天引流液在 50ml 以下,肺呼吸音恢复,表示肺已复张,可试行夹管 12~24 小时,如无异常则可拔管。

（6）拔管时,先消毒局部,剪除缚管缝线后,以折叠 8 层的油纱布一小方块置于无菌纱布上,候于引流管旁。嘱患者深吸气后屏住,即迅速拔管,随即将油纱布紧密盖于引流口上,再用胶布固定。

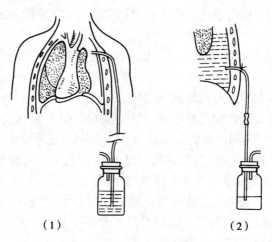

（1）　　　　　　　　　　　　　（2）

图 2-150　胸腔闭式引流

（1）引流气体　（2）引流液体

（六）静脉切开术

1. 适应证

（1）休克或失水等所致周围循环衰竭以及静脉塌陷不易穿刺时。

（2）需较长时间补液或输血而静脉穿刺困难者。

（3）昏迷、谵妄、烦躁以及不合作者，为保证输血、输液进行而行静脉切开。

（4）为休克患者施行手术或手术中可能发生休克者，可行静脉切开，以策安全。

2. 麻醉　用0.5%～1%普鲁卡因溶液做局部麻醉。

3. 手术方式及步骤

（1）足内踝前大隐静脉切开术：①患者仰卧，患侧下肢外旋，术区皮肤常规消毒，铺无菌巾，局部麻醉。②在内踝前上方，与大隐静脉垂直方向做2～3cm的横行切口，切开皮肤、皮下组织，游离大隐静脉1.5cm。③在静脉下穿过两根结扎线（分远近两根），先结扎远端线，并将该线将静脉提起，以小剪刀在该线近侧上方将静脉剪开一"V"形小口。④于切口处迅速将已充液的与输液瓶相连的塑料管插入，深度为5～6cm，检查输液通畅后，结扎近端线，将塑料管固定于静脉内。⑤剪除结扎线，缝合皮肤切口，并将塑料管再固定于皮肤上。

（2）腹股沟韧带中点下缘二横指处做横行切口，在股动脉内侧的浅筋膜中找到大隐静脉，并按上述方法切开并插入输液管，但插入深度是10～12cm。

4. 注意事项

（1）插入输液管时应轻柔，管端应修钝，以免损伤静脉内膜造成血栓形成或静脉破裂。

（2）如插管留置时间较长，防止静脉栓塞，可用肝素冲洗管腔和管壁。

复习思考题

1. 试述筋骨损伤的特殊症状体征？

2. 骨与关节测量检查时的注意事项有哪些？

3. 试述损伤初期行气消瘀法的适应证，常用方剂及注意事项？

4. 试述牵引疗法的定义与分类？

5. 功能锻炼对损伤的防治作用可归纳为哪些方面？

6. 试述骨筋膜室综合征常规处理措施？

（李代英　李明哲）

第三章

骨　折

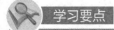

学习要点

骨折定义、病因病机、骨折愈合过程;常见骨折的发病机制、临床诊断与治疗。

第一节　骨折概论

由于外力的作用,破坏骨的完整性和连续性者,称为骨折。

一、骨折的病因

（一）外因

骨折大多由外伤所致,按受伤时外力作用的不同方式,可分为以下四种:

1. 直接暴力　外来暴力(撞击、压砸等)直接作用于骨折发生的部位,这种暴力称为直接暴力。直接暴力所致骨折多为横断骨折或粉碎性骨折,若发生在前臂或小腿,两骨骨折部位多在一个平面,骨折处的软组织损伤较严重。如为开放性骨折,则因打击物由外向内穿破皮肤,故易引起感染。

2. 间接暴力　外来暴力作用的部位远离骨折发生处,这种暴力称为间接暴力(包括传达暴力、扭转暴力、杠杆力等)。间接暴力多在骨质较弱处造成斜形骨折或螺旋形骨折,若发生在前臂或小腿,则两骨骨折的部位多不在一个平面,骨折处的软组织损伤较轻。如为开放性骨折,则因骨折断端由内向外穿破皮肤,故感染机会较少。

3. 肌肉的强烈牵拉力　由于突然发生肌肉急骤地、不协调地收缩和强烈地牵拉而发生骨折。骨折多为撕脱性,发生在肌肉附着处。如跌倒时股四头肌的强烈收缩可导致髌骨骨折。

4. 积累性劳损　某特定部位骨骼在长期、反复、累积的轻微外力直接或间接损伤下发生骨折,称为疲劳性骨折。多发生于长途跋涉或行军途中,以第二、三跖骨骨折常见。其特点是多无移位,骨折愈合缓慢,早期 X 线不易发现。

（二）内因

1. 年龄与体质　年老体弱者,其骨质脆弱、疏松,遭受外力后容易引起骨折的发生。幼儿骨膜厚、骨胶质多,骨骼弹性好,故易发生青枝骨折。

2. **骨解剖与结构特点**　在骨骼的薄弱区、骨骼变形大的部位、骨质疏松部与致密部交界处、脊柱活动段与静止段交接处均易发生骨折。如肱骨髁上骨折、胸腰椎骨折等。

3. **骨骼病变**　骨质因本身的病变(如骨髓炎、骨结核、骨肿瘤等)已受到破坏,故可在轻微外力作用下发生骨折,被称为病理性骨折。

二、骨折的分类

（一）根据骨折处是否与外界相通分类

1. **闭合性骨折**　骨折处皮肤或黏膜完整,骨折断端不与外界相通。

2. **开放性骨折**　骨折处皮肤或黏膜破裂,骨折处与外界相通。

（二）根据骨折损伤的程度分类

1. **单纯骨折**　无并发神经、重要血管、肌腱或脏器损伤者。

2. **复杂骨折**　并发神经、重要血管、肌腱或脏器损伤者。

3. **不完全骨折**　骨小梁的连续性仅部分中断者,此类骨折多无移位,如裂纹骨折。

4. **完全骨折**　骨小梁的连续性完全中断者,此类骨折多有移位。

（三）根据骨折线的形态分类（图3-1）

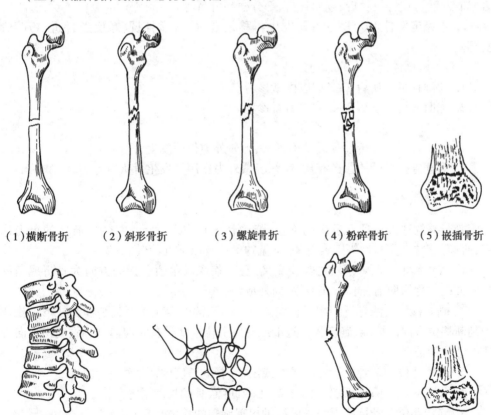

（1）横断骨折　　（2）斜形骨折　　（3）螺旋骨折　　（4）粉碎骨折　　（5）嵌插骨折

（6）压缩骨折　　　（7）裂缝骨折　　　（8）青枝骨折　　　（9）骨骺分离

图3-1　骨折的种类

1. 横断骨折 骨折线与骨干纵轴垂直或接近垂直,多为直接暴力所致。

2. 斜形骨折 骨折线与骨干纵轴斜交成锐角(或钝角),多为传达暴力所致。

3. 螺旋形骨折 骨折线呈螺旋形,多为旋转暴力所致。

4. 粉碎骨折 骨骼碎裂为三块以上者,多为强烈的直接暴力所致。骨折线呈 T 形或 Y 形者又称为 T 形或 Y 形骨折。

5. 嵌插骨折 多发生在干骺端的密质骨与松质骨的交界处,骨折后密质骨嵌入松质骨内。如肱骨外科颈骨折中的嵌插型骨折。

6. 压缩骨折 松质骨因压缩而变形,使骨骼的体积缩小、密度增大。如脊椎压缩性骨折、跟骨骨折等。

7. 裂缝骨折 或称骨裂,骨折间隙呈裂缝或线状,常见于颅骨、肩胛骨等处。

8. 青枝骨折 仅有部分骨质和骨膜被拉长、破裂或皱折,无移位,骨折处有成角、弯曲畸形,与青嫩树枝被折相似,多发生于儿童。

9. 凹陷性骨折 骨折片局部下陷,多见于颅骨骨折。

10. 骨骺分离 发生在骨骺板部位,骨骺与骨干分离,骨骺断端常带有三角形骨片,见于儿童和青少年。

（四）根据骨折复位后的稳定程度分类

1. 稳定性骨折 骨折部无移位,或有移位但经复位适当固定后不易发生再移位者,如裂缝骨折、青枝骨折、嵌插骨折、部分横断骨折等。

2. 不稳定性骨折 复位后易发生再移位者,如斜形骨折、螺旋形骨折、粉碎骨折等。

（五）根据骨折就诊的时间分类

1. 新鲜骨折 伤后 2~3 周以内就诊者。

2. 陈旧骨折 伤后 2~3 周以后就诊者。

（六）根据受伤前骨质是否正常分类

1. 外伤骨折 骨折前骨质结构正常,纯属外力作用发生骨折者。

2. 病理骨折 骨质原已有病变,在轻微外力作用下发生骨折者。

三、骨折的移位

骨断端的移位与骨折发生的部位,暴力情况(形式、大小、方向),肢体的重力作用,肌肉的牵拉,及搬运等因素有关,常见的移位有以下五种(图 3-2):

1. 成角移位 两骨折段之轴线交叉成角,临床以角顶所指的方向为骨折成角移位的方向。称为向前、向后、向内、或向外成角。

2. 侧方移位 两骨折端相对移向侧方。临床常以四肢骨折近端和脊柱下位椎体为判断移位方向的标准,确定骨折远端或脊柱上位椎体骨折时向前、向后、向内或向外侧方移位的情况。

3. 缩短移位 两骨折端互相重叠或嵌插,骨的长度因而缩短。

4. 分离移位 两骨折端互相分离,形成间隙,骨的长度增加。

5. 旋转移位 骨折段围绕骨的纵轴出现旋转的移位。

四、骨折的诊断

骨折的临床诊断是通过全面的询问受伤经过,详细的体格检查,配合 X 线摄片,

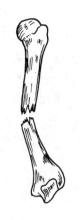 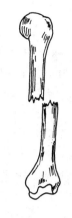 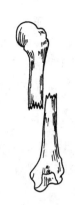 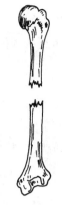 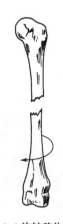

（1）成角移位　　（2）侧方移位　　（3）缩短移位　　　（4）分离移位　　　（5）旋转移位

图 3-2　骨折的移位

然后对所得资料的综合分析、归纳、判断,即可得出正确的诊断。要防止只注意骨折局部,不顾全身伤情;只看到一处伤,而不注意多处伤;只看到表浅损伤,不注意深部创伤;只顾检查,不顾患者痛苦和增加损伤等情况的出现。

（一）受伤史

应了解受伤时间,暴力的方式(坠落、挤压、碰撞等),性质(直接、间接、肌肉牵拉等),方向,大小,作用部位,以及受伤姿势,受伤现场情况等,可帮助分析和估计伤情。

（二）临床表现

1. 全身情况　轻微骨折可无全身症状。一般骨折,由于瘀血停聚,积瘀化热,常有发热(体温在 38.5℃ 以内),无恶寒,兼有口渴、口苦、心烦、尿赤便秘、夜寐不安、脉浮数或弦紧、舌质红、苔黄腻等症。如合并外伤性休克、内脏损伤或感染时,可见相应表现。

2. 局部情况

（1）一般症状

1）疼痛与压痛:骨折后局部疼痛,并出现直接压痛、环形压痛、间接压痛(骨盆、胸廓挤压试验)和叩击痛(纵轴叩击痛)等。

2）肿胀与瘀斑:骨折后经络损伤,气血离经,滞于肌肤腠理而出现肿胀。血溢皮下,即成瘀斑。肿胀严重时可出现血疱、水疱,甚至可影响肢体的血液循环。

3）功能障碍:骨折后肢体失去杠杆和支柱作用,以及局部剧烈疼痛、肌肉痉挛、组织损伤等导致伤肢功能障碍。一般说,不完全骨折、嵌插骨折的受伤肢体功能障碍较轻;完全骨折、有移位骨折的受伤肢体活动功能完全丧失。

（2）骨折特征

1）畸形:有移位的骨折常出现畸形。临床常见缩短、成角、旋转、隆起、凹陷等畸形出现。

2）骨擦音或骨擦感:骨折后,两骨折断端相互触碰或摩擦而产生的响声或骨擦感。除不完全骨折、嵌插骨折外,一般在局部检查时用手触摸骨折处可感觉到。

3）异常活动:正常情况下肢体不能活动的部位,骨折后出现不正常的活动,又称为假关节活动。

　　畸形、骨擦音和异常活动是骨折的特有征。这三者中只要出现其中一种,在排除关节脱位、肌腱韧带断裂或其他病变引起的肢体畸形时,即可初步诊断为骨折。值得注意的是,裂缝骨折和嵌插骨折,可不出现上述三个典型的骨折特有征,应进行 X 线摄片检查,以便确诊。另在检查时不应主动寻找骨擦音或异常活动,以免增加患者的痛苦,加重局部损伤或导致严重并发症发生。

　　(3)X 线检查:是骨折诊断的重要手段之一。它不仅能对骨折存在与否加以确认,而且还能显示骨折类型、移位方向、骨折断端情况。

　　X 线检查常包括邻近一个关节在内的正、侧位,有时还要加摄特定位置或健侧相应部位进行对比。

知识链接

　　当 X 线检查为阴性,但临床检查体征明显,不能排除骨折时,应以临床(四诊资料)为主,作相应诊断和处理,1~2 周内再次摄片复查加以证实或排除。因为无移位的腕舟状骨骨折、股骨颈骨折、或肋软骨骨折,在早期 X 线检查不易发现。

五、骨折的并发症

受暴力打击下,发生骨折的同时可能有全身或局部的各种并发症发生。

（一）早期并发症

1. 创伤性休克(详见第二章第五节创伤急救)

2. 感染　开放骨折如不及时清创或清创不彻底,可引起化脓性感染,严重可导致骨髓炎、败血症等。若发生厌氧性感染如破伤风、气性坏疽等,后果更加严重。

3. 内脏损伤　在外力导致骨折的同时可造成内脏损伤。如肋骨骨折可导致肝、脾破裂形成严重内出血和休克;亦可伤及肺组织和肋间血管,引起气胸和血胸。耻骨或坐骨支骨折发生移位时,易导致尿道或膀胱损伤。

4. 重要血管损伤　多因骨折断端移位较大时刺伤或压迫血管(图 3-3)所致。在开放性骨折中可导致大出血;闭合性损伤时易形成局部血肿;重要血管损伤,远端的肢体可出现疼痛、麻木、冰冷、苍白或发绀,脉搏消失或减弱等症。

5. 周围神经损伤　早期可因骨折时神经受牵拉、压迫、挫伤或刺激所致。后期可因外固定压迫、骨痂包裹或肢体畸形牵拉所致。如肱骨髁上骨折可合并正中神经、桡神经损伤。腓骨小头骨折可合并腓总神经损伤。神经损伤后,其所支配的肢体范围即可发生感觉障碍、运动障碍(图 2-46、47、48、49),后期可出现神经营养障碍。

6. 脊髓损伤　较严重的脊柱骨折脱位,可并发脊髓挫伤或断裂(图 3-4),从而导致损伤平面以下瘫痪。脊髓损伤多发生在颈段和胸腰段。

7. 脂肪栓塞　是少见的严重骨折并发症。成人骨干骨折,髓腔内血肿压力过大,骨髓脂肪侵入血流,形成脂肪栓堵塞血管,可引起肺、脑等重要器官缺血,危及生命(详见第二章第五节创伤急救)。

8. **骨筋膜室综合征** 因骨筋膜室内肌肉和神经急性缺血而产生的一系列早期综合征。多发生在前臂掌侧和小腿,如治疗不当,局部可出现缺血性肌挛缩(图3-5),临床表现特有畸形,如爪形手、足(详见第二章第五节创伤急救)。

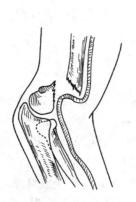

图 3-3 伸直型肱骨
髁上骨折伤及肱动脉

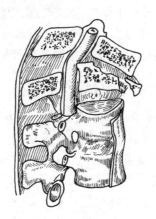

图 3-4 脊柱骨折
脱位时损伤脊髓

(二)晚期并发症

1. **坠积性肺炎** 由于长期卧床不起,活动减少,致肺功能减弱,咳痰困难,逐渐引起呼吸系感染而患本病。多见于老年患者,常因此可危及生命。故患者在卧床期间应多做深呼吸和主动咳痰。在不影响骨折治疗的情况下,加强上肢和胸部的活动,可避免和减少本病的发生。

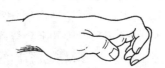

图 3-5 缺血性肌挛缩

2. **压疮** 严重损伤或脊柱骨折并发截瘫等长期卧床患者,身体某些骨突部(如骶尾、足跟等)长期受压,局部循环障碍,组织坏死,形成(溃疡)压疮,经久不愈。对可能发生褥疮患者,应加强预防护理。对褥疮好发部位要保持清洁、干燥,要定时翻身、按摩,或在局部加各种软垫,减少压迫,防止褥疮的发生。

3. **下肢深静脉血栓形成** 多见于下肢或骨盆骨折。因在治疗中下肢长时间制动,静脉血回流缓慢,加之创伤导致血液处于高凝状态,易形成血栓。应加强肢体活动,预防其发生。

4. **损伤性骨化** 又称骨化性肌炎。由于关节内或关节附近骨折(脱位)时,骨和周围软组织损伤严重(包括固定不当,反复施行粗野整复手法或被动活动),致使骨膜下血肿扩散或局部反复出血,渗入被破坏的肌纤维之间,血肿机化后通过附近骨膜化骨的诱导,逐渐变为软骨,并钙化形成骨化性肌炎,严重影响关节活动功能障碍。在X线下可见骨化阴影。临床上以肘关节损伤最容易并发本症。

5. **创伤性关节炎** 因关节内骨折整复不良的错位愈合,或骨干骨折成角畸形愈合,以致关节面不平或关节面受力不平衡,长期的关节活动使关节软骨面磨损、损伤、退变,发生创伤性关节炎。

6. **关节僵硬** 严重的关节内骨折可引起关节骨性僵硬;长期广泛的外固定也可引起关节周围软组织粘连和肌腱挛缩,导致关节活动障碍,发生关节僵硬。因此,对关节内骨折并有积血者,应尽量抽净,固定范围和时间要恰到好处,并早期进行关节功能锻炼,可防止关节僵硬的发生。

7. 缺血性骨坏死 骨折使某一骨折段因血供障碍而发生缺血性骨坏死。以股骨颈骨折并发股骨头坏死、腕舟骨腰部骨折并发生近侧段坏死为多见。

8. 迟发性畸形 少年儿童因骨骺损伤,影响该骨关节的生长发育,日后(常需若干年)出现肢体畸形。如肱骨外髁骨折可出现肘外翻畸形等。

六、骨折的愈合过程

骨折的愈合过程就是"瘀去、新生、骨合"的过程,整个过程是持续的和渐进的,一般可分为血肿机化期、原始骨痂期和骨板形成塑形期。

1. 血肿炎症机化期 骨折后,局部形成血肿,断端及邻近组织发生坏死,在骨折区形成急性无菌性炎症反应(时间为一周左右),急性炎症细胞、多形核白细胞和巨噬细胞向骨折处迁移。继之,血肿机化,肉芽组织演变成纤维结缔组织,时间为 2～3 周,使骨折断端初步形成纤维连接,称为纤维性骨痂期(在本期内为新鲜骨折)。

2. 原始骨痂形成期 骨折后的 24 小时内,骨折断端的外、内骨膜生化层的成骨细胞增生(膜化成骨),产生骨化组织,形成新骨,分别为外骨痂、内骨痂。纤维骨痂则转化为软骨,再经过增生、变性、钙化而骨化成骨(软骨内骨化),形成连接骨痂。当内、外骨痂和连接骨痂会合后形成桥梁骨痂,标志着原始骨痂形成,这些骨痂又经不断钙化,其强度足以抵抗肌肉的收缩、成角和旋转时,则骨折已达临床愈合,一般需要 4～8 周。

3. 骨板形成塑形期 原始骨痂在生理应力、压力、肌肉收缩力等因素的作用下,成骨细胞增加,新生骨小梁逐渐排列规则、致密,原始骨痂被板层骨所代替,骨折部位经 8～12 周形成骨性连接(骨性愈合)。而骨痂改造持续到原始骨痂逐渐被改造成永久板层骨,骨髓腔重新沟通,恢复骨的原来形状,成人需 2～4 年,儿童则在 2 年以内。

七、骨折的愈合标准

1. 骨折的临床愈合标准
(1)局部无压痛,无纵轴叩击痛。
(2)局部无异常活动。
(3)X 线照片显示骨折线模糊,有连续性骨痂通过骨折线。
(4)功能测定:在解除外固定情况下,上肢能平举重量 1kg 维持 1 分钟;下肢能连续徒手步行 3 分钟,并不少于 30 步。
(5)连续观察 2 周骨折处不变形,则观察的第一天即为临床愈合日期。
注:上述 2、4 两项的测定必须慎重,以不发生变形或再骨折为原则。
2. 骨折的骨性愈合标准
(1)具有临床愈合标准的条件。
(2)X 线显示骨小梁通过骨折线。

附:成人常见骨折临床愈合时间参考表

骨折名称	时间(周)	骨折名称	时间(周)
锁骨骨折	4~6	股骨颈骨折	12~24
肱骨外科颈骨折	4~6	股骨转子骨折	7~10
肱骨干骨折	4~8	股骨干骨折	8~12
肱骨髁上骨折	3~6	髌骨骨折	4~6
桡、尺骨干骨折	6~8	胫腓骨干骨折	6~10
桡骨干骨折	3~6	踝部骨折	4~6
掌、指骨骨折	3~4	跖骨骨折	4~6

八、影响骨折愈合的因素

(一)全身因素

1. 年龄　不同年龄骨折愈合差异很大,如小儿组织再生和塑形能力强,骨折愈合速度较快,老人骨质疏松,功能衰减,骨折愈合速度缓慢。如股骨干骨折愈合时间,小儿需 1 个月,成人往往需 3 个月左右,老人则需更长的时间。

2. 体质　凡身体健壮,气血旺盛者,对骨折愈合有利。反之骨折愈合较慢。若骨折后有严重并发症者,则骨折愈合时间延长。

(二)局部因素

1. 断面的接触　断面接触大则愈合较易,断面接触小则愈合较难,故整复后对位良好者愈合快,对位不良者愈合慢,螺旋形、斜形骨折往往也较横断骨折愈合快。若软组织嵌入骨折断端间,或因过度牵引、内固定不恰当而造成断端分离,则妨碍骨折断面接触,愈合就困难。

2. 骨折断端的血供　骨折后,两骨折断端血供良好的骨折愈合快,而血供不良的骨折愈合速度缓慢,甚至发生迟缓愈合、不愈合。如胫骨干下 1/3 骨折,远端血供较差,愈合迟缓(图 3-6)。

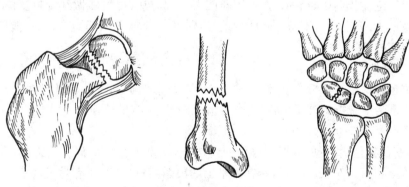

（1）股骨颈囊内骨折　　　（2）胫骨下1/3骨折　　　（3）舟状骨骨折

图 3-6　因血液供应差而影响骨折愈合的常见部位

3. 损伤的程度 骨质或软组织损伤越严重,骨折愈合的速度愈慢。骨痂的形成与骨膜的完整性有关,故骨膜损伤愈重,愈合越难。

4. 感染 感染可引起局部长期充血、脱钙,使骨化过程难以进行,故感染未能控制时,骨折难以愈合。

5. 骨疾病 由骨病或骨肿瘤所致的病理性骨折,在其原发病未处理好前,骨折愈合困难。恶性肿瘤患者,往往预后不良。

6. 固定和运动因素 固定可以维持骨折整复后的良好位置,保证组织修复作用的顺利进行。因固定不牢或不适当的活动可导致骨断端的摩擦、扭动,均可影响骨折的愈合。但固定过紧或使肢体绝对静止不动,则影响局部血运,不利骨折的愈合。

（三）治疗方法的影响

1. 反复多次的手法复位,可损伤局部软组织和骨外膜,不利于骨折愈合。

2. 切开复位中过多的损伤软组织或外骨膜,也可影响骨折段血供,可能导致骨折延期愈合或不愈合。

3. 开放性骨折清创时过多的摘除碎骨片,造成骨缺损,影响骨折愈合。

4. 骨折行持续性牵引力过大,可导致骨折端骨分离,并可因血管痉挛而致局部血供不足,导致骨折延期愈合或不愈合。

5. 骨折固定不牢固,骨折处仍可受剪力和旋转力影响,干扰骨痂生长,不利于骨折愈合。

6. 过早或不恰当的功能锻炼,可妨碍骨折部位的固定,影响骨折愈合。

九、骨折的急救

骨折的急救是指在受伤现场对患者进行各种简单而有效的临时急救措施,其目的是抢救生命,保护患肢,使患者安全迅速抵达医院,得到及时治疗(详见第二章第五节创伤急救)。

十、骨折的治疗

在骨折的治疗中应坚持动静结合、筋骨并重、内外兼治、医患合作的四大原则,辨证的运用复位、固定、功能锻炼、内外用药四大治疗方法,尽可能做到骨折复位不增加局部组织损伤;固定骨折不妨碍肢体活动,达到患者痛苦轻、骨折愈合快、功能恢复好、不留后遗症的治疗目的。

（一）复位

复位是将移位的骨折段恢复到正常或接近正常的解剖关系,重建骨骼的支架作用。复位是治疗骨折的首要步骤,在全身情况许可下,越早越好。

1. 复位标准

（1）解剖复位:骨折的畸形和移位完全纠正,恢复了骨的正常解剖关系,对位(两骨折端的接触面)、对线(两骨折端在纵轴上的关系)良好。对所有骨折都应力争达到解剖复位。

（2）功能复位:骨折复位后,仍有某种移位未能纠正,但骨折在此位置愈合后,对肢体功能无明显妨碍者,称为功能复位。其标准是:对线良好,旋转、分离、成角畸形应纠正;长骨干骨折对位至少达 1/3 以上,干骺端骨折对位至少达 3/4 以上;儿童下肢骨折允许短缩 2cm 以内,成人要求短缩在 1cm 以内。

2. 复位时间 原则上越早越好。若伤肢肿胀严重,可暂不整复,先做临时固定或持续牵引,同时内服化瘀消肿药,待肿消后尽早进行复位。若患者有休克、昏迷、内脏和中枢神经损伤时,应先抢救生命,待病情稳定后再进行复位。

3. 复位前准备 复位前应根据骨折情况制订好复位方案和手法实施步骤,并准备好需要的各种复位固定器材。复位前还可选用适当的麻醉,减轻患者痛苦。

4. 复位的方法

(1)闭合复位:包括手法复位、针拨复位和持续牵引复位,常用手法复位。(详见第二章第四节中医伤科临床治疗基本技能)。

(2)切开复位:在手法复位无效时,可采用切开复位。

> 整复骨折应遵循以"子求母"的原则,即用骨折远端对近端,使其循其旧道归复原位。还应掌握"欲合先离,离而复合"的基本方法,即先拔伸牵引,使骨断端稍离,再施行其他相应手法治疗的复位方法。

(二)固定

1. 固定目的 维持骨折整复后位置,防止再次移位,减轻痛苦,有利骨折愈合。骨折复位后,固定起主导作用。

2. 固定方法 见前伤科治疗技能。

(三)功能锻炼

其主要目的是通过肌肉收缩和关节活动,加速全身和局部气血循环,化瘀消肿,濡养筋骨关节,增加骨折断面垂直压应力,促进骨折愈合;防止肌肉萎缩、骨质疏松、肌腱韧带挛缩、关节僵硬等并发症,尽快地恢复肌肉、关节功能。

1. 功能锻炼的要求和原则:

(1)根据骨折的情况,选择适当的功能锻炼方法。

(2)功能锻炼要早,在骨折固定后即开始。并随骨折愈合的进程而循序渐进,逐步加大活动量,将功能锻炼贯穿在整个治疗过程中。

(3)以主动活动为主,被动活动为辅。禁忌任何粗暴的被动活动。

(4)做到功能锻炼不影响固定,防止导致骨折重新移位出现。

(5)在功能锻炼中应做到医患合作。

2. 功能锻炼的时间和方法

(1)骨折早期:伤后 1~2 周内,功能锻炼方法以患肢肌肉舒缩为主,骨折上下关节不活动或稍微活动。

(2)骨折中期:2 周以后,应在医务人员的指导下逐步活动骨折部的上下关节。动作应缓慢,范围由小到大。

(3)骨折后期:以加强各伤肢的关节活动为重点。以不引起患肢过度疲劳为度。

(四)药物治疗(详见第二章第四节中医伤科临床治疗基本技能)

在骨折患者的药物治疗中,应以"瘀去、新生、骨合"为治疗原则,指导内外三期用药的原则。

1. 骨折初期 伤后 1~2 周内。治宜"攻",以活血化瘀、消肿止痛为主。方用活

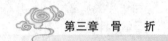

血止痛汤、复元活血汤等方辨证加减治疗。

2. 骨折中期　伤后3~4周(相当于修复期中段)。治宜"和",以和营止痛,接骨续筋。方用桃红四物汤、新伤续断汤等辨证加减。

3. 骨折后期　骨折一个月后(骨折修复后期),治宜"补肝肾,强筋骨"为主,常用方壮筋养血汤、六味地黄丸等。

十一、骨折畸形愈合、迟缓愈合及不愈合的处理原则

1. 骨折畸形愈合　骨折断端在重叠、旋转、成角状态下愈合,引起肢体功能障碍者,称为骨折畸形愈合。若在骨折后2~3月内,因骨痂未坚,可在麻醉下,用手法折骨后,重新手法复位。若骨质已坚,则应行截骨矫形术。

2. 骨折迟缓愈合　骨折治疗已超出该类骨折正常愈合时间一倍以上,骨折部仍有疼痛、压痛、纵轴叩击痛、异常活动,X线提示骨断处骨痂少,骨折线仍存在,但骨折断端无硬化现象者,为骨折迟缓愈合。只要找出骨折迟缓愈合原因,作出针对性处理,骨痂仍可生长,骨折是可愈合的。如感染或骨折断端分离导致的骨折迟缓愈合,只要控制感染或解决骨折端的分离,骨折就可愈合。

3. 骨折不愈合　骨折治疗已超过所需愈合时间三倍以上,骨折断端仍有异常活动。X线显示骨折断端相互分离,间隔较大,骨端硬化或萎缩疏松,骨髓腔封闭者,称为骨折不愈合。常用的有效治疗方法为植骨术。

第二节　上肢骨折

上肢骨包括上肢带骨和自由上肢骨,两侧共计64块。上肢带骨,包括锁骨和肩胛骨;自由上肢骨,包括肱骨、桡骨、尺骨和手骨。上肢功能的特点是灵活性高于稳定性,所以在治疗上以恢复关节的运动功能及前臂的旋转活动为目的,重视手部早期功能锻炼,固定时间一般较下肢略为缩短。

一、锁骨骨折

锁骨骨折是常见的骨折之一,占全身骨折的6%左右,好发于儿童和青壮年,尤以幼儿多见。其骨折多发生在锁骨的中外1/3交界处。

【病因病机】

锁骨位置表浅,桥架于胸骨与肩峰之间。锁骨内侧端与胸骨柄构成胸锁关节,其外侧端与肩胛骨的肩峰相接成肩锁关节。锁骨呈"~"形,内侧2/3向前凸,呈三角形,有胸锁乳突肌和胸大肌附着;外侧1/3向后凸,呈扁平状,有三角肌和斜方肌附着(图3-7)。锁骨位于第1肋之前,在其后方有臂丛神经和锁骨下动脉、静脉经过。

锁骨骨折多为间接暴力所致,跌倒时肩部外侧或手掌先着地,外力传至锁骨而发生骨折。因直接暴力致使锁骨发生骨折者,临床较少见。

锁骨骨折好发于中1/3段,或中、外1/3段的交界处,此处骨质薄弱,锁骨两个弯曲的衔接点亦位于此,且无韧带或肌肉附着,故易发生骨折。骨折多为横形或短斜形,骨折内侧段受胸锁乳突肌的牵拉向后、向上移位;外侧段因上肢重力作用向下移位,又因胸大肌、胸小肌、斜方肌、背阔肌的牵拉向前、向内移位而致断端重叠(图3-8)。幼

儿可为青枝骨折,在胸锁乳突肌的牵拉下,骨折端常向上成角。外1/3骨折多为横形,此处骨折多为直接暴力所致,若无喙锁韧带破裂,骨折多无明显移位。锁骨骨折严重移位时,可伤及锁骨下动脉、静脉或臂丛神经,甚至刺破胸膜或肺尖,导致气胸或血胸,但临床较少见。

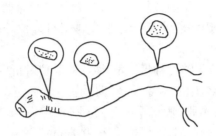

**外侧端呈扁平状,中央呈类椭圆形,
内侧端呈三角形**

图 3-7　不同部位的锁骨横切面形态

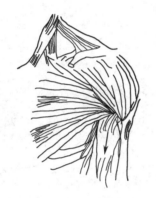

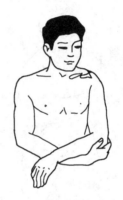

图 3-8　锁骨骨折的典型移位　　　　图 3-9　锁骨骨折姿态

【临床表现和诊断】

有外伤史,受伤侧肩部疼痛,肿胀明显,锁骨上下窝变浅或消失,甚至有皮下瘀斑,活动功能障碍。检查骨折处有明显压痛,有移位骨折者可于皮下摸到移位的骨折端,有异常活动和骨擦音;无移位骨折仅见局部异常隆起。其典型体征是痛苦表情,患肩下垂并向前、内倾斜,以健侧手托着患侧肘部,头向患侧倾斜,下颌偏向健侧的姿势(图3-9)。

婴幼儿不能诉说外伤经过和疼痛部位,多为青枝骨折,局部症状不明显,但在活动患肢(如穿衣或上提其手时)或压迫锁骨时啼哭不止,常可提示诊断。

合并锁骨下血管损伤者,桡动脉搏动减弱或消失。合并臂丛神经损伤者,患肢麻木,感觉及反射均减弱并出现相应神经损伤症状。

知识链接

1. 婴幼儿有肩部着地跌伤史,活动患侧上肢则啼哭不止者,有锁骨骨折可能,应检查锁骨部。
2. 锁骨部骨折不强调解剖复位,骨折复位后一般都能愈合,并不影响上肢功能。

X 线正位片可显示骨折类型和移位方向。必要时加拍 X 线斜位片，帮助对骨折线的识别。

根据外伤史、临床表现、X 线检查一般可明确诊断。

【治疗】

锁骨骨折大多数可以采用闭合复位治疗。对于开放性骨折或骨折合并血管神经损伤者，在高位臂丛神经阻滞麻醉下行清创术，或切开复位并行神经血管探查术。

（一）整复

对于儿童青枝骨折或无移位骨折可不整复；有移位骨折可用以下方法整复。

1. 膝顶复位法　患者坐位，双手叉腰，助手立于背后，双手搬肩峰，一膝顶住肩胛间区，两手用力将肩向后牵张，矫正重叠移位（图 3-10）；术者立于患肩前方，两手拇指、示指分别捏住骨折的远近端，以提按手法，将骨折整复对位。

2. 外侧牵引复位法　患者坐位，一助手于健侧双手绕患侧腋下抱住其身，术者以一手握患侧上肢，提至肩平，并向后上方拔伸牵引，另一手拇指、示指、中指三指捏住骨折端，用捺正手法使之复位（图 3-11）。

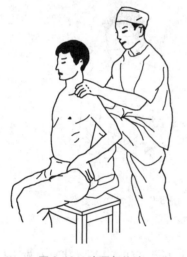
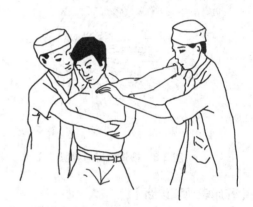

图 3-10　膝顶复位法　　　　　　　　图 3-11　外侧牵引复位法

（二）固定

幼儿无移位骨折或青枝骨折用三角巾悬吊患侧上肢 3～6 周。有移位骨折可采用横"∞"字绷带固定法（图 3-12）或双圈固定法（图 3-13）。

横"∞"字绷带固定法：在两腋下各置棉垫，用绷带从患侧肩后经腋下，绕过肩上方，横过背部，经对侧腋下，绕过对侧肩前上方，绕回背部至患侧腋下，包绕 8～12 层。包扎后，用三角巾悬吊患肢于胸前。固定时，患

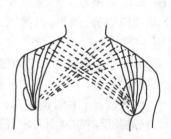

图 3-12　横"∞"字绷带固定法

者应保持挺胸抬头，双手叉腰，以防复位后的骨折端重新移位。儿童有移位骨折一般固定 2～3 周，成人固定 4 周，粉碎性骨折固定 6 周。

固定后，睡眠时需平卧免枕，肩胛间垫高，以保持双肩后仰，有利于维持骨折对位。固定期间如发现上肢神经或血管受压症状或绷带松动，应及时调整绷带松紧度。

锁骨骨折——
膝顶复位法

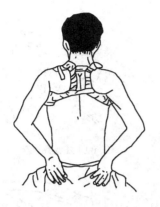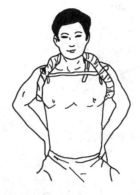

图 3-13 双圈固定法

（三）功能锻炼

骨折复位固定后即可做手指、腕、肘关节的屈伸活动和用力握拳；中期做肩后伸的扩胸活动；后期逐渐做肩关节的各种活动，重点是肩外展和旋转活动，防止肩关节因固定时间过长而致功能受限。

（四）药物治疗

初期宜活血祛瘀，消肿止痛，可内服活血止痛汤或肢伤一方加桑枝、川芎；局部外敷消瘀止痛膏或双柏散。中期宜接骨续筋，内服可选用续骨活血汤，新伤续断汤，肢伤二方；外敷接骨膏或接骨续筋药膏。中年以上患者，后期宜养气血、补肝肾、壮筋骨，内服肢伤三方。解除夹板固定后用海桐皮汤熏洗患肩。

二、肱骨外科颈骨折

肱骨外科颈骨折是指发生于肱骨解剖颈下 2～3cm 处的骨折。本骨折多见于中、老年患者，尤其有骨质疏松者，骨折发生率增高。

【病因病机】

外科颈位于解剖颈下，为松质骨与密质骨交界处，是应力上的薄弱点，易发生骨折。大、小结节间沟内有肱二头肌长头肌腱通过，骨折后若整复不良，可并发肱二头肌长头肌腱腱鞘炎。紧靠肱骨外科颈内侧有腋神经向后进入三角肌内，臂丛神经、腋动静脉通过腋窝，故骨折严重移位时可合并神经血管损伤。

肱骨外科颈骨折多数为间接暴力所致。跌倒时手掌或肘部着地，传达暴力导致肱骨外科颈部发生骨折。患肢在受伤时所处的位置不同，可发生不同类型的骨折。临床常分为以下五型（图 3-14）。

1. 裂缝骨折 肩部外侧受到直接暴力打击，可造成肱骨大结节骨折合并肱骨外科颈裂缝骨折，系骨膜下无移位骨折。

2. 嵌插骨折 受传达暴力所致的肱骨外科颈骨折，两断端互相嵌插。

3. 外展型骨折 患者跌倒时，上肢处于外展位，导致骨折处两断端外侧嵌插，内侧分离，骨折端向前、内侧突起成角，此型骨折多见。若骨折远端向内侧移位明显时，常伴有肱骨大结节撕脱骨折。

4. 内收型骨折 患者跌倒时，上肢处于内收位或轻度外展位，导致骨折处两断端内侧嵌插，外侧分离，骨折端向外侧突起成角，此型骨折少见。

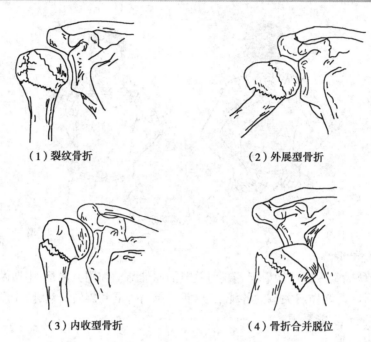

（1）裂纹骨折　　　　　　　　　　　（2）外展型骨折

（3）内收型骨折　　　　　　　　　　（4）骨折合并脱位

图 3-14　肱骨外科颈骨折类型

5. 肱骨外科颈骨折合并肩关节脱位　当上肢处于外展外旋位时遭到较大暴力，可导致骨折及肱骨头向前下脱位。此类骨折脱位，整复困难，若处理不当易造成患肢严重功能障碍。

【诊断要点】

有明显外伤史，伤后局部疼痛、肿胀明显，功能障碍。检查时在上臂内侧可见明显瘀斑，肱骨外科颈局部有环形压痛和纵轴叩击痛，除无移位骨折外，可有畸形、骨擦音和异常活动。合并肩关节脱位者，可出现"方肩"畸形，在腋下或喙突下可扪及肱骨头。X 线检查可确定骨折类型及移位情况。

根据受伤史、临床表现和 X 线检查可作出诊断。

【治疗】

无移位的裂缝骨折或嵌插骨折，仅用三角巾悬吊患肢 3~4 周即可。有移位骨折常闭合复位后固定治疗。

（一）整复

患者取仰卧位，一助手在伤侧肩外展 45°、前屈 30°、上臂中立位、屈肘 90°位，沿肱骨纵轴向下牵引，另一助手用布带绕过患侧腋下并向上提牵，纠正短缩、成角移位，然后术者根据不同类型采取不同手法复位。

1. 外展型骨折待骨折重叠错位被纠正后，术者双手握骨折部，双拇指按于骨折近端的外侧，余指抱骨折远端内侧向外捋正，助手同时在牵拉下徐徐内收上臂即可复位（图 3-15）。

2. 内收型骨折待骨折重叠错位被纠正后，术者双拇指压住骨折的外侧向内推，其余四指拉骨折远端向外，助手同时在牵拉下徐徐外展上臂即可复位。如骨折部向前成角畸形明显者，应改为两拇指推挤骨折远端，其余四指按住成角处，逐渐将上臂上举过头顶即可纠正。

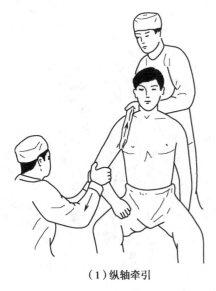

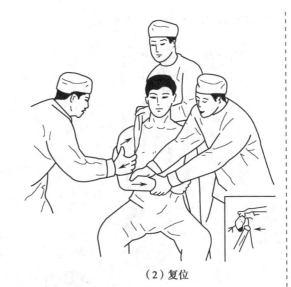

（1）纵轴牵引　　　　　　　　　　　　　　　（2）复位

图 3-15　外展型复位法

3. 合并肩关节脱位者,可先持续牵引,使盂肱关节间隙增大,手法纳入肱骨头,然后整复骨折（图 3-16）。

（二）固定

超肩关节夹板固定法:选用四块夹板,其中内侧夹板较其他三块稍短,且在该夹板的一端用棉花包裹呈蘑菇状大头垫,其余三块顶端穿孔系以布带,以便做超关节固定用。

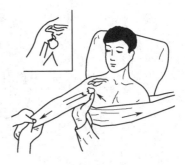

图 3-16　骨折脱位复位法

知识链接

1. 肱骨外科颈骨折是近关节骨折,因容易与附近组织发生粘连,在治疗中要求早期功能锻炼。

2. 外展和内收型骨折复位后要超关节固定 3 周左右,而合并肩关节脱位的手法复位不成功者,应手术切开复位内固定。

外展型骨折固定时,大头垫应顶住腋窝部,并在骨折近端外侧放一平垫;内收型骨折则大头垫应放于肱骨内上髁的上部,并在外侧成角突起处放一平垫;其余三块夹板分别放在上臂的前、后、外侧,使夹板近端超肩关节,远端达肘部,用三条扎带将夹板捆紧;一短布带穿过三块超肩关节夹板顶端的布带做环状结扎,再用一长布带系于环内侧,并绕对侧腋下（用棉花垫好）打结（图 3-17）。将患肢屈肘悬吊于胸前,固定 4~6 周。

外展型骨折应使肩关节保持在内收位,切不可做肩外展活动,尤其在固定早期更应注意这一点,以免骨折再移位。内收型骨折早期固定在外展位,勿使患肢做内收动作。对移位明显的内收型骨折,除夹板固定外,可配合皮肤牵引 3 周,肩关节置于外展前屈位,其角度视移位程度而定。

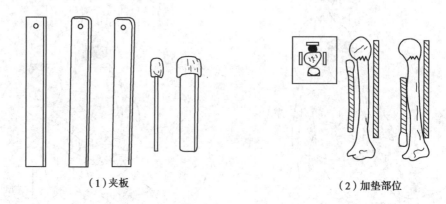

（1）夹板　　　　　　　　　　　（2）加垫部位

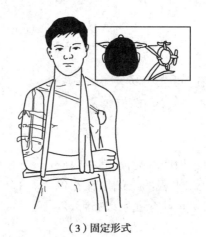

（3）固定形式

图 3-17　肱骨外科颈骨折的夹板固定法

（三）功能锻炼

固定早期可做握拳,屈伸肘、腕关节,舒缩上肢肌肉等活动。3 周后练习肩关节各方向活动,活动范围循序渐进,每日练习十余次。解除夹板固定后,应配合中药熏洗,以促进肩关节功能恢复。功能锻炼对老年患者尤为重要。

（四）药物治疗

按骨折治疗三期用药原则进行内外用药,解除固定后可用海桐皮汤等熏洗,以促进肩关节恢复功能。

三、肱骨干骨折

自肱骨外科颈以下 1cm 至肱骨内上髁上 2cm 间的长管状密质骨(肱骨干)发生骨折,称为肱骨干骨折。该骨折在临床上较为常见,可发生于任何年龄,但多见于青壮年。骨折常好发于肱骨干中 1/3 和中下 1/3 交界处,下 1/3 次之,上 1/3 最少。

【病因病机】

肱骨干是上 1/3 粗,中 1/3 渐细,下 1/3 渐呈扁平状,稍向前倾的管状骨。其中、下 1/3 交界处的后侧有一桡神经沟,此处桡神经紧贴骨干通过。故骨干中、下 1/3 交界处骨折易损伤桡神经。肱骨干的滋养动脉从中 1/3 偏下内方的滋养孔进入骨内,向肘部下行。如骨折发生在其入口以下的平面上时,可伤及此动脉,影响骨折的愈合。

肱骨干中上部骨折常因直接暴力(如棍棒打击)所致,多为横断骨折或粉碎性骨折。上 1/3 骨折(三角肌止点以上)时,骨折近端因胸大肌、背阔肌和大圆肌的牵拉而向前、向内移位;骨折远端因三角肌、喙肱肌、肱二头肌和肱三头肌的牵拉而向上、向外移位。中 1/3 骨折(三角肌止点以下)时,骨折近端因三角肌牵拉而向外、向前移位;骨折远端因肱二头肌和肱三头肌的牵拉而向上移位(图 3-18)。肱骨干下 1/3 骨折多由间接暴力(如投弹、掰手、跌仆)所致,常呈斜形、螺旋形骨折,移位可因暴力方向,前臂和肘关节位置而异,多为成角、内旋移位。

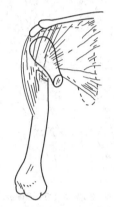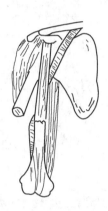

（1）骨折在三角肌止点以上　　　　　（2）骨折在三角肌止点以下

图 3-18　肱骨干骨折的移位

【诊断要点】

伤后局部有明显疼痛、肿胀和功能障碍。绝大多数为有移位骨折,故上臂常有短缩、成角或旋转畸形,并有异常活动和骨擦音。如合并桡神经损伤者,可出现典型垂腕、伸拇及伸掌指关节功能丧失以及手背桡侧皮肤大小不等的感觉麻木区。

X 线摄片可确定骨折的部位、类型和移位的情况。

根据受伤史、临床表现和 X 线检查可明确诊断。

【治疗】

无移位肱骨干骨折用夹板固定 3~4 周;有移位肱骨干骨折应整复固定治疗。在肱骨干骨折固定中,常因过度牵引、多次整复或患者体质虚、肌力弱,以及上肢自身重力作用,导致骨折断端出现分离移位,骨折出现迟缓愈合,甚至不愈合。因此,在治疗中应注意防止分离移位的发生。

(一)整复

患者坐位或平卧位,一助手用布带通过腋窝向上,另一助手握持前臂在中立位向下顺势对抗牵引,注意牵引力不宜过大,否则易导致断端出现分离。待重叠移位完全矫正后,根据骨折不同部位的移位情况进行整复。

1. 上 1/3 骨折在维持牵引下,术者以两拇指抵住骨折远端外侧,其余四指环抱骨折近端内侧,向外托起,使断端微向外成角,继而拇指由外推远端向内,即可复位(图 3-19(1))。

2. 中 1/3 骨折在维持牵引下,术者以两拇指抵住骨折近端外侧推向内,其余四指环抱骨折远端内侧拉向外(图 3-19(2))。纠正移位后,术者捏住骨折部,助手徐徐放松牵引,使断端互相接触,微微摇摆骨折远端使骨断端摩擦音逐渐减少,直到消失,骨折处平直,表示已基本复位。

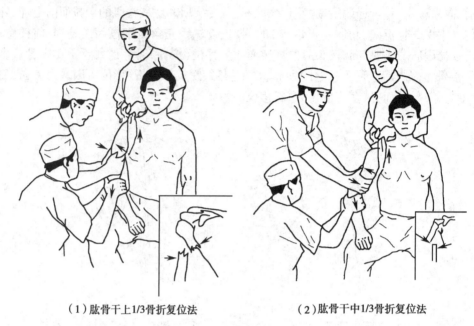

（1）肱骨干上1/3骨折复位法　　　　　　　（2）肱骨干中1/3骨折复位法

图 3-19　肱骨干骨折复位法

3. 下 1/3 骨折多为斜形或螺旋形骨折,仅需轻微力量牵引,矫正成角畸形,将两斜面挤紧捺正,即可复位。

（二）固定

选用适当长度的夹板四块,置于骨折部位的前、后、内、外侧,进行扎缚固定。上 1/3 骨折做超肩关节固定;中 1/3 骨折则不超上、下关节固定;下 1/3 骨折应超肘关节固定。在固定中应注意前侧夹板置放时其远端不能压迫肘窝,同时应视骨折复位情况选用纸压垫 2~3 个,利用压垫两点加垫或三点加垫的方法,逐渐纠正骨折的轻度成角畸形。在桡神经沟部位不能放置固定垫,以防桡神经受压而麻痹。固定时间成人 6~8 周,儿童 4~6 周。中 1/3 骨折愈合较慢,固定时间可适当延长。经 X 线复查见有足够骨痂形成才能解除固定。固定后将患肢屈肘 90°,并用木托板将前臂置于中立位悬吊胸前。若发现断端分离,应加弹性绷带上下绕肩、肘部,使断端受到纵向挤压而逐渐纠正分离。

（三）功能锻炼

固定后患肢即可做屈指、掌、腕关节和耸肩活动。中期除继续初期的功能锻炼外,应逐渐进行肩、肘关节活动。骨折愈合后,应加大肩、肘关节活动范围,如做肩关节外展、内收、抬举活动及肘关节屈伸活动等,并可配合药物熏洗、按摩,使肩、肘关节活动功能早日恢复。

（四）药物治疗

骨折初期活血祛瘀、消肿止痛,内服和营止痛汤,外敷选用双柏散或消瘀止痛膏等。中期治宜和营生新、接骨续损,内服可选用新伤续断汤。外敷接骨膏或接骨续筋膏。后期治宜补肝肾、养气血、壮筋骨、内服可选用补血固骨方或健步壮骨丸(原名健步虎潜丸),外用海桐皮汤熏洗患肢。

骨折迟缓愈合者应重用接骨续筋药,如土鳖虫、自然铜、骨碎补之类。闭合性骨折合并桡神经损伤者,内服药还应加入行气活血、通经活络之品,如黄芪、地龙之类。

知识链接

1. 因肱骨被丰厚的肌肉包绕,故轻度的成角短缩畸形在外观上并不明显,对功能也无影响,因此不需为解剖复位而滥用手术治疗。

2. 有以下情况时,应做切开复位固定:①开放性骨折;②同一肢体多处骨折或关节损伤者;③合并神经、血管损伤者。

四、肱骨髁上骨折

肱骨髁上骨折是肘部最常见的损伤,多见于3~12岁儿童,尤以5~8岁常见;成年和老年人亦可发生,但较少见。男多于女,左侧多于右侧。

【病因病机】

肱骨远端较扁薄,髁上部处于松质骨与密质骨交界处,后有鹰嘴窝,前有冠状窝,两窝之间仅为一层极薄的骨片,故髁上部比较薄弱,易发生骨折。肱骨内、外两髁稍前屈,并与肱骨纵轴形成向前30°~50°的前倾角。骨折移位可使此角发生改变。肱骨滑车关节面略低于肱骨小头,前臂伸直,完全旋后时,上臂与前臂纵轴呈10°~15°外翻的携带角(图3-20),骨折移位可使携带角改变而呈肘内翻畸形。肱动、静脉和正中神经从上臂远端内侧逐渐转向肘窝部前侧,由肱二头肌腱膜下通过而进入前臂。桡神经通过肘窝前外方并分成深浅两支进入前臂,深支与肱骨外髁部较接近。尺神经紧贴肱骨内上髁后方的尺神经沟进入前臂(图3-21)。肱骨髁上骨折移位时,可能被刺伤或受挤压而合并血管神经损伤。在儿童期,肱骨远端有骨骺,若骨折线穿过骺板,有可能影响骨骺的发育,因而常出现肘内翻或外翻畸形。

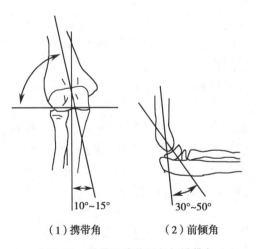

（1）携带角　　　　（2）前倾角

图 3-20　肱骨下端前倾角与携带角

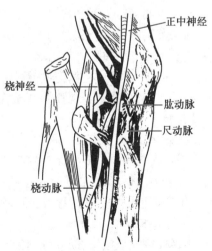

图 3-21　经过肘窝的神经血管

肱骨髁上骨折多数为间接暴力所致。根据损伤时的暴力和受伤机制不同,可分为伸直型、屈曲型骨折两种(图3-22),其中伸直型多见,约占髁上骨折的90%。

1. 伸直型骨折患者在伸肘位跌倒,手掌先着地,使外力向上传达,而人体重力则由上而下,致使在肱骨髁上处发生骨折。骨折后,骨折远端向后向上移位,骨折近端向前移位。

2. 屈曲型骨折此种骨折临床少见。患者在屈肘位跌倒,肘后侧着地,外力由肘后向前上方传达,人体重力则由前上方向后下方作用,致使在肱骨髁上处发生骨折。骨折后远端向前向上移位,骨折近端向后移位。

伸直型及屈曲型骨折除造成前后移位外,常同时存在侧方移位,若骨折远端向桡侧移位时为桡偏型;远端向尺侧移位时为尺偏型(图3-23)。

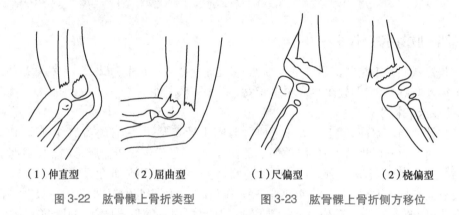

（1）伸直型　　　（2）屈曲型　　　　（1）尺偏型　　　　（2）桡偏型

图3-22　肱骨髁上骨折类型　　　　图3-23　肱骨髁上骨折侧方移位

【诊断要点】

伤后无移位骨折肘部肿胀、疼痛,肱骨髁上处有压痛,功能障碍。有移位骨折者,肘部肿胀、疼痛更为明显,甚至出现张力性水疱,有畸形、骨擦音、异常活动。伸直型肱骨髁上骨折肘部呈现"靴状"畸形,但肘后肱骨内、外髁和鹰嘴三点关系仍保持正常,此可与肘关节后脱位相鉴别。此外还应注意桡动脉的搏动、腕和手指的感觉、活动、温度、颜色,以便确定是否合并神经或血管损伤。

肘关节正侧位X线摄片可显示伸直型骨折远端向后上方移位,骨折线多从前下方斜向后上方。屈曲型骨折远端向前上方移位,骨折线从后下方斜向前上方。尺偏型骨折远端向尺侧移位,桡偏型骨折远端向桡侧移位。

根据受伤史、临床表现和X线检查可作出诊断。

【治疗】

无移位骨折可置患肢于屈肘90°位,用颈腕带悬吊2~3周;有移位骨折必须进行手法复位、夹板固定。开放性骨折者,应在清创后进行手法复位。骨折合并神经损伤者,一般多为挫伤所致,骨折移位整复后,在3个月内多能自行恢复,除确诊为神经断裂外,不应过早地进行手术探查,但在治疗过程中应密切观察。

(一)整复

患者仰卧或坐位,两助手分别握其上臂和前臂,先顺势做对抗牵引,纠正重叠移位。若远端旋前(或旋后)应首先使前臂旋后(或旋前),矫正其旋转移位后,术者双手分别在骨折部内外侧相对挤压,纠正骨折的侧方移位。在矫正重叠、旋转、侧方移位后,再整复前后移位。伸直型骨折,应在维持牵引下,术者用双拇指于肘后推骨折远端向前,余指环抱骨折近端向后扳拉,同时令助手徐徐屈曲肘关节,使骨折的前后移位得到纠正(图3-24)。若整复屈曲型骨折,在矫正重叠、旋转、侧方移位后,术者应将骨折远端向后压下,同时令助手徐徐伸直肘关节即可。

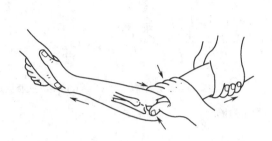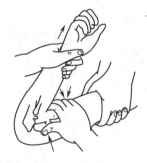

图 3-24　伸直型肱骨髁上骨折整复方法

若为粉碎性骨折或伤后肘部肿胀严重,水疱较多,一时不能行手法整复或整复后固定难于稳定者,可屈肘45°~90°位进行尺骨鹰嘴牵引,牵引重量1~2kg,待3~7日后再行复位。

若骨折合并血液循环障碍者,必须尽快处理,首先应在麻醉下整复移位的骨折断端,以解除因骨折移位对血管的压迫,并观察患肢血运情况。经以上处理后,如患肢血运未见明显改善,肢体皮肤苍白,手指疼痛或发冷、麻木不能主动伸直,就必须及时探查肱动脉情况。

知识链接

1. 治疗时,注意防止缺血性肌挛缩和肘内翻畸形发生。
2. 肘内翻畸形轻度不需处理,畸形明显者可于14岁后行髁上楔形截骨矫正术。

(二) 固定

骨折复位后应选用四块夹板,纸压垫2~4个,除前侧夹板外,内、外、后侧夹板均超肘关节固定。伸直型骨折应屈肘90°~110°位固定4~5周,为防止骨折远端后移,可在尺骨鹰嘴后加一梯形垫;为防止肘内翻畸形,可在骨折近端的外侧及远端的内侧各置一塔形垫。屈曲型骨折应使肘关节固定在伸直位或屈肘40°~60°位2周后,逐渐屈肘至90°位1~2周;前后固定垫位置应与伸直型相反,余垫同伸直型固定。伸直型骨折固定后,可用颈腕带悬吊患肢于胸前(图3-25),在固定中若患肢出现血液循环障碍,应立即松解全部外固定,置肘关节于屈曲45°位观察。

(三) 功能锻炼

固定后即可做握拳,屈伸腕关节活动。除粉碎性骨折可于伤后1周在牵引固定下开始练习肘关节屈伸活动外,其他类型骨折一般应在解除固定后积极主动锻炼肘关节的屈伸活动。在功能锻炼中,严禁用暴力做被动活动。

(四) 药物治疗

肱骨髁上骨折患者多为儿童,愈合较快,在骨折早期可用活血化瘀、消肿止痛之类

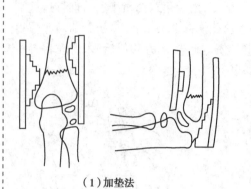
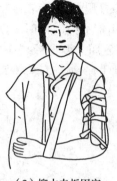
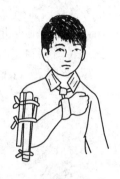

（1）加垫法　　　　　　　　（2）柳木夹板固定　　　　　（3）杉木夹板固定

图 3-25　伸直型肱骨髁上骨折夹板固定法

内服和外用药物,至骨折中、后期可不必用。成人骨折仍按骨折三期辨证用药,后期应用中药熏洗,结合功能锻炼,对肘关节功能恢复有很大作用。

五、尺、桡骨干双骨折

尺、桡骨干双骨折是常见的前臂损伤之一。多见于儿童或青壮年。骨折多发生于前臂中 1/3 和下 1/3 部。

【病因病机】

前臂由尺、桡两骨构成,尺骨近端粗而远端细,是肘关节的重要部分。桡骨近端细而远端粗,为腕关节的主要构成。正常时尺骨是前臂的轴心,通过上、下桡尺关节及骨间膜与桡骨相连,桡骨沿尺骨旋转。前臂骨间膜是致密的纤维膜,几乎连接桡尺骨的全长,前臂中立折位时,两骨干接近平行,骨间隙最大,骨干中部距离最宽,骨间膜上下松紧一致,对桡尺骨起稳定作用;当前臂旋前或旋后时,骨干间隙缩小,骨间膜上下松紧不一致,而两骨稳定性减低。因此,在桡尺骨干双骨折复位后,尽可能将前臂固定在中立位,有利于骨折部的稳定。

尺、桡骨干双骨折可由直接暴力、间接暴力或扭转暴力所造成。因直接暴力所致者,多为重物砸伤、撞击伤和压轧伤,以横断或粉碎性骨折为多见,其尺、桡两骨的骨折线处于同一平面上。传达暴力所致者,多为跌倒时手掌着地,暴力沿桡骨向上传导,在桡骨中、上段发生横断或锯齿状骨折后,残余暴力通过骨间膜牵拉尺骨,造成尺骨斜形骨折,桡骨骨折线在上,尺骨骨折线在下。儿童多发生下 1/3 段青枝骨折,桡骨骨折线高于尺骨骨折线,骨折端多向掌侧成角,其背侧骨膜多完整。扭转暴力所致者,骨折常发生在活动度小的一端,故尺骨骨折线在上,桡骨骨折线在下,多为螺旋形骨折（图 3-26）。尺、桡骨干完全骨折时,由于暴力的作用,以及伸、屈、旋前、旋后肌的牵拉,两骨折端可发生重叠、成角、旋转和侧方移位。

【诊断要点】

伤后局部肿胀、疼痛、压痛明显,前臂旋转功能丧失。有移位的完全骨折出现短缩、成角或旋转畸形,并有骨擦音和异常活动;儿童青枝骨折仅见成角畸形。若骨折后患肢疼痛剧烈,肿胀严重,手指麻木发凉或发绀,被动活动手指疼痛加剧,应考虑为前臂骨筋膜室综合征。

X 线检查应包括肘关节及腕关节,正、侧位片可确定骨折类型、移位方向及有无

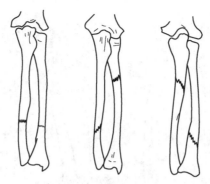

（1）直接暴力　（2）间接暴力　（3）旋转暴力

图 3-26　不同外力所致的尺、桡骨干双骨折

上、下桡尺关节脱位。

根据受伤史、临床表现以及 X 线检查，可作出诊断。

【治疗】

尺、桡骨干骨折的治疗原则是恢复前臂旋转功能。无移位骨折直接用夹板固定即可；有移位骨折应要求解剖复位或接近解剖复位后，固定治疗。

（一）整复

患者仰卧，肩外展 90°，屈肘 90° 位，中、下 1/3 骨折取中立位，上 1/3 骨折取前臂旋后位，由两助手做拔伸牵引，矫正重叠、旋转及成角畸形。尺、桡骨干双骨折均为不稳定骨折时，如骨折在上 1/3，则先整复尺骨；如骨折在下 1/3，则先整复桡骨；骨折在中段时应选相对稳定性好的骨折先复位。若前臂肌肉比较发达，加之骨折后出血肿胀，虽经牵引后重叠移位未完全纠正者，可用折顶手法加以复位。若斜形骨折或锯齿状骨折有背向侧方移位者，用回旋手法进行复位。若尺、桡两断骨出现相互靠拢时，可用分骨手法使两骨分开。多次手法复位不成功者，可切开整复做内固定。

（二）固定

选用夹板四块，准备分骨垫 2 个，纸压垫 2~3 个。骨折复位后，在持续牵引下做夹缚固定。若复位前桡尺骨相互靠拢者，可用分骨垫放置在两骨之间，掌、背侧各 1 个，骨折线在同一水平时，分骨垫中部置于两骨折线处；骨折线在不同平面时，分骨垫置于两骨折线之间；掌侧放在掌长肌腱与尺侧腕屈肌腱之间，背侧放在尺骨的桡侧缘。若骨折有成角畸形，可采用平垫三点加压法。各垫放置妥当后，用胶布粘贴，再依次放上掌、背、尺、桡侧夹板。掌侧板由肘横纹至腕横纹，背侧板由鹰嘴至腕关节或掌指关节，桡侧板由桡骨头至桡骨茎突，尺侧板自肱骨内上髁下达第 5 掌骨基底部。缚扎后，再用有柄的直角托板固定，前臂原则上放置中立位，用三角巾悬吊置于胸前（图 3-27）。在固定期间，应使前臂维持在中立位。固定时间成人 6~8 周，儿童 3~4 周。

（三）功能锻炼

初期鼓励患者做手指屈伸握拳活动及上肢肌肉舒缩活动；中期开始做肩、肘关节活动，如大云手、小云手等，活动范围逐渐增大，应避免伤肢前臂的任何旋转活动，以防骨折再移位。解除固定后做前臂旋转活动，以恢复前臂旋转功能，如反转手等。

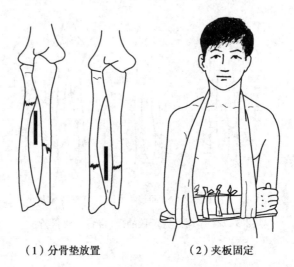

（1）分骨垫放置　　　　（2）夹板固定

图 3-27　尺、桡骨干双骨折夹板固定法

（四）药物治疗

按骨折三期辨证用药。若尺骨下 1/3 骨折愈合迟缓时，要着重补肝肾、壮筋骨以促进骨折愈合，若后期前臂旋转活动仍有障碍者，应加强中药熏洗。

 知识链接

1. X 线诊断时，投照范围应包括上下尺桡关节，以判断骨折移位的程度及是否存在上下尺桡关节损伤。

2. 治疗时，注意以下方面：①防止骨筋膜室综合征等并发症的发生；②尺、桡骨之间骨间膜的修复情况。

附：尺、桡骨干单骨折

在桡骨或尺骨干发生骨折称为尺、桡骨干单骨折。尺骨干骨折在临床上较少见，多发于青壮年。

【病因病机】

尺骨为一长管状骨，位于前臂内侧，位置表浅，整个骨骼均可在皮下摸得，中 1/3 及下 1/3 段较为细弱，且其背侧、内侧无肌肉保护，容易遭受暴力打击而造成骨折。骨折多发生于中、下 1/3 交界处，该段血液供应较差，骨折后愈合较缓慢。桡骨位于前臂的外侧，参与前臂的旋转活动。桡骨干上 1/3 骨质坚固，且有丰厚的肌肉包裹，不易发生骨折，桡骨干中、下 1/3 段肌肉较少，为桡骨生理弯曲度最大之处，是应力上的弱点，骨折多发生于此处。

尺骨干骨折多由直接暴力打击所致，多为横断或粉碎性骨折；桡骨干骨折多为间接暴力所致，多为短斜形或螺旋形骨折。尺、桡骨干单骨骨折因有对侧骨的支持，一般无严重移位；由于骨间膜的作用，骨折断端多向对侧移位。成人桡骨干上 1/3 骨折，骨折线位于旋前圆肌止点以上时，由于附着于桡骨粗隆的肱二头肌以及附着于桡骨上 1/3 的旋后肌的牵拉，骨折近端多向后旋转移位；骨折远端在附着桡骨中部及下部的旋前圆肌和旋前方肌的牵拉下,向前旋转移位。成人桡骨干中或中下 1/3 骨折,骨折线位于旋前圆肌止点以下时,因肱二头肌与旋后肌的旋后倾向,被旋前圆肌的旋前力量相抵消,骨折近端处于中立位;骨折远端因受旋前方肌的牵拉而向前旋转移位(图3-28)。当骨折有明显移位时,可合并上或下尺桡关节脱位,出现成角、重叠畸形。儿童骨质柔嫩,多为青枝骨折或骨膜下骨折。

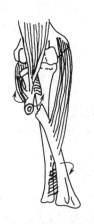 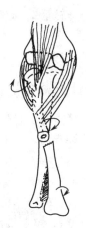

(1)骨折在旋前圆　　　　　(2)骨折在旋前圆
　　肌止点之上　　　　　　　　肌止点之下

图 3-28　桡骨干骨折的移位

【诊断要点】

伤后局部肿胀、疼痛、压痛明显。完全骨折时,可有骨擦音,前臂旋转功能障碍,但不完全骨折时,尚可有部分旋转功能。有移位骨折可有明显的成角、旋转畸形,若发生在较表浅骨段,可触及骨断端。

X 线正侧位摄片应包括上、下尺桡关节,注意有无合并上、下桡尺关节脱位。X 线摄片可确定骨折部位和移位情况。

根据受伤情况、临床表现和 X 线检查可作出诊断。

【治疗】

无移位骨折直接用夹板固定即可;有移位骨折应整复固定治疗。

(一)整复

患者平卧,肩外展,肘屈曲,两助手行顺势拔伸牵引。骨折在中或下 1/3 时,前臂中立位牵引 3~5 分钟,在断端重叠拉开后,采用分骨法纠正;若掌背侧移位用提按手法复位。桡骨干上 1/3 骨折时应逐渐由中立位改为旋后位牵引,术者一手拇指将骨折远端推向桡侧、背侧,另一手拇指挤按近端向尺侧、掌侧,使骨折复位。

(二)固定

在维持牵引下,先放置掌、背侧分骨垫各 1 个;若桡骨干上 1/3 骨折须在近端桡侧再放一个小固定垫,以防止近端向桡侧移位,然后依次放上掌侧、背侧、桡侧和尺侧夹板(图 3-29);若桡骨干下 1/3骨折时,桡侧板的远端应超腕关节,将腕部固定在尺偏位,借紧张的腕桡侧副韧带限制远端向尺侧移

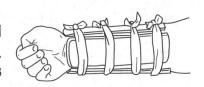

图 3-29　桡骨干上 1/3 骨折
夹板固定法

位。尺骨下 1/3 骨折时，则应使尺侧板远端超腕关节，将腕部固定于桡偏位。最后用四条扎带缚扎，并将患肢屈肘 90°，前臂中立位，用三角巾或绷带悬吊胸前。桡骨上 1/3 骨折时，应将前臂固定于旋后位或中立位稍旋后。固定时间为 4~6 周。

（三）功能锻炼

初期鼓励患者做握拳锻炼，待肿胀基本消退后，开始肩、肘关节活动，如小云手，大云手等。但不能做前臂旋转活动。解除固定后，可做前臂旋转活动锻炼，如反转手等。

（四）药物治疗

与尺、桡骨干双骨折相同。

六、尺骨上 1/3 骨折合并桡骨头脱位

尺骨上 1/3 骨折合并桡骨头脱位为上肢最常见、最复杂的骨折合并脱位，又称孟氏（Monteggia）骨折。本病可发生于任何年龄，但多发生于儿童。

【病因病机】

上桡尺关节由桡骨头环状关节面与尺骨桡切迹构成，桡骨头被附着在尺骨桡切迹前后缘的环状韧带所约束。前臂旋转活动时，桡骨头在尺骨桡切迹里旋转。桡神经在肘前部向下分为深支和浅支，深支绕过桡骨头，进入旋后肌深、浅层之间，然后穿出旋后肌位于骨间膜表面走向远侧。

直接暴力和间接暴力均能引起尺骨上 1/3 骨折合并桡骨头脱位，而以间接暴力所致者为多。根据暴力作用的方向和骨折移位情况，临床可分为以下三种类型（图 3-30）。

1. 伸直型比较常见，多见于儿童。跌倒时肘关节处于伸直或过伸位，手掌先着地，外力由掌心通过尺桡骨向前上方传达，先造成尺骨斜形骨折，继而迫使桡骨头冲破或滑出环状韧带向前外方脱位，骨折端也向前外方突起成角。成人在直接暴力打击尺骨背侧，可导致伸直型横断或粉碎性骨折。

2. 屈曲型多见于成人。跌倒时肘关节处于屈曲位，手掌先着地，暴力由掌心传向后上方，先造成尺骨横断或短斜形骨折，并向后外方成角，桡骨头也向后外方脱出。

3. 内收型多见于幼儿。跌倒时肘关节处于内收位，手掌着地，暴力由掌心传向上外方，先造成尺骨冠状突下方骨折并突向桡侧成角，桡骨头向外侧脱位。

4. 特殊型多见于成人，临床少见。为尺、桡骨双骨折合并桡骨头向前脱位。其发生机制与伸直型大致相同，但暴力较大。

尺骨上 1/3 骨折合并桡骨头脱位时，由于桡骨头的牵拉，常可造成桡神经深支的损伤。其发生率约为 1/10。

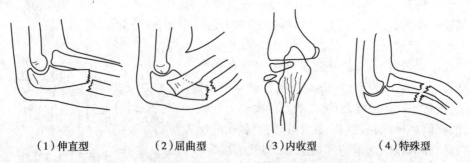

（1）伸直型　　　（2）屈曲型　　　（3）内收型　　　（4）特殊型

图 3-30　尺骨上 1/3 骨折合并桡骨头脱位的类型

【诊断要点】

伤后肘部及前臂肿胀，移位明显可见尺骨成角畸形，各型骨折相应地在肘关节的前、外或后方可摸到脱出的桡骨头，骨折和脱位处压痛明显。检查时应注意腕和手指的感觉与运动功能，以便确定是否有合并桡神经损伤。

X线摄片须包括肘、腕关节，以免遗漏上下尺桡关节脱位的诊断。正常桡骨头与肱骨小头相对，桡骨干的纵轴线向上延长，一定通过肱骨小头的中心（图3-31）。肱骨小头骨骺一般在1~2岁时出现。因此对1岁以内的婴幼儿患者，最好同时摄健侧X线片，以便对照。

一般根据外伤史、临床表现和X线检查可作出诊断。

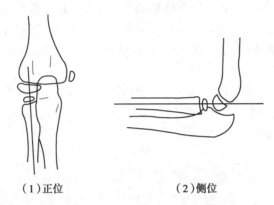

（1）正位　　　　　　　（2）侧位

图3-31　正常时，X线显示桡骨干纵线通过肱骨小头中心

【治疗】

本病绝大多数可采用手法复位，前臂夹板固定。开放性骨折的骨折端未在创口内直接暴露者，可在清创缝合后采用闭合手法复位；骨折端外露者应在清创的同时在直视下将其复位，但不必采用内固定。手法复位失败者，应早期切开整复内固定。合并桡神经挫伤者，亦可采用手法复位、夹板固定，桡神经多能在3个月左右自行恢复。

（一）整复

原则上应先整复桡骨脱位，后整复尺骨骨折。患者取平卧或坐位，前臂置中立位，由两助手顺势拔伸，矫正重叠移位。

1. 伸直型骨折术者两拇指放在桡骨头外侧和前侧，向尺侧、背侧推挤，同时肘关节徐徐屈曲90°，使桡骨头复位，然后术者捏住骨折断端进行分骨，在骨折处向掌侧加大成角，再逐渐向背侧按压，使尺骨复位。

2. 屈曲型骨折术者两拇指放在桡骨头外侧和背侧，向尺侧、掌侧推挤，同时肘关节徐徐伸直，使桡骨头复位，然后在骨折处先向背侧加大成角，再逐渐向掌侧挤按，使尺骨复位。

3. 内收型助手在拔伸牵引的同时外展肘关节，术者拇指放在桡骨头外侧，用力向内推挤，使桡骨头复位，此时尺骨向桡侧成角也随之得到矫正。

4. 特殊型先按伸直型复位法推挤桡骨头复位，然后按桡尺骨干双骨折处理。

（二）固定

先在尺骨骨折部的掌侧与背侧各放置一分骨垫，在骨折部的掌侧（伸直型）或背侧(屈曲型)放置一平垫;在桡骨头的前外侧(伸直型)或后外侧(屈曲型)或外侧(内收型)置放一葫芦垫,在尺骨内侧两端各放一平垫并用胶布固定(图3-32)。在前臂的掌侧、背侧、桡侧和尺侧放上长度适宜的夹板,用扎带(四根)捆绑,伸直型骨折脱位应将患肢固定于屈曲位4~5周;屈曲型或内收型骨折,宜将患肢固定于伸肘位2~3周后,改屈肘位固定2周。

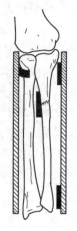

因桡骨头脱位后有可能自行还纳,在X线检查时可仅见尺骨骨折,但此时也应按脱位固定,不然会再次发生脱位。

（三）功能锻炼

初期做指、腕关节屈伸活动及上肢肌肉舒缩活动;中期开始做肩、肘关节活动(如小云手、大云手等),活动范围逐渐增大,但不宜做前臂旋转活动。解除固定后做前臂旋转活动,如反转手等。

（四）药物治疗

图3-32　分骨垫和固定垫的放置法

按骨折三期辨证用药,若尺骨下1/3骨折愈合迟缓时,要着重补肝肾、壮筋骨以促进其愈合,若后期前臂旋转活动仍有障碍者,应加强中药熏洗。

知识链接

1. 确定诊断和分型必须依靠X线诊断。
2. Monteggia骨折合并的桡神经深支损伤多为神经牵拉伤,多能自行恢复。

七、桡骨中下1/3骨折合并下桡尺关节脱位

桡骨中下1/3骨折合并下桡尺关节脱位又称之为盖氏(Galeazzi)骨折。下桡尺关节由尺骨小头和桡骨尺切迹构成,关节间隙约为0.5~2.0mm。下桡尺关节的稳定,主要由坚强的三角纤维软骨与较薄弱的掌、背侧下桡尺韧带维持。前臂活动时,桡骨尺切迹则围绕着尺骨小头旋转。当三角纤维软骨或尺骨茎突被撕裂时,容易导致下桡尺关节脱位。

盖氏骨折常见于成年人,儿童少见。

【病因病机】

间接或直接暴力均可引起盖氏骨折,以间接暴力所致者多见。患者向前跌倒时,手掌先着地,身体重力沿肢体向下传递,地面反作用力沿桡腕关节向上传达至桡骨中下1/3处,该处为应力上的薄弱点,故发生骨折,骨折多为横形或短斜形、螺旋形少见。骨折远端向上、向背侧或掌侧移位,同时三角纤维软骨盘及尺骨茎突被撕脱或尺侧腕韧带被撕裂,导致下桡尺关节脱位。骨折后,骨折远端受拇短伸肌和拇长展肌的挤压而向尺侧成角和向掌侧、尺侧移位,被旋前方肌牵拉而旋前移位。拇长展肌和拇短伸肌有时可嵌入两骨折端之间,导致骨折不愈合。脱位方向有:桡骨远端向近侧移位,下桡尺关节分离和尺骨小头向掌或背侧移位,以背侧移位为多见。三个方向的移位可同时存在。直接暴力为前臂被重物打击或操纵机器时绞伤所致,桡骨多为横断或粉碎骨折,桡骨远折

端常因旋前方肌牵拉而向尺侧移位,还常合并尺骨下 1/3 骨折(图3-33)。

根据骨折的移位方向和稳定程度,临床上分为三种类型:

1. 稳定型桡骨下 1/3 段横形骨折、成角畸形合并下桡尺关节脱位或尺骨下端骨骺分离,常发生于儿童。

2. 不稳定型桡骨中下 1/3 段螺旋或短斜形骨折,移位较重,下尺桡关节脱位明显,常见于成年人。

3. 特殊型桡、尺骨双骨折合并下桡尺关节脱位。成人骨折脱位严重;青少年桡、尺骨双骨折位置较低,移位较轻,尺骨可呈弯曲畸形,骨折相对稳定。

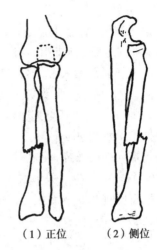

（1）正位　　（2）侧位

图 3-33　桡骨干下 1/3 骨折合并下尺桡关节脱位

【诊断要点】

骨折后前臂和腕部肿胀、疼痛,前臂的旋转功能障碍。桡骨下 1/3 部向掌侧或背侧成角,尺骨小头常向尺侧、背侧突起、腕关节呈桡偏畸形。桡骨下 1/3 部压痛及纵向叩击痛明显,有异常活动或骨擦音,下桡尺关节松弛并有明显的挤压痛,前臂被动旋转功能障碍。

X 线摄片时必须包括腕关节,以观察下桡尺关节的分离程度和是否伴有尺骨茎突骨折。正位片上,若桡、尺骨间隙变宽,成人超过 2mm,儿童超过 4mm,则为下桡尺关节脱位。侧位片上,桡、尺骨骨干正常应相互平行重叠,若桡、尺下段骨干发生交叉,尺骨头向背侧移位,则为下桡尺关节脱位。

一般根据外伤史、临床表现和 X 线检查可作出诊断。

【治疗】

盖氏骨折的治疗,力求达到解剖复位或近于解剖复位,尤其对骨折断端的成角和旋转畸形必须矫正,以防止前臂旋转功能的丧失。稳定型骨折可按桡骨下端骨折处理,成角畸形矫正后,骨折即保持稳定。不稳定型骨折,先整复骨折的重叠、成角和侧方移位,后整复下桡尺关节的掌、背侧和内、外侧分离移位;或先整复下桡尺关节脱位,后整复桡骨骨折。骨折复位固定后应按早、中、晚三期辨证用药治疗。

（一）整复

1. 拔伸牵引　患者取仰卧位,肩关节外展,屈肘 90°,前臂中立位。一助手握持患肢前臂近端,另一助手用一手握持患肢的拇指,另一手握持患肢其余四指,牵引时拇指侧用力要大,两助手做对抗牵引 3~5 分钟,以矫正骨折重叠移位和由于旋前方肌牵拉而发生的桡骨远折端的尺侧移位。桡骨干重叠移位纠正后,下桡尺关节脱位可自动复位。

2. 端挤提按　桡骨远折端向桡侧移位者,术者用一手在前臂中下段骨间隙处捏挤分骨,将桡骨远折端挤向尺侧。若桡骨远折端向尺侧移位者,术者用一手在前臂远端骨间隙处捏挤分骨,将桡骨远折端挤向桡侧,以矫正侧方移位。桡骨远端向背侧移位时,术者用一手拇指按远折端向掌侧,用示指、中指、环指三指提近折端向背侧,以纠正上下移位。

3. 回旋手法　若为斜形或螺旋形骨折,有背侧移位者,需先在无牵引下将远折端由掌侧向背侧回旋;若远折端有掌侧移位,则将远折端由背侧向掌侧回旋,以矫正掌、背侧移位。

4. 分骨折顶 应用上述手法不能矫正掌、背侧移位者,可用分骨折顶法。若远折端向掌侧移位,术者可用一手夹挤分骨,另一手拇指置近折端背侧,示指、中指、环指三指置远折端掌侧,拇指用力将近折端推向掌侧,加大向掌侧成角。因尺骨未断,不能向双骨折一样成角太大,待感到有阻力后,托远折端的示指、中指、环指三指骤然提托远折端向背侧反折,一般掌侧移位即可矫正。远折端向背侧移位者,手法则相反。

5. 推挤捺正 经上述手法后,若桡骨远折端仍有向尺侧的残余移位者,术者可用一手拇指及示指、中指、环指三指在夹挤分骨下,将远折端向桡侧推挤,用另一手拇指将近折端向中心按捺,使之对位。

6. 整复 下桡尺关节脱位术者用一手捏住已复位的桡骨骨折端做临时固定,用另一手将向背侧或掌侧移位的尺骨远端捺正,再用拇指、示指从腕部的桡、尺侧向中心捏挤,使分离的下桡尺关节复位。

特殊型骨折整复时,若尺骨有弯曲畸形,则应先矫正之。然后整复下桡尺关节的掌、背侧及内、外侧分离脱位,最后在合骨垫保持下,按桡、尺骨双骨折手法整复。陈旧性骨折,可先手法折骨,再进行手法复位。

（二）固定

复位后,在维持牵引和分骨下,捏住骨折部,先外敷散瘀消肿药膏,再用绷带包扎3~4层,在掌、背侧骨间隙处各放置一个分骨垫。用手捏住掌、背侧分骨垫,再用两条胶布固定。在骨折近端桡侧放一薄平垫,在桡、尺骨远端的桡、尺侧各放一平垫。然后用前臂四块夹板固定。先放置掌、背侧夹板,再放桡、尺侧夹板。桡侧夹板下端稍超过腕关节,以限制手的桡偏。尺侧夹板下端不超过腕关节,以利于手的尺偏活动。桡骨远端向桡侧移位者,分骨垫放于骨折线近侧。尺侧夹板改用自尺骨鹰嘴至第五掌骨颈部的夹板,以防止手的尺偏,便于骨折的对位(图3-34)。

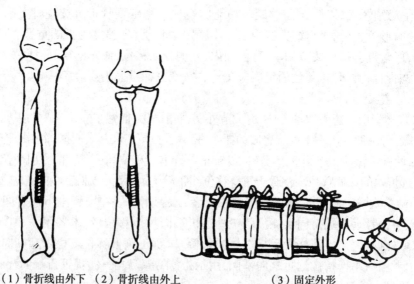

（1）骨折线由外下　（2）骨折线由外上　　　（3）固定外形
　至内上时分骨垫放　　至内下时分骨垫放
　　　　置法　　　　　　　　置法

图3-34 盖氏骨折夹板固定法

盖氏骨折属于不稳定性骨折,复位固定后有再移位倾向,3周内必须严密观察,如有移位,应及时调整。固定下桡尺关节时,绷带松紧度应合适,随时观察肢体血液运行情况,随时调整。

(三)功能锻炼

固定后,即可做手部的握拳运动,以减轻前臂远端的肿胀。肿胀消退后,开始肩关节和肘关节伸屈运动,如做小云手活动。解除固定后,应逐渐加强功能锻炼。

骨折早、中期功能锻炼时,不宜做前臂的旋转运动,以防止再移位。

(四)药物治疗

早期治宜活血祛瘀、消肿止痛,内服和营止痛汤或活血祛瘀汤等,外敷双柏散或消肿止痛膏。中期治宜和营生新、接骨续筋,内服肢伤二方或续骨活血汤等,外敷接骨膏。后期治宜补气血、补肝肾、壮骨筋,内服补肾壮筋汤或肢伤三方。解除固定后,可用骨科外洗方熏洗患肢。

八、桡骨远端骨折

桡骨远端骨折是指距桡骨远端关节面3cm以内的骨折。此骨折较常见,多见于青壮年及老年人。在20岁以内的患者,则多为桡骨远端骨骺分离。

【病因病机】

桡骨远端膨大,其横断面近似四方形,由松质骨构成,在松质骨与密质骨交界处为骨折易发处。桡骨远端关节面呈由背侧向掌侧、由桡侧向尺侧的凹面,分别形成掌倾角(10°~15°)和尺倾角(20°~25°)。桡骨茎突又较尺骨茎突长1~1.5cm,这些关系在骨折时常被破坏,在整复时应尽可能使其恢复,否则可造成腕与手指的功能障碍(图3-35)。

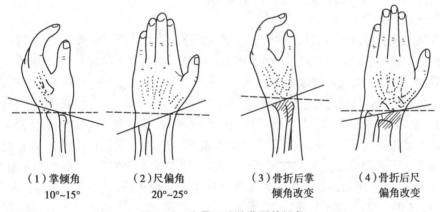

(1)掌倾角　　　　(2)尺偏角　　　　(3)骨折后掌　　　(4)骨折后尺
10°~15°　　　　　20°~25°　　　　　倾角改变　　　　偏角改变

图3-35　桡骨远端关节面的倾角

桡骨远端骨折多为间接暴力所致,根据受伤姿势和骨折移位的不同可分为伸直型和屈曲型。

1. **伸直型骨折**　又称柯莱斯(Colles)骨折。跌倒时,前臂旋前、腕关节背伸位,手掌先着地,躯干向下的重力与地面向上的反作用力交集于桡骨远端而发生骨折。暴力轻时,骨折无移位或有轻度嵌插。暴力大时,骨折远端向桡侧和背侧移位,使桡骨远端关节面改向背侧倾斜,尺倾角变小或完全消失,甚至出现相反倾斜。在伸直型骨折中如合并尺骨茎突骨折,下尺桡关节的三角纤维软骨盘随骨折片向桡侧背侧移位;如无尺骨茎突骨折,骨折远端移位明显时,三角纤维软骨盘附着点必然破裂。

2. 屈曲型骨折　又称史密斯(Smith)骨折。跌倒时,腕关节掌屈位,手背先着地,传达暴力作用于桡骨远端而导致骨折,骨折远端向桡侧和掌侧移位,桡骨远端关节面向掌侧倾斜角加大。

3. 桡骨远端关节面骨折伴腕关节脱位　又称巴通(Barton)骨折。跌倒时,腕背伸、前臂旋前位,手掌着地,暴力通过腕骨传导,撞击桡骨关节面背侧发生骨折,腕关节也随之向背侧移位。据其骨折的位置及移位的方向,分为掌侧缘骨折及背侧缘骨折两类。

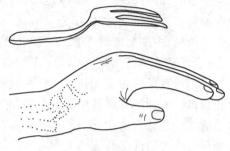

图 3-36　"餐叉样"畸形

【诊断要点】

伤后无明显移位者,仅局部疼痛、压痛,腕和手指运动不便,握力减弱;有明显移位者,局部肿胀、疼痛、压痛明显,腕关节功能部分或完全丧失。伸直型骨折远端向背侧移位明显,可见"餐叉样"畸形(图 3-36);骨折远端向桡侧移位时,呈"枪刺状"畸形;屈曲型骨折远端向掌侧移位时,呈"锅铲状"畸形。

X 线摄片可见骨折类型和移位方向。

根据受伤史、临床表现和体征、X 线检查,一般可作出诊断。

【治疗】

无移位骨折仅用掌、背侧夹板或硬纸板固定 2~3 周即可;有移位骨折必须复位治疗,争取达到良好的解剖复位,否则会引起桡骨远端诸骨沟的不平整,影响从该处经过的肌腱滑动,造成手指,特别是拇指的活动功能障碍。

(一)整复

患者取坐位或卧位,肘部屈曲 90°,前臂中立位。整复骨折线未进入关节、骨折远端完整的伸直型骨折时,一助手把住上臂,术者两拇指并列置于远端背侧,其他四指置于腕部,扣紧大小鱼际肌,先顺势拔伸 2~3 分钟,待重叠移位完全纠正后,将远端旋前,并利用牵引力,骤然猛抖,同时迅速尺偏掌屈腕关节,使之复位(图 3-37)。若仍未完全整复者,则改由两助手维持牵引,术者用两拇指迫使腕关节尺偏掌屈,即可达到解剖复位。整复桡骨远端背侧缘劈裂骨折时,术者双手紧扣腕部,与一助手对抗拔伸牵引,并将腕关节轻度屈曲,然后用两拇指直接推按背侧缘骨折块,使其复位。整复屈曲型骨折时,由两助手拔伸牵引,术者可用两拇指由掌侧将骨折远端向背侧推挤,同时用示指、中指、环指三指将近端由背侧向掌侧挤压,然后术者捏住骨折部,牵引手指的助手徐徐将腕关节背伸,使屈肌腱紧张,防止复位的骨折端再移位。整复掌侧缘劈裂骨折时,在拔伸牵引同时轻度背伸腕关节,术者在骨折处掌背侧相对挤按,可使骨折复位。

(二)固定

在维持牵引下,伸直型骨折先在骨折远端背侧和近端掌侧分别放一平垫,然后放置夹板,其夹板近端达前臂上 1/3,而桡、背侧夹板远端应超腕关节,限制腕桡偏和背伸活动。背侧缘劈裂骨折者应在骨折处掌、背侧各放一平垫,背侧夹板超腕关节固定。屈曲型骨折在骨折远端的掌侧和近端的背侧各放一个平垫,桡、掌侧夹板远端应超腕

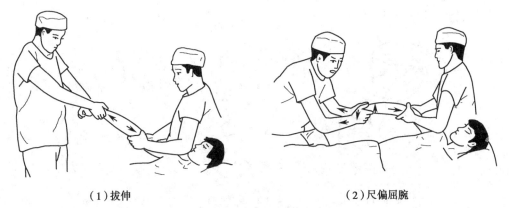

|（1）拔伸|（2）尺偏屈腕|

图 3-37　桡骨远端伸直型骨折复位法

关节,限制腕关节桡偏和掌屈活动。掌侧缘劈裂应在骨折处掌、背侧各放一平垫,掌侧夹板超腕关节固定。在夹板放好后,扎上三根结扎带,最后将前臂悬吊胸前。固定时间成人 4~5 周,儿童 3 周左右。

固定后应注意观察手部的血液循环,随时调整夹板松紧度,并将患肢保持在中立位,防止骨折再移位倾向。

（三）功能锻炼

骨折固定后,即积极鼓励患者做指间关节、掌指关节屈伸锻炼及肩肘部活动;解除固定后,做腕关节屈伸和前臂旋转活动锻炼。

伸直型骨折固定期间应避免关节桡偏与背伸活动。

（四）药物治疗

儿童骨折早期治则是活血祛瘀、消肿止痛;中后期可不用内服药物。中年人骨折按三期辨证用药。老人骨折中后期着重养气血、壮筋骨、补肝肾。解除固定后,均应用中药熏洗,以舒筋活络,通利关节。

知识链接

1. 诊断时,详细询问腕部受伤史。一般来说,手掌先着地者,是伸直型骨折;手背先着地者,是屈曲型骨折。

2. 治疗时,注意掌倾角和尺偏角的矫正修复。不矫正会影响腕和手指的功能。

九、腕舟骨骨折

腕舟骨骨折是较常见的腕部骨折,多发生于青壮年。

【病因病机】

腕舟骨位于近排腕骨桡侧,呈长弧形,其状如舟,分为结节部、腰部和体部,其表面绝大部分为关节软骨,血液供应仅靠腰部和结节部韧带的小营养血管。当腰部和近端发生骨折时,易发生骨折迟缓愈合、不愈合或缺血性坏死。

腕舟骨骨折多为间接暴力所致。跌倒时,手掌先着地,腕关节强度桡偏背伸,暴力向上传达,腕舟骨被锐利的桡骨关节面的背侧缘或茎突缘切断而发生骨折。按骨折部位可分为三种类型(图 3-38)。临床以腰部骨折为多见。

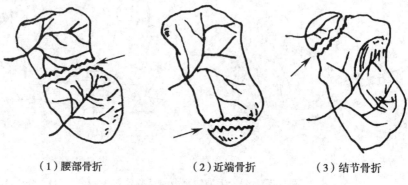

　　　（1）腰部骨折　　　　　（2）近端骨折　　　　（3）结节骨折

图 3-38　手舟骨骨折的类型

　　1. 舟骨结节骨折　此部位发生的骨折,不影响骨折端的血液供应。6~8 周可以愈合。

　　2. 舟骨腰部骨折　大部分腰部骨折,骨折可在 10~12 周左右愈合。但是少数病例,因局部血运不良和剪力大,骨折愈合缓慢,需固定 6~12 个月的时间,个别病例发生不愈合或近端骨缺血性坏死。此型骨折临床最常见。

　　3. 舟骨近端骨折　根据血运分布情况,决定骨折愈合速度,骨折固定时间与腰部骨折类同。

【诊断要点】

　　伤后局部轻度疼痛,腕关节活动障碍,阳溪穴部位"鼻烟窝"肿胀、压痛明显,将腕关节桡偏、屈曲拇指和示指而叩击其掌指关节时亦可引起疼痛。

　　腕关节正位、侧位和尺偏 45°斜位 X 线片可明确骨折部位(有些裂缝骨折,早期 X 线摄片可能为阴性;应在骨折 2~3 周后复查,可见骨折线)。陈旧性舟骨骨折要与先天性双舟骨鉴别。

【治疗】

　　无移位骨折,可仅做前臂腕关节夹板固定。有移位骨折,则必须进行手法复位。

（一）整复

　　腕舟骨骨折很少移位,一般不需整复。若有移位时,可在手法牵引下使患腕尺偏,以拇指向内按压骨块即可复位。

（二）固定

　　先在阳溪穴放软垫,然后用塑型夹板或硬纸板固定腕关节伸直而略向尺偏、拇指对掌位。固定范围包括前臂下 1/3、腕、拇掌及拇指指间关节。亦可用短臂管型石膏固定腕关节于背伸 25°~30°、尺偏 10°、拇指对掌和前臂中立位。结节部骨折一般 6~8 周均可愈合;腰部和近端部位骨折愈合时间或为 3~6 个月,甚至更长。

（三）功能锻炼

　　固定后即可行手指和肘腕关节活动。

（四）药物治疗

　　可按骨折三期用药原则进行。后期腕关节功能活动受限者,可用中药熏洗,并加强腕关节功能锻炼。

知识链接

1. 早期 X 线诊断可能阴性,而临床表现明显时,应在伤后 2 周左右再次拍片检查。
2. 治疗时,注意掌倾角和尺偏角的矫正修复。不矫正会影响腕和手指的功能。

十、掌骨骨折

掌骨各部位发生骨折均称为掌骨骨折,包括掌骨颈、干、基底部骨折。临床以掌骨基底部骨折常见。

【病因病机】

第 1 掌骨短而粗,活动度较大,骨折多发生在基底部。第 2、3 掌骨细长,且较突出,握拳击物时,暴力常落在第 2、3 掌骨上,故易骨折。第 4、5 掌骨短细,其中以第 5 掌骨易受直接暴力而骨折,而当其受间接暴力时可致掌骨颈骨折。

1. 第 1 掌骨基底部骨折　第 1 掌骨基底部骨折多由间接暴力引起,骨折远端受拇长屈肌、拇短屈肌与拇内收肌的牵引,近端受拇长展肌的牵拉,骨折端向桡背侧突起成角。如骨折线呈斜形经过第 1 掌腕关节面时,骨折远端可向背、桡侧移位,出现第 1 掌骨基底部骨折脱位(图 3-39)。

2. 掌骨颈骨折　掌骨颈骨折由握拳时掌骨头受到冲击的传达暴力所致,第 5 掌骨颈骨折多见。骨折后断端受骨间肌与蚓状肌的牵引,向背侧突起成角,掌骨头向掌侧屈曲(图 3-40),因手背伸肌腱牵拉,以致近节指骨头向背侧脱位,掌指关节过伸,手指越伸直,畸形越明显。

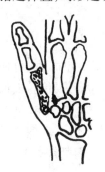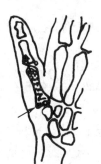

（1）移位方向　　　（2）复位后

图 3-39　第 1 掌骨基底部骨折脱位

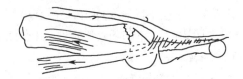

图 3-40　掌骨颈骨折移位

3. 掌骨干骨折可为单根或多根掌骨骨折,骨折后因骨间肌及屈指肌的牵拉,使骨折端向背侧成角和向侧方移位,单根掌骨骨折移位较轻,而多根骨折移位较重,且对骨间肌的损伤也比较严重。

【诊断要点】

受伤后局部肿痛,功能障碍,有明显压痛,纵轴挤压或叩击掌骨头则疼痛加剧,如有重叠移位,则该掌骨短缩,可见掌骨头凹陷。

拍手部的正位与斜位 X 线片。

根据受伤史、临床表现和 X 线检查可作出诊断。

【治疗】

掌骨骨折治疗要求正确复位,合理而有效的固定。

（一）整复及固定

1. 第 1 掌骨基底部骨折　先将拇指向远侧与桡侧牵引,再将第 1 掌骨头向桡侧与背侧推扳,同时以拇指用力向掌侧与尺侧压顶骨折处,以矫正向桡侧与背侧突起成角。经整复后应用外展夹板固定。若伴有脱位,复位同前,可在复位后用细钢针经皮做闭合穿针内固定;或在局部加压短臂管型石膏外固定的同时加用拇指牵引（图 3-41）。

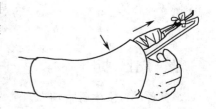

图 3-41　第 1 掌骨基底部骨折脱位的石膏固定与拇指牵引

2. 掌骨颈骨折　应在掌指关节屈曲 90°位,压顶近节指骨头,使指骨基底部托住掌骨头,然后沿近节指骨纵轴推顶。同时用拇指将掌骨干向掌侧按压才能准确整复,复位后用铝板将掌指关节固定在屈曲 90°位包扎。

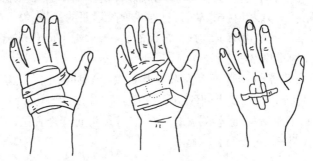

图 3-42　第 3 掌骨干短斜形骨折复位后的固定

3. 掌骨干骨折　横断骨折、短斜骨折整复后比较稳定,可在牵引下先矫正向背侧突起成角,以后用示指与拇指在骨折两旁自掌侧与背侧行分骨挤压,即可复位。复位后在维持牵引下,在骨折两旁放两个分骨垫以胶布固定。如骨折片向掌侧成角,则在掌侧放一小毡垫以胶布固定,最后在掌侧与背侧各放一块夹板,以胶布固定,外加绷带包扎（图 3-42）。对斜形、粉碎性、短缩较多的不稳定骨折,宜加用指骨末节骨牵引,固定时间 4 周。

（二）功能锻炼

待骨折愈合后才能解除外固定,进行掌、指间关节的伸屈活动练习。

（三）药物治疗

按骨折三期辨证用药。

十一、指骨骨折

指骨颈、干、基底部骨折均称为指骨骨折,以近节指骨干骨折为多见。

【病因病机】

直接暴力和间接暴力均可造成指骨骨折,但多为直接暴力所致,且多为开放性骨折。根据部位不同,可分为:

1. 近节指骨干骨折　骨折断端因骨间肌与蚓状肌牵拉而向掌侧突起成角。

2. 指骨颈骨折骨折　亦向掌侧突起成角,由于指伸肌腱中央部的牵拉,远端可向背侧旋转达90°,使远端的背侧与近端的断面相对而阻止骨片的复位。

3. 末节指骨基底部背侧撕脱骨折　末节指骨基底背侧为指伸肌腱扩张的止点,多由于手指伸直时,指端受暴力弯曲引起撕脱性骨折。骨折后末节手指屈曲呈典型的锤状畸形,不能主动伸直,又称为锤状指。(图3-43)。

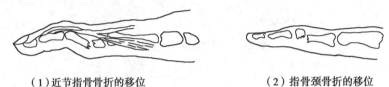

（1）近节指骨骨折的移位　　　　　（2）指骨颈骨折的移位

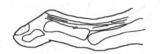

（3）末节指骨基底背侧撕脱骨折

图3-43　指骨骨折移位

【诊断要点】

伤后骨折处有明显肿胀、疼痛和骨擦音。移位明显时,近节、中节指骨骨折可有成角畸形。末节指骨基底背侧骨折时,末节手指不能主动伸直,呈典型的锤状畸形。

X线摄片可进一步明确骨折移位情况。

【治疗】

指骨骨折治疗,必须正确整复对位,尽量做到解剖复位,以免妨碍肌腱的正常滑动,造成手指不同程度的功能障碍。闭合性骨折可手法复位、夹板固定,开放性骨折应及时清创处理。复位后手指应固定在功能位。

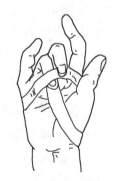

图3-44　近节指骨骨折复位后的固定方法

1. 指骨干骨折　在麻醉下拔伸牵引,用拇指与示指于尺、桡侧挤压以矫正侧方移位,再将手指远端逐渐掌屈,同时以另一拇指将近端自掌侧向背侧顶住以矫正向掌侧突起的成角。复位后根据成角情况放置小固定垫,用夹板局部固定患指,再令患握一裹有3~4层纱布的小圆形柱状固定物(小木棒或玻璃瓶),使手指屈向手舟骨结节,以胶布固定(图3-44),外加绷带包扎。3周后解除固定,用舒筋活血药熏洗,并进行功能锻炼。

2. 指骨颈骨折　整复时应加大畸形,用反折手法,将骨折远端呈90°向背侧牵引,然后迅速屈曲手指,屈曲时应将近端的掌侧顶向背侧(图3-45),固定方法与指骨干骨折相同。

3. 末节指骨基底部背侧撕脱骨折　整复与固定较容易,将近侧指间关节屈曲,远侧指间关节过伸,可使指骨基底部向被撕脱的骨片靠近,达到复位。如系末节指骨粉碎性骨折或指端骨折,其骨折块小,又合并开放性骨折时,在清创处理时,应将碎片切除,以免将来引起指端疼痛。复位后可用塑料夹板或石膏固定(图3-46)。

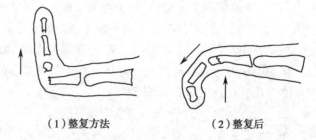

（1）整复方法　　　　　　　　　（2）整复后

图 3-45　指骨颈骨折复位法

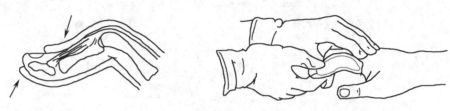

图 3-46　末节指骨基底部背侧撕脱骨折固定法

第三节　下肢骨折

下肢的主要功能是负重和行走,需要良好的稳定结构,双下肢的长度必须相等。因此,对下肢骨折的治疗要求有良好的对位对线,才能达到功能满意。若遗留成角畸形,将会影响下肢的承重功能;若缩短 2cm 以上,就会出现明显跛行;若旋转畸形,则将造成行走的极大不便。

下肢的肌肉比较发达,肢体本身亦较重,整复后不易维持对位,所以在治疗下肢骨折过程中常需配合使用持续牵引。下肢骨折的愈合时间相对较长,故固定时间亦适当延长,以防止过早负重及强大的肌肉收缩力而产生畸形或再骨折。

一、股骨颈骨折

股骨颈骨折系指股骨头下与股骨颈基底部之间的骨折。多见于老年人,以 50~70 岁者最多,女性略多于男性。

【病因病机】

股骨颈、头和髋臼构成髋关节。股骨颈与股骨干之间形成一向内的倾角,称为颈干角,正常值在 110°~140°之间。颈干角随着年龄的增长而减少,儿童为 151°,至成人颈干角在 125°~135°,平均 127°。颈干角大于正常值为髋外翻,小于正常值为髋内翻(图3-47)。股骨颈的中轴线与股骨两髁中点间的连线形成一个夹角,称为前倾角,正常值在 12°~15°(图3-48)。在治疗股骨颈骨折时,必须注意保持正常的颈干角和前倾角,特别是颈干角,否则会遗留髋关节畸形而影响髋关节的功能。

股骨头、颈部的血运主要来自三个途径(图3-49):①关节囊小动脉:由旋股外动脉、旋股内动脉、臀下动脉和闭孔动脉的吻合部到关节囊进入股骨头颈,形成外骺动脉的上、下干骺动脉,供应股骨颈和大部分股骨头的血运。②股骨干滋养动脉:此路血运

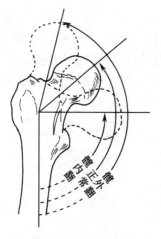

图 3-47　股骨颈颈干角

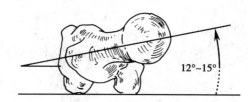

12°~15°

图 3-48　股骨颈前倾角

仅达股骨颈基底部,少部分与关节囊的小动脉有吻合支。③圆韧带的小动脉:由闭孔动脉发出的一支小动脉,叫内骺动脉,比较细,仅供股骨头内下部分的血运,与前述外骺动脉之间有吻合支。股骨头的血运主要来自关节囊和圆韧带的血管,若其中一组血管受到破坏,可通过另一组血管的吻合代偿维持股骨头的血运。如果吻合不好,代偿不完全或两组血管同时受到破坏,将使股骨头发生缺血性坏死及继发创伤性关节炎。

　　股骨颈部细小,处于松质骨和密质骨交界处,负重量大;又因老年人肝肾不足,筋骨衰弱,骨质疏松,即使受轻微的直接外力或间接外力,如平地滑倒、髋关节旋转内收、臀部先着地,便可引起骨折。青壮年、儿童多由车祸、高处坠下等强大暴力致伤。

　　股骨颈骨折按骨折部位分为 3 类:头下部、颈中央部和基底部骨折(图 3-50)。前两种骨折线在关节囊内,为囊内骨折,其骨折线高,股骨头血运较差,易造成骨折不愈合,股骨头缺血性坏死的发生率较高。基底部骨折骨折线的后部在关节囊外,故叫囊外骨折,因其骨折线低,对股骨头颈血供无影响,骨折易愈合。

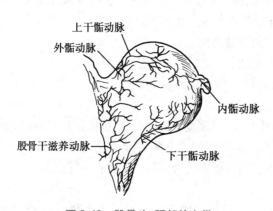

上干骺动脉

外骺动脉

内骺动脉

股骨干滋养动脉

下干骺动脉

图 3-49　股骨头、颈部的血供

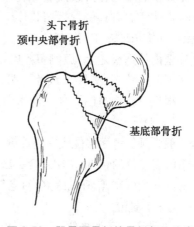

头下骨折

颈中央部骨折

基底部骨折

图 3-50　股骨颈骨折按骨折部位分类

　　股骨颈骨折按损伤姿势及 X 线照片还可分为外展型和内收型两类(图 3-51)。外展型骨折常在下肢处于外展位跌倒,多为头下部骨折,移位少,骨折常互相嵌插,骨折线与股骨干纵轴线的垂直线所成的倾斜角往往小于 30°,骨折局部剪力小,较稳定,血运破坏较少,故愈合率较高。内收型骨折常为下肢处于内收位跌倒所致,多为颈中央部骨折,亦可发生在头下部或基底部,移位多较明显,极少嵌插,骨折线与股骨干纵轴线所成的倾斜角往往大于 50°,骨折处剪力大,极不稳定,骨折远端多内收上移,血运破坏较大,骨折愈合率低,股骨头缺血性坏死率较高(图 3-52)。临床上外展嵌插型骨折若不给予有效的制动或固定,亦可转变为严重的内收型骨折。

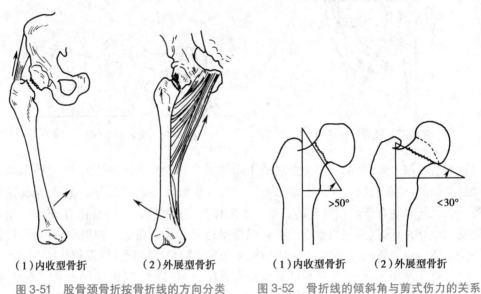

（1）内收型骨折　　（2）外展型骨折　　　　　（1）内收型骨折　　（2）外展型骨折

图 3-51　股骨颈骨折按骨折线的方向分类　　图 3-52　骨折线的倾斜角与剪式伤力的关系

【诊断要点】

老年人跌倒后诉髋部疼痛,不敢站立或行走,应想到股骨颈骨折的可能。伤后髋部疼痛,做被动或主动活动均能引起患处剧痛。纵轴叩击痛阳性,患侧腹股沟韧带中点下方有压痛。多数患者伤后即出现髋关节功能丧失,不能坐起、站立和行走,但有部分无移位的线状骨折或嵌插骨折患者,伤后仍可站立、行走甚至骑自行车,对这些患者要特别注意。有移位骨折伤肢外旋、缩短,髋、膝关节轻度屈曲。囊内骨折因受关节囊束缚,外旋角度较小,为45°~60°;囊外骨折则外旋角度较大,常达90°。可扪及大转子上移至内拉通线之上,患侧布赖恩特三角较健侧缩短。

摄髋关节正、侧位 X 线片可明确骨折部位、类型和移位情况。

根据受伤史、症状、体征及 X 线检查等可作出诊断。

【治疗】

股骨颈新鲜无移位或嵌插骨折,断端稳定,无需复位,一般仅需卧床休息,局部制动。对新鲜有移位的骨折,采用闭合手法复位,加压螺纹钉、三翼钉或130°角钢板内固定,此法简便安全可靠,治疗效果好,对老年人囊内骨折亦可考虑行人工股骨头置换术。

（一）复位

1. 骨牵引逐步复位法　在局麻下,行患肢外展中立位胫骨结节骨牵引,一般重量4~8kg,牵引 2~3 日后,将患肢由中立位改为微内旋位,以便纠正骨折端向前成角,使复位的骨折端紧密扣住,并在床边摄髋关节正、侧位 X 线照片,如发现尚未复位,则调整内收或外展角度,或适当调整重量,至获得满意复位为止,一般应在 1 周内完成。若仍有残余移位,则采用手法整复纠正。

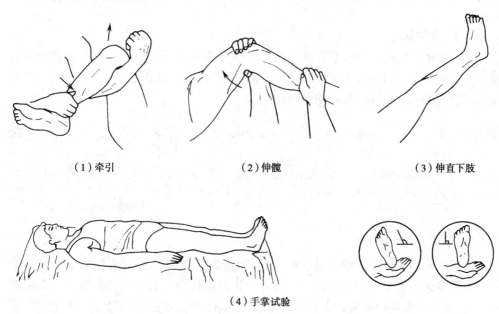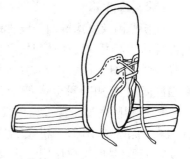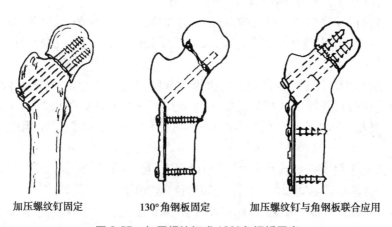

2. 屈髋屈膝复位法　患者仰卧,助手按压两侧髂骨嵴,固定骨盆。术者立于患侧,用对侧肘托腘窝部,同侧手握患侧小腿远端,将患侧髋、膝关节屈曲90°,沿股骨干纵轴向上牵引,纠正短缩畸形,然后伸髋内旋外展,纠正向前成角,并使骨折端扣紧,最后使患肢伸直。复位后做手掌试验,如患肢外旋畸形消失,说明复位成功(图3-53)。

（1）牵引　　　　　　（2）伸髋　　　　　　（3）伸直下肢

（4）手掌试验

图 3-53　股骨颈骨折复位法与手掌实验

（二）固定

发生无移位或嵌插型骨折,患者卧床休息,将患肢置外展中立位,患足穿丁字鞋固定(图3-54),亦可行轻重量皮肤(外展位10°~15°)牵引6~8周。对移位的骨折,可选用持续牵引维持固定或加压螺纹钉或130°角钢板固定(图3-55),并保持患肢外展中立位或稍内旋位。

图 3-54　丁字鞋

加压螺纹钉固定　　　130°角钢板固定　　　加压螺纹钉与角钢板联合应用

图 3-55　加压螺纹钉或130°角钢板固定

（三）功能锻炼

早期可做患侧踝、足趾关节屈伸活动，逐步开始股四头肌舒缩活动，以防止肌肉萎缩、关节僵硬及骨质脱钙等。解除固定和牵引后，逐渐加强患肢髋、膝关节的屈伸活动。3个月后摄X线片复查认可后，扶双拐不负重步行锻炼。内固定可早期离床活动。

（四）药物治疗

按三期辨证用药。股骨颈骨折多属于老年患者，因此早期注意并发症的防治。若老年人出现便秘、腹胀者，不可攻下太过，宜服麻子仁丸润肠通便即可，若中期局部肿痛不甚，可提前使用补肝肾、壮筋骨药物。

知识链接

1. 老年人跌倒后诉髋部疼痛，不敢站立或行走，应想到股骨颈骨折的可能。应检查股骨颈部。
2. 对老年人囊内骨折造成股骨头坏死，可考虑行人工股骨头置换术。

附：股骨粗隆间骨折

股骨粗隆间骨折又称股骨转子间骨折，系指股骨颈基底部至小粗隆水平间的骨折。患者多见于老年人，男性多于女性，青壮年发病甚少。由于股骨粗隆间的血液供应丰富，很少发生骨折不愈合或股骨头缺血性坏死，故其预后较股骨颈骨折为佳。但治疗不当，可发生缩短和髋内翻畸形。

【病因病机】

受伤原因及发病机制与股骨颈骨折相似。患者跌倒时，患肢因过度外旋或内旋、内翻的传达暴力，以及跌倒时，侧方倒地，大粗隆直接撞击，均可造成骨折。因老年人粗隆部骨质松脆，故多为粉碎性骨折。根据骨折线的方向和位置，临床上可分为四型：顺粗隆间型、顺粗隆间粉碎型、反粗隆间型、粗隆间下型（图3-56）。

1. 顺粗隆间型 骨折线自股骨大粗隆顶点开始，斜向内下方行走，达小粗隆部，根据暴力情况的不同，小粗隆或保持完整，或成为游离骨片。但股骨上端内侧的骨支柱保持完整，骨的支撑作用还比较好，髋内翻不严重，移位较少。由于骨折线在关节囊和髂股韧带附着点的远方，因而骨折远端处于外旋位。

2. 顺粗隆间粉碎型 骨折线的走行方向与顺粗隆间型相同，仅因外力较大，以致形成粉碎型骨折，小粗隆变为游离骨块，大粗隆及其内侧骨支柱亦破碎，髋内翻严重，远端明显上移、外旋。

3. 反粗隆间型 骨折线自股骨大粗隆下方斜向内上方行走，达小粗隆的上方。骨折线的走向与粗隆间线或粗隆间嵴大致垂直。骨折近端因外展肌与外旋肌的收缩而外展、外旋，远端因内收肌与髂腰肌的牵拉而向内、向上移位，小粗隆也可能为游离骨片。

4. 粗隆间下型 骨折线通过大、小粗隆下方，可为横形、斜形，或锯齿形，也可能轻度粉碎。骨折近端可能屈曲、外展、外旋移位，远端内收及外旋移位。

顺粗隆间型骨折最为常见，为稳定性骨折，顺粗隆间粉碎型、反粗隆间型及粗隆间下型，均属于不稳定性骨折，髋内翻发生率最高。

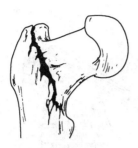（1）顺粗隆间型

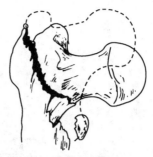（2）顺粗隆间粉碎型

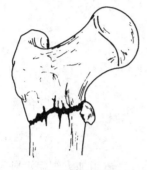（3）反粗隆间型

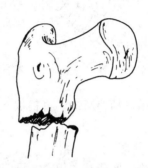（4）粗隆间下型

图 3-56　股骨粗隆间骨折类型

【诊断要点】

老年人患者有外伤史，伤后髋部疼痛，肿胀，压痛及纵向叩击痛，不能站立、行走或坐起。患肢明显缩短、内收、外旋畸形，检查可见患侧大粗隆上移。

摄髋关节正、侧位 X 线照片可明确骨折部位、类型和移位情况。

根据受伤史、症状、体征及 X 线照片检查可作出诊断。

【治疗】

患者多为老年人，首先注意全身情况，预防因骨折后卧床不起而引起危及生命的各种并发症，如坠积性肺炎、褥疮和泌尿系统感染等。骨折治疗的目的是防止髋内翻畸形，具体治疗方法应根据骨折类型、移位情况，患者年龄和全身情况判断等选用不同的治疗方法。

（一）复位

复位方法与股骨颈骨折大致相同，亦可采用骨牵引逐步复位。

（二）固定

无移位骨折或嵌插骨折，仅需卧床休息，穿丁字鞋，或外展夹板固定，或用皮肤牵引以 3~5kg 重量维持患肢于外展中立位，固定 6~7 周。对于有移位的骨折应采用持续牵引与外展夹板固定结合，牵引重量为 6~8kg，固定患肢于外展中立位 6~10 周，至骨折临床愈合后去除牵引（图 3-57）。对于不稳定性骨折或手法复位失败者，可用鹅头钉、髁钢板等切开复位内固定。

（三）功能锻炼

复位固定后，即应做股四头肌舒缩及踝关节背伸跖屈活动。并逐步做全身锻炼，以预防长期卧床产生的并发症。2~3 周时可以练习两臂撑床及提臀部活动，3~4 周

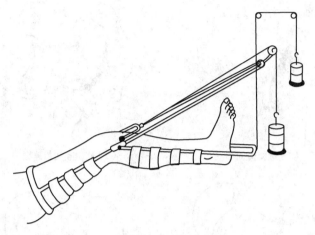

图 3-57　股骨粗隆间骨折牵引固定

后可练习手拉吊环抬臀活动。再根据 X 线照片检查,所示骨折愈合情况逐步扶双拐离床活动。

（四）药物治疗

与股骨颈骨折用药基本相同。早期患部肿胀,宜适当加大祛瘀消肿药物。因骨折愈合较快,故后期用药时间也较股骨颈骨折短。

知识链接

1. 股骨粗隆间的血液供应丰富,很少发生骨折不愈合或股骨头缺血性坏死,故其预后较股骨颈骨折佳。

2. 因老年人粗隆部骨质松脆,故多为粉碎性骨折。应首先注意全身情况,预防因骨折后卧床不起而引起危及生命的各种并发症。

3. 股骨矩:由于力线分布的特殊性,在股骨颈、干连接的内后方,形成致密的纵形骨板称为股骨矩。股骨矩的存在决定了转子间骨折的稳定性,手术的时间尽可能达到解剖复位,恢复股骨矩的连续性,矫正髋骨内翻畸形,坚强内固定、早期活动,避免并发症。

二、股骨干骨折

股骨干骨折是指股骨小粗隆下 2~5cm 至股骨髁上 2~4cm 间部位骨折,是人体常见的骨折之一。此骨折多发生于 10 岁以下的儿童及青少壮年,男多于女。

【病因病机】

股骨干由厚而坚强的圆柱形密质骨构成,表面光滑,后方有一粗线为肌肉附着处,骨干有轻度向前突弧度,有利于股四头肌发挥其伸膝的功能。股骨外展肌群薄弱,故骨折远端有向内移位的倾向;当骨折端对位后,常出现骨折端向外成角,在治疗时必须予以注意和纠正。

股骨干骨折多为强大暴力所致。直接暴力引起者,如碰撞、辗轧、挤压和重物打砸等,多引起横断、短斜和粉碎型骨折。间接暴力引起者,如由高处坠落、扭转和杠杆外力等引起的骨折,多为斜形或螺旋形骨折,均属于不稳定性骨折。儿童则可能为不完全骨折或青枝骨折,属稳定性骨折。股骨干闭合性骨折内出血可达到 500~1500ml,加之疼痛剧烈,早期可出现休克。大腿挤压伤可引起挤压综合征。

股骨干骨折因骨折部位、暴力性质、肌肉收缩、下肢自身重量等因素影响,可发生不同的移位(图 3-58)。①上 1/3 骨折时,骨折近端因受髂腰肌、臀中肌、臀小肌及外旋肌的牵拉而产生屈曲、外展、外旋移位,骨折远端则因内收肌群的作用向后、内、上移位。②中 1/3 骨折时,除重叠外,移位无一定规律,多数骨折近端呈外展、屈曲倾向,远端因内收肌的作用,其下端向内上方移位,骨折断端多向前外成角。③下 1/3 骨折时,因膝后方关节囊及腓肠肌的牵拉,骨折远端常向后移位,严重移位骨折有损伤腘动脉、静脉及坐骨神经的危险。

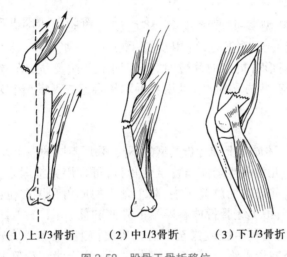

（1）上1/3骨折　　（2）中1/3骨折　　（3）下1/3骨折

图 3-58　股骨干骨折移位

【诊断要点】

有明显的外伤史,伤后局部肿胀、疼痛、功能丧失,并出现成角、短缩和旋转畸形,局部有压痛、纵向叩击痛、异常活动及骨擦音。下 1/3 骨折时,应该根据足背、胫后动脉搏动和足踝部的感觉、运动情况,来判定有无血管、神经损伤。

X 线摄股骨干正、侧位片可明确骨折部位、类型及移位方向。

根据受伤史、症状、体征及 X 线照片检查可作出诊断。

【治疗】

处理股骨干骨折应注意患者全身情况,积极防治创伤性休克,重视对骨折急救处理,现场严禁脱鞋、脱裤或做不必要的检查,应以简单有效的方法临时固定,急送医院治疗。

股骨干骨折多采用非手术疗法,能获良好的疗效。因大腿肌肉拉力较强,在采用手法整复、夹板固定的同时,需配合短期的持续牵引治疗。临床常用治疗方法有;①手法整复加小夹板固定配合持续牵引。②持续牵引复位加夹板固定。③切开复位和内固定。

（一）复位

患者取仰卧位,一助手固定骨盆,另一助手立于伤侧用双手握小腿上段,顺势拔伸,并徐徐将伤肢屈髋、屈膝各 90°,沿股骨纵轴方向牵引,矫正重叠、成角畸形后,再按骨折部位的不同分别采用下列手法。

1. 上1/3骨折　将患肢外展并略加外旋后，另一助手双手握近端向后挤按，术者双手握远端由后向前端提，对位满意后稍放松牵引，使两骨折端紧密对合。

2. 中1/3骨折　将患肢外展，同时以手自断端的外侧向内挤压，然后用双手在断端前后、内外夹挤使之复位。

3. 下1/3骨折　在维持牵引下，膝关节徐徐屈曲，并以紧挤在腘窝内的两手作支点，将骨折远端由后向前、向近端推送，使骨折端对位（图3-59）。

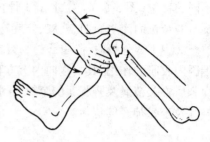

图3-59　股骨干下1/3骨折复位法

若股骨干横断型骨折重叠较多、移位较大，手法复位未能完全矫正时，可用反折手法矫正；若螺旋形、斜形骨折背向移位时，可用回旋手法复位，断端处有软组织嵌顿亦能随之解脱；若有侧方移位时，可用双手掌指合抱或两前臂相对夹挤，施行端提捺正复位。

（二）固定

根据患者年龄、体质状况和骨折类型的不同，采用不同的固定方法。

1. 夹板固定　儿童及年老体弱稳定性骨折，可采用夹板固定。复位后，①根据不同部位的骨折及移位方向放置压垫，防止骨折的成角和再移位：上1/3骨折放在近端的前方和外侧；中1/3骨折放在断端的外侧和前方；下1/3骨折放在近端的前方。②放置夹板：内侧板由腹股沟至股骨内髁，外侧板由股骨大转子至股骨外髁，前侧板由腹股沟至髌骨上缘，后侧板由臀横纹至腘窝上缘。后侧夹板上1/3骨折要加外展板，呈现一较长塔形垫以保持股骨正常的生理弧度。然后用4条布带捆扎固定（图3-60）。

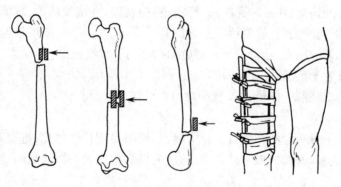

图3-60　股骨干骨折加垫法及夹板固定

2. 持续牵引　根据不同的年龄采用不同的牵引方法。

（1）垂直悬吊皮肤牵引：此法适用于3周岁以内的患儿。是将患儿两腿同时用皮肤牵引垂直向上悬吊，外贴胶布的长度要超过骨折处3~5cm或达大腿根部，方法同前（详见皮肤牵引）。所用牵引重量以患儿臀部稍离开床面为度，但健侧重量稍轻于患侧。牵引期间要注意双下肢血液循环情况。3周后去除牵引，改用夹板固定至骨性愈合（图3-61）。

（2）皮肤牵引法：适用于小儿和老年体弱的人。用胶布贴于患肢内、外两侧，再用绷带裹住，将患肢放在牵引架上。4~8岁的患儿牵引重量为2~3kg，时间为3~4周；成人为1/12~1/7体重，一般不超过5kg为宜，时间为8~10周。用皮肤牵引时，应经常检查，以防胶布滑落失去牵引作用。

（3）骨骼牵引：适用于较大儿童及成年人并将患肢放在布朗架上。根据骨折部位和类型分别可采用股骨髁上及胫骨结节牵引。股骨髁上牵引，适用于股骨中1/3骨折及股骨下1/3骨折远端向后移位者。股骨髁牵引适用于上1/3骨折、股骨下1/3骨折远端向后移位者。胫骨结节

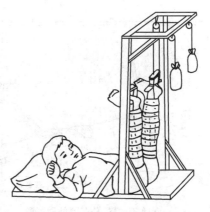

图3-61 垂直悬吊皮肤牵引法

骨牵引，适用于股骨上1/3骨折及骨折远端向前移位的下1/3骨折，但对8~12岁儿童，为避免损伤胫骨结节骨骺，应将牵引针穿在胫骨结节以下2~3横指处之胫骨干骨皮质上。上1/3骨折应置于屈髋外展位；中1/3骨折置于外展中立位；下1/3骨折远端向后移位时应置于屈髋屈膝中立位。骨牵引后还可配合小夹板外固定。

（三）功能锻炼

较大儿童、成年患者的功能锻炼，应从复位后第2天开始，开始练习股四头肌舒缩及踝关节、跖趾关节屈伸活动。自第2周开始患者可用健侧足蹬床，用双手支撑练习抬臀，使身体离开床面，以达到使髋、膝关节做轻微的活动。从第3周开始，直坐床上，患者可取半卧位，用双手撑床，带动躯干做上下运动，逐步达到用健侧下肢作支撑。从第5周开始，两手拉床上吊杆，健足蹬在床上支撑，收腹、抬臀，臀部完全离床，使大腿与小腿成一平线以加大髋、膝关节活动范围(图3-62)。从第7周开始，患者可扶拐下床练习站立，但患肢体不能负重。X线证实有原始骨痂形成，骨折不再重叠移位者，即可去掉牵引，在夹板固定下，扶双拐逐渐下地活动，直至骨折临床愈合，方可去掉夹板固定。

（四）药物治疗

股骨干骨折因出血过多而合并休克时，应及时给予输血、补液抢救休克，也可用10%生脉注射液静脉滴注。出血过多而发热不退，脉象洪大而虚，重按无力者，属阴虚发热，可用当归补血汤或大剂量独参汤频服。待症状好转后，则按骨折三期进行辨证施治用药。

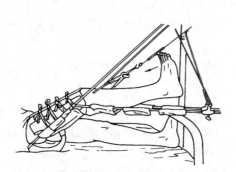

（1）踝关节背伸及股四头肌收缩

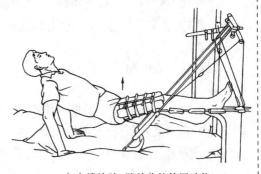

（2）锻炼膝、髋关节的伸屈功能

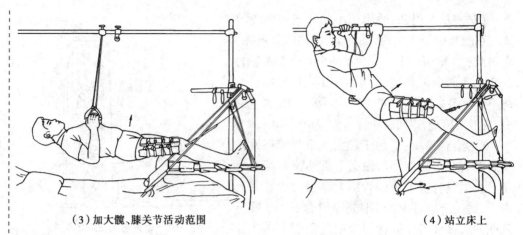

（3）加大髋、膝关节活动范围　　　　　　　　　　　　（4）站立床上

图 3-62　股骨干骨折的功能锻炼

知识链接

1. 股骨干骨折因骨折部位、暴力性质、肌肉收缩、下肢自身重量等因素影响,可发生不同的移位。

2. 处理股骨干骨折应注意患者全身情况,防治外伤性休克。

3. 牵引期间,要注意牵引重量的调整、牵引力的方向,应随时检查牵引绳,每天测量上下肢的长度,并及时拍片复查以调整牵引重量,防止过度牵引和牵引不到位。

三、股骨髁上骨折

股骨髁上骨折是指发生在腓肠肌起点上 2~4cm 范围内的骨折。多发生于青少年。

【病因病机】

股骨下端形成两个向两侧、向后的骨膨大,称为内侧髁、外侧髁。股骨髁的前后径较横径为长,两侧相比,外髁的前后径较长。股骨内髁前后轴线斜形,使内髁形成便于旋转;股骨外髁前后轴垂直向前,使外髁形状便于屈伸。在股骨体下端的后面,股骨粗线内、外唇及胫骨髁间线之间,围成一个三角形平面,即腘平面。胫神经和腘动、静脉经过腘平面。腘动脉上段与股骨下端紧贴,当股骨下端骨折时,易被伤及。

股骨髁上骨折多由高处跌下,足部或膝部着地,间接暴力所引起,也可因直接打击所致。此外,若膝部僵直,失用性骨质疏松,及膝部杠杆作用增加,则更容易发生股骨髁上骨折。

根据暴力方向和受伤机制的不同,可分为伸直型和屈曲型(图 3-63)。其中以屈曲型多见。

1. 屈曲型　多在膝关节屈曲位受伤。骨折线多由后上斜向前下,呈斜形,或为横断。由于腓肠肌的牵拉,远折段向后侧移位,有损伤腘动脉、静脉和神经的危险;近折段则向前突出,可刺破髌上囊及前面皮肤而形成开放性骨折。

2. 伸直型　多在膝关节伸直位或遭受后方暴力打击所致。骨折线多由前上斜向后下,骨折呈斜型或为横断,由于内收肌的牵拉,远折段可向前侧移位,骨折端前后重叠。

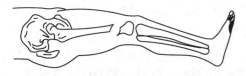
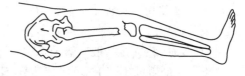

（1）屈曲型（骨折远段向后移位）　　　　（2）伸直型（骨折远段向前移位）

图 3-63　股骨髁上骨折类型

【诊断要点】

有明显外伤史,伤后局部肿胀多较严重,疼痛明显,患肢不能站立,患肢缩短,功能障碍。有移位的骨折可触及异常活动及骨擦音。对疑有血管、神经损伤者,应注意检查足踝部的感觉及血运情况。

摄膝关节正侧位 X 线片可明确骨折部位、类型和移位情况。

根据受伤史、症状、体征及 X 线照片检查可明确诊断。

【治疗】

对青枝骨折或无移位骨折,膝关节内如有积血应在无菌操作下抽净,然后用四块夹板固定患肢。有移位骨折,用股骨髁上或胫骨结节骨牵引纠正移位。若有残余移位,用手法加以纠正,并用夹板外固定。

（一）复位

复位可用骨牵引复位,手法复位或二者并用。

1. 骨牵引复位　大多数股骨髁上骨折可用骨牵引能够有效的整复移位,其类型不同,骨牵引选用也有所不同(图 3-64)。

（1）屈曲型:可选用股骨髁上冰钳牵引或钢针牵引法,将后移的远折端向前下牵引而复位。若远折端向后移位严重,可选用双骨牵引法,即:一牵引弓行股骨髁牵引,另一牵引做胫骨结节骨牵引水平向前。

（2）伸直型:可采用胫骨结节骨牵引,将前移的远折端向后、下牵引而复位。开始牵引重量一般为 7~10kg 左右,待骨折被牵引复位,应减轻牵引重量至 5kg 左右维持,有残余移位用手法纠正。

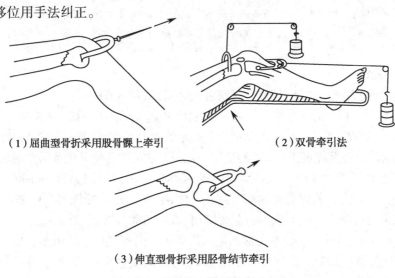

（1）屈曲型骨折采用股骨髁上牵引　　　　（2）双骨牵引法

（3）伸直型骨折采用胫骨结节牵引

图 3-64　股骨髁上骨折骨牵引方法

153

2. 手法复位 单纯手法复位,往往因周围强有力的肌肉牵拉而常在手法复位后又出现重新移位。故应在骨牵引下进行手法复位。

(1)屈曲型:在维持股骨髁上牵引下,置患肢小腿位于床头悬空,或在骨折下方垫一沙袋。一助手握小腿下段,屈膝关节,使小腿向下牵拉。屈膝关节程度视远折端后倾角度而定。后倾角度越大,即小腿下垂的角度亦越大。术者在下垂牵引的同时,两手抱住小腿上段近腘窝处向前、下牵拉,纠正成角与重叠移位。然后,在维持下垂牵引的同时,术者用两手可将远折端由后向前提托,或用相对挤压,以纠正残余前后及侧方移位(图 3-65)。

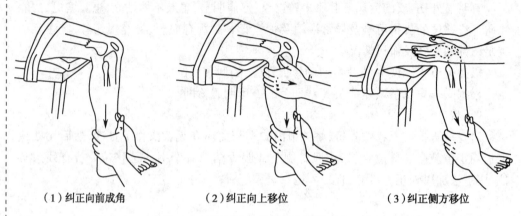

(1)纠正向前成角　　　　(2)纠正向上移位　　　　(3)纠正侧方移位

图 3-65　股骨髁上骨折屈曲型手法复位

(2)伸直型:在维持胫骨结节牵引下,膝屈曲 20°～30°,两助手分别握住大腿中下段及小腿上段做对抗牵引,术者以一手将近折端由后向前上提托,另一手置于大腿下段远折端由前向后压,握远端的助手逐渐将膝关节屈曲至 90°～110°,即可复位。屈曲膝关节时应注意角度不可少于 70°,否则易压迫近腘窝血管。

知识链接

1. 因周围强有力的肌肉牵拉而常在手法复位后又出现重新移位,故应在骨牵引下进行手法复位。
2. 对疑有血管、神经损伤者,应注意检查足踝部的感觉及血运情况。

(二)固定

复位后,用夹板或骨牵引固定,或两者同时采用(图 3-66)

1. 无移位骨折 对无移位骨折或青枝骨折,用超关节夹板固定 6～8 周。若膝关节内有积血,应先抽吸干净。要求前侧夹板下端至髌骨上缘,后侧夹板下端至腘窝中部,两侧以带轴的活动夹板行超膝关节小腿固定。此固定法可以保持膝关节屈伸活动。

2. 有移位骨折 复位后,用骨牵引加夹板固定。根据不同类型,采用不同牵引加大腿四块夹板固定。前侧夹板远端抵髌骨上缘,后侧夹板远端抵腘窝中部,两侧夹板根据不同类型而选择。4～6 周后去除骨牵引,改换超关节夹板,直至愈合。

(1)屈曲型:用股骨髁骨牵引加四块夹板固定。两侧夹板远端可改制成叉形。

(2)伸直型:用胫骨结节骨牵引加四块夹板固定。两侧夹板远端可改制成微凹形。

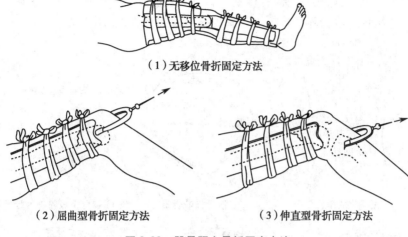

（1）无移位骨折固定方法

（2）屈曲型骨折固定方法　　　（3）伸直型骨折固定方法

图 3-66　股骨髁上骨折固定方法

（三）功能锻炼

整复固定后，可参照股骨干骨折功能锻炼的方法进行锻炼 6~8 周，直至 X 线照片显示骨性愈合，方可逐步负重活动及练习膝关节屈伸。

（四）药物治疗

按照骨折三期辨证原则用药治疗，可参照股骨干骨折用药，后期用中药熏洗患肢膝关节部位，促进膝关节功能恢复。

四、髌骨骨折

髌骨骨折较常见，属于关节内骨折。多发生于 30~50 岁的成年人，儿童极少见。

【病因病机】

髌骨是人体最大的呈三角形的籽骨，前方有股四头肌腱膜覆盖，并向下延伸形成髌韧带，止于胫骨结节。两侧为髌旁腱膜。后面为关节软骨面，与髌骨面形成髌股关节，髌骨与其周围的韧带、腱膜共同形成伸膝装置。髌骨在膝关节活动中起着重要的功能，有保护膝关节，增强股四头肌力量及伸直膝关节最后 10°~15° 的滑车作用。因此，除不能整复的粉碎性骨折外，应尽最大努力保留髌骨，绝不可轻易采用髌骨切除术。

髌骨骨折可由间接暴力或直接暴力所造成。以间接暴力引起为多见，如膝关节处半屈曲位跌倒时，髌骨受股四头肌强烈收缩，牵拉髌骨向上，而髌韧带固定在髌骨下部，股骨髁部与髌骨关节面紧密接触向前顶压髌骨形成支点，这三种力量同时作用于髌骨下部，造成髌骨横形骨折，骨折线可在髌骨中部或下部，两骨折端分离（图 3-67），股四头肌筋膜及关节囊多有破裂，伸膝装置受到破坏，若治疗不正确，可能影响伸膝功能。直接暴力（如脚踢、撞击、跪倒、重物直接打击等）也可引起骨折，此类骨折多为粉碎性或呈星状，髌骨两旁的股四头肌筋膜和关节囊一般较完整，因受腱膜的保护，骨折多无移位或移位少，对伸膝功能影

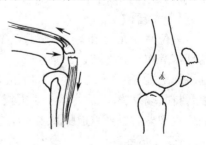

图 3-67　髌骨骨折分离移位情况

响较小。临床上可以分为:①髌骨横断形骨折。②髌骨粉碎性骨折。③髌骨下段粉碎性骨折。④髌骨上段粉碎性骨折。⑤髌骨纵形及边缘骨折(图3-68)。

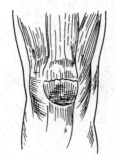

（1）无移位的髌骨骨折

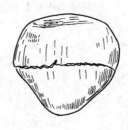

（2）髌骨横断骨折

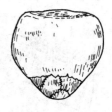

（3）髌骨下段粉碎性骨折

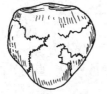

（4）髌骨粉碎性骨折

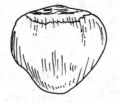

（5）髌骨上段粉碎性骨折

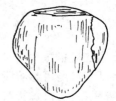

（6）髌骨纵形骨折

图3-68 髌骨骨折类型

【诊断要点】

有明显外伤史,伤后膝关节前方肿胀、疼痛,膝关节不能伸直或不能站立。膝关节前方压痛常有局部瘀血斑以及膝部及皮肤擦伤。无移位骨折,膝前不一定触及凹陷;有移位骨折,骨擦音及异常活动明显,并可摸到呈沟状凹陷的骨折端,膝关节腔积血时浮髌试验阳性。

X线拍摄膝关节正、侧位片显示出骨折类型和移位情况,如为纵裂或边缘骨折需拍髌骨轴位片。

根据受伤史、症状、体征及X线照片检查,方可作出诊断。

【治疗】

髌骨骨折的治疗,要求恢复伸膝装置功能,并保持关节面光滑完整,防止创伤性关节炎发生和膝关节粘连强直。对无移位的髌骨骨折和移位不大的纵裂骨折、星状骨折,可单纯采用抱膝圈固定膝关节于伸直位。对横断骨折移位在1cm以内者,可采用手法复位,抱膝圈固定膝关节于伸直位;对移位较大手法整复困难者,可采用抓髌器固定,也可采用手术治疗。

（一）复位

复位时先在无菌操作下将膝关节内积血抽吸干净,注入1%普鲁卡因5~10ml,起局部麻醉作用。患肢置于伸直位,术者站在患肢侧旁,以一手拇指及示指、中指先捏挤远端向上推,并固定之,另一手拇指及示指、中指捏挤近端上缘的内、外两侧向下推挤,使骨折断端靠拢,然后术者一手拇指、示指固定两端,另一手触摸髌骨,检查是否平整。如确定平整后可采用抱膝圈或弹性抱膝兜固定等方法固定(图3-69)。

（二）固定

1. 抱膝圈固定法 量好患者髌骨轮廓大小,用胶布电线作圈,外层缠棉花和绷

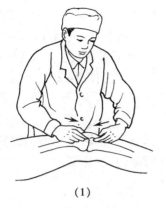

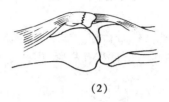

（1）　　　　　　　　　　　　　　　　　　（2）

图 3-69　髌骨骨折复位手法

带,另加布带4条,各长60cm,后侧托板长度由大腿中部到小腿中部,宽13cm,厚1cm,板中部两侧加上固定用的螺丝钉。骨折经整复满意后,立即用抱膝圈固定,膝伸位置于后侧板托上,膝关节后侧及髌骨周围衬好棉垫,将抱膝圈固定于髌骨周围,4条布带分别捆扎在后托板上(图3-70)。应注意松紧度,以不妨碍血液循环为度。一般固定4~6周。也可采用布兜多头弹性带固定(图3-71),最初1周内应X线透视2~3次,如有移位,须及时给予矫正。

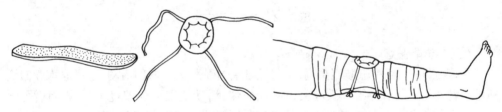

图 3-70　髌骨骨折抱膝圈固定法

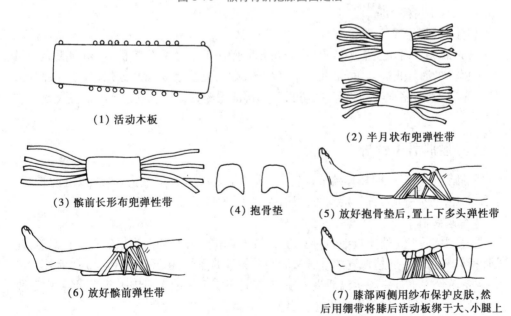

图 3-71　髌骨骨折布兜多头弹性带固定法

2. 抓髌器固定法　适用于有分离移位的新鲜闭合性髌骨骨折。操作方法是患者取仰卧位,麻醉成功后,在无菌操作下抽净关节内积血,遂将其间距宽的双钩抓在髌骨上极前缘上,再将其间距窄的双钩抓在髌骨下极前缘上,然后将加压螺旋拧紧以使髌骨相互紧密接触达到复位,保持紧密的固定(图3-72)。术后2日可不扶拐伸直行走,3周可适当屈膝活动,6周左右经X线片见骨折愈合,即可去除抓髌器。

亦可分别在两骨折片上水平方向钻入细骨圆针,针的两端均露在皮肤外,手法复位后,把两支细骨圆针相互靠紧,用橡皮筋捆扎固定,愈合后拔针。

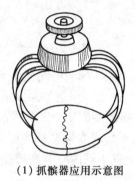

（1）抓髌器应用示意图　　　　（2）抓髌器的结构
1. 螺母；2. 螺栓；3. 加压帽；4. 抓髌钩

图3-72　抓髌器固定法

（三）功能锻炼

在固定期间,可将患肢稍垫高,进行跖趾关节及踝关节屈伸活动,逐步锻炼股四头肌舒缩活动。2周后开始可做膝关节被动屈伸,活动范围不要超过15°。3周后可嘱患者扶双拐不负重保持伸膝位下地行走,解除外固定后应进行膝关节屈伸活动,以患者自己感到不疼痛为宜。

（四）药物治疗

骨折后关节内积血血肿严重者,先在无菌操作下抽净关节腔积血,初期服大剂量的活血化瘀、消肿止痛药,可加些利水渗湿药,如活血祛瘀汤加薏苡仁、茯苓、汉防己、通草、车前子、白茅根等药,以后按骨折三期辨证用药,去除固定后,用海桐皮汤或下肢洗方熏洗。

五、胫腓骨干骨折

胫腓骨干骨折是指胫骨结节、腓骨小头以下及胫腓骨下端内、外踝以上的骨折。为临床常见的骨折,各种年龄均可发病,尤以10岁以下儿童和青壮年为多见。

【病因病机】

胫骨中、下1/3处比较细弱,是骨折的好发部位。胫骨的前内缘仅有皮肤遮盖,此处骨折容易刺破皮肤造成开放性骨折。胫骨的滋养血管,由胫骨干上1/3的后外方进入,在密质骨内下行一段距离后进入髓腔;胫骨下1/3还缺乏肌肉附着,故胫骨中下段发生骨折后,往往因局部血液供应不良发生迟缓愈合或不愈合。

胫腓骨干骨折中由直接外力所致者居多,其次为间接外力引起的。直接暴力常是因交通事故、重物撞击造成。暴力多由外侧或前外侧而来,骨折多为横断、短斜面、粉碎性,胫腓骨两骨折线多在同一水平,软组织损伤较重,常为开放性骨折。间接暴力常是因高处跌下,足先着地后扭转或传达暴力等所致,骨折多为斜形或螺旋形,双骨折时,腓骨的骨折线较胫骨为高,软组织损伤较轻影响(图3-73)。

胫腓骨干严重骨折出血、血肿以及肌肉挫伤,可使小腿筋膜间隙内压增高,压迫血管影响血液循环而发生小腿骨筋膜室综合征。

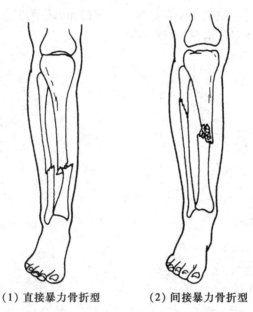

(1) 直接暴力骨折型　　　　(2) 间接暴力骨折型

图 3-73　不同外力所致的胫腓骨干骨折

【诊断要点】

有明显外伤史,患肢疼痛剧烈、肿胀、功能障碍,触摸压痛明显,纵向叩击痛。有移位者,可出现肢体缩短、成角及足外旋畸形,并可触及骨摩擦音和异常活动。若损伤严重者,在小腿前、外、后侧间隔区单独或同时出现极度肿胀,扪之硬实,肌肉紧张无力,有压痛及牵拉痛和麻痛,胫后或腓总神经分布区的皮肤感觉消失,即属骨筋膜室综合征的表现。发生严重挤压伤、开放性骨折时,还应注意早期创伤休克的可能。

X 线摄片应包括胫腓骨全长的正、侧位片,可明确骨折类型、部位及移位方向。

根据外伤史、症状、体征及 X 线检查等可作出诊断。

【治疗】

胫腓骨干骨折的治疗原则是恢复小腿的长度和负重功能,因此应重点处理胫骨骨折。对骨折端的重叠、成角和旋转移位,应予以完全纠正,避免影响膝、踝关节负重功能和发生关节劳损。对无移位的骨折,只需用夹板固定,直至骨折愈合;对有移位的稳定骨折(如横断骨折),可采用手法整复和夹板固定;对有移位的不稳定骨折(如斜形、螺旋形骨折),可用手法整复,小夹板固定配合跟骨牵引。复位失败,可采用切开复位钢板或带锁髓内钉内固定。开放性骨折应彻底清创,尽快闭合伤口,将开放性骨折变为闭合性骨折。

（一）复位

患者平卧,膝关节屈曲 20°~30°,一助手用肘关节套住患肢腘窝部,另一助手双手握住足部,沿胫骨纵轴对抗牵引3~5分钟,矫正重叠及成角畸形。若近端向前内侧移位,术者两手环抱小腿远折端,在持续牵引下,近端助手将近端向后外侧按压,术者两手将远端向前内侧端提,一般即可复位。对于斜形、螺旋形骨折,骨折远端易向外侧移位,术者立于患肢外侧,用拇指置于远端前外侧胫腓骨间隙,挤压胫腓骨间隙,将骨折远端向内侧挤压,其余四指置于近端的内侧,向外用力提拉,并嘱握足部的助手在牵引下稍内旋,可完全对位。复位后维持牵引下,术者两手握住骨折部,嘱握足部的助手徐徐摇摆骨折远端,使骨折端紧密叩合。最后以拇指和示指沿胫骨前嵴及前内侧面来回触摸骨折部,检查对线对位情况。(图3-74)

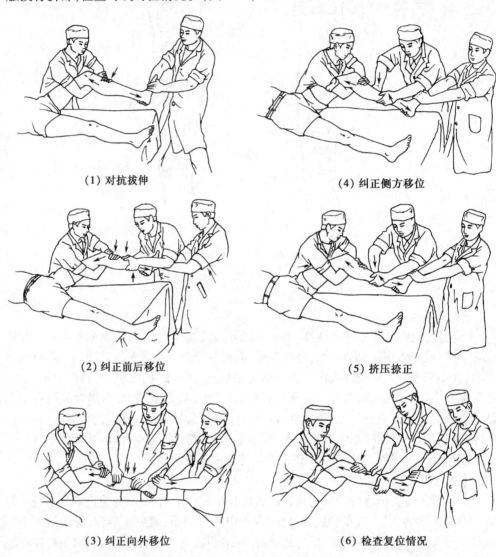

(1) 对抗拔伸

(4) 纠正侧方移位

(2) 纠正前后移位

(5) 挤压捺正

(3) 纠正向外移位

(6) 检查复位情况

图3-74 胫腓骨干骨折复位法

(二) 固定

1. 夹板固定 应根据骨折断端复位前移位方向及其倾向性放置适当的固定垫。

(1) 上1/3骨折:膝关节置于屈曲40°~80°位,五块夹板均下达内、外踝上4cm;内外侧夹板上超过膝关节10cm,胫骨前嵴两侧放置两块前侧夹板,外前侧夹板正压在分骨垫上,两块前侧夹板上平胫骨内、外髁,后侧夹板的上端超过腘窝部,在股骨后下端做超膝关节固定;腓骨小头处应加棉垫保护,避免夹板压迫腓总神经。

(2)中1/3骨折:外侧夹板下平外踝,上达胫骨外侧髁上缘;内侧夹板下平内踝,上达胫骨内侧髁上缘;后侧夹板下抵跟骨结节上缘,上达腘窝下2cm,以不妨碍膝关节屈曲90°为宜;两前侧夹板下达踝上,上平胫骨结节。

(3)下1/3骨折:内、外侧夹板上达胫骨内、外髁平面,下平齐足底;后侧夹板上达腘窝下2cm,下抵跟骨结节上缘;两前侧夹板与中1/3骨折固定方法相同。

夹板放好后,用布带先扎好中间2道,再捆两端(图3-75)。

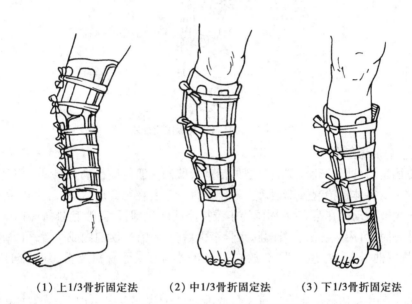

(1) 上1/3骨折固定法　　(2) 中1/3骨折固定法　　(3) 下1/3骨折固定法

图 3-75　胫腓骨干骨折的夹板固定法

2. 跟骨牵引　适用于患肢严重肿胀患有皮肤挫伤不宜立即做夹板固定;粉碎、斜形、螺旋形等不稳定骨折及开放性骨折。跟骨牵引方法见前骨牵引,牵引重量一般为3~5kg,牵引后在48小时内拍摄X线片检查骨折对位情况。重叠移位纠正后,适当减少牵引重量,以防过牵。

如患肢严重肿胀、大量水疱、广泛皮肤擦伤及开放性骨折伤口较大者,则不宜采用夹板固定,以免造成感染或压疮,可暂时用跟骨牵引,待消肿后或伤口愈合后再加或单独用夹板固定。在4~6周后拍X线照片复查,如有骨痂生长,可解除牵引。

3. 钳夹固定法　适用于新鲜性的斜形、螺旋形等不稳定性骨折。方法是在神经阻滞或局麻下常规消毒铺巾,手法复位后,在X线透视下以拇指和示指夹持住两骨折端,能够保持骨折不再错位的位置和方向,就是钳夹的位置和方向,钳夹力的方向应尽量做到与骨折线垂直。经皮钳环尖直接穿过皮肤直达骨质,握持钳柄慢慢加压至骨折稳定即可。然后将伤肢稍做内外旋转和抬起,检验固定是否稳固,若固定稳妥后,即包扎两个皮肤钳夹进入口,再用小夹板做外固定,夹板绑扎后将钳夹顺势固定于夹板上(图3-76)。

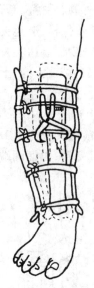

图 3-76 钳夹与小夹板固定外观

（三）功能锻炼

整复固定后，即做跖趾、踝关节屈伸活动及股四头肌舒缩活动。跟骨牵引者，可用健腿和双手支持体重抬起臀部锻炼。稳定性骨折患者在第 2 周后，在医生指导下进行抬腿及膝关节活动。在第 3~5 周内为了维持小腿的生理弧度，避免骨折端向前成角，在床上休息时，可用两枕法。若解除跟骨牵引后，胫骨有轻度向内成角者，可嘱患者屈膝 90°，髋屈曲外旋，将患肢足部放在健肢的小腿上，呈盘腿姿势，纠正向内成角（图 3-77）。

在第 4 周开始扶双拐做不负重步行锻炼，但足底要放平，不能用足尖着地，免致远折端受力引起骨折移位。对不稳定骨折则应在解除固定后，继续在床上锻炼 5~7 天，方可扶拐不负重步行锻炼。8~10 周根据 X 线及临床检查达到临床愈合标准，利用肢体本身的重力来可去除固定。

（四）药物治疗

按骨折三期辨证治疗。骨折早期局部肿胀严重，在活血化瘀、消肿止痛药物基础上，酌加利水消肿之类药，如茯苓、川木通、薏苡仁、白茅根等；开放性骨折早期在活血化瘀药中加用清热凉血、祛风解毒之品，如金银花、丹皮、蒲公英、黄连、防风、紫花地丁等。若胫骨中下 1/3 骨折，局部血供较差，容易发生骨折延迟愈合或不愈合，故后期内治法着重补气血、养肝肾、壮筋骨。

知识链接

1. 骨的前内缘仅有皮肤遮盖，此处骨折容易刺破皮肤造成开放性骨折。
2. 胫腓骨干骨折的治疗原则是恢复小腿的长度和负重功能，因此应重点处理胫骨骨折。

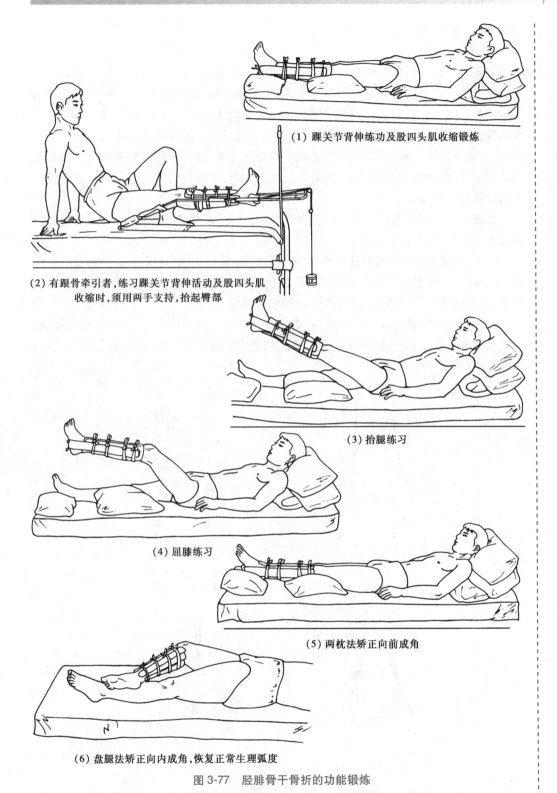

(1) 踝关节背伸练功及股四头肌收缩锻炼

(2) 有跟骨牵引者,练习踝关节背伸活动及股四头肌
收缩时,须用两手支持,抬起臀部

(3) 抬腿练习

(4) 屈膝练习

(5) 两枕法矫正向前成角

(6) 盘腿法矫正向内成角,恢复正常生理弧度

图 3-77 胫腓骨干骨折的功能锻炼

六、踝部骨折

踝部骨折是指胫腓骨远端内、外踝骨折,是最常见的关节内骨折。多发生于青壮

年男性,儿童较少见。

【病因病机】

踝关节由胫腓骨远端与距骨上关节面组成。胫骨远端内侧向远的骨突为内踝,其后缘向下突出部分为后踝。腓骨远端骨突部分为外踝,较内踝低 1cm 左右。内踝的三角韧带较外踝韧带坚强,故阻止外翻力量大,但阻止内翻力量小,所以踝关节容易发生内翻损伤。内、外、后三踝构成踝穴,距骨位于踝穴内。距骨体前宽后窄,当背伸运动时,距骨体之宽部进入踝穴,踝关节处于稳定位而无侧向活动,不容易扭伤。当踝关节跖屈时,距骨体后部进入踝穴,踝关节的稳定性差,有轻度内收、外展活动,故踝关节在跖屈位易发生扭伤。

踝部骨折由于暴力的大小、作用方向以及姿势不同,可造成不同类型的损伤,以内翻损伤最多见,外翻损伤次之。

1. 内翻损伤 从高处坠地或步行在不平的路面上,以足外缘首先着地或足底内侧缘踏在凸处,使足突然强度内翻,外踝受外侧韧带牵拉造成外踝撕脱性骨折,骨折块较小,多为横断形,骨折块向内侧移位。如暴力继续作用,可使距骨强烈内翻,撞挤内踝,可致内踝骨折,骨折线多为斜形,其骨折线从外下方斜向内上方,骨折块向内移位,造成双踝同时骨折,甚至距骨向内侧脱位。如暴力继续加大,则可合并后踝骨折,造成三踝骨折(图 3-78)。

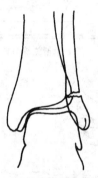

(1)内翻骨折Ⅰ度
(外踝单骨折)

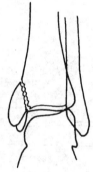

(2)内翻骨折Ⅰ度
(内踝单骨折)

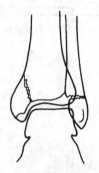

(3)内翻骨折Ⅱ度
(内、外踝双骨折)

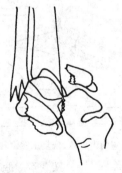

(4)内翻骨折Ⅲ度
(三踝骨折)

图 3-78 踝部内翻损伤(正、侧位)

2. 外翻损伤 从高处坠地时足底内侧缘先着地呈外翻位,或足底外侧缘踏在凸处,或外踝受暴力打击而引起踝关节强烈外翻,若暴力较轻可发生单纯内踝撕脱骨折,骨折线为横断形,骨折移位不多。若暴力继续作用,发生内踝撕脱的同时,距骨体挤迫外踝,迫使外踝发生斜形骨折,骨折线由内下斜向外上,骨折块较大,骨折块向外侧移位,造成双踝骨折。暴力强大还可合并距骨向外侧脱位或后踝骨折(图 3-79)。

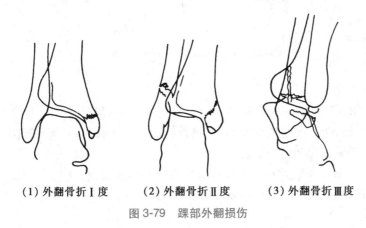

(1) 外翻骨折Ⅰ度   (2) 外翻骨折Ⅱ度   (3) 外翻骨折Ⅲ度

图 3-79 踝部外翻损伤

3. 外旋损伤 从高跳下及碰撞外力使足过度外旋,或足不动而小腿过度内旋,或小腿不动而使足过度外旋,可发生内踝被撕脱,外踝被距骨前外侧撞挤,造成外踝螺旋形或长斜形骨折。若外旋又加外翻力过大,可发生三踝骨折合并距骨向后半脱位(图 3-80)。

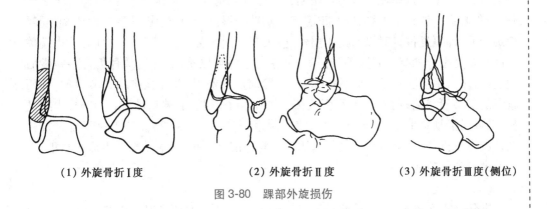

(1) 外旋骨折Ⅰ度   (2) 外旋骨折Ⅱ度   (3) 外旋骨折Ⅲ度(侧位)

图 3-80 踝部外旋损伤

4. 纵向挤压损伤 从高处坠下,足跟平着地,可引起踝关节纵向挤压发生粉碎性骨折,呈"T"或"Y"型。若足于背伸位,可导致胫骨下关节面前缘骨折,骨折块向前移位,距骨亦可向前脱位;足处于跖屈位则发生后踝骨折,距骨随骨折块向后上移位(图 3-81)。

根据骨折、脱位的程度,踝部骨折又可分三度。单踝骨折为一度;双踝骨折、距骨轻度脱位为二度;三踝骨折、距骨脱位为三度。

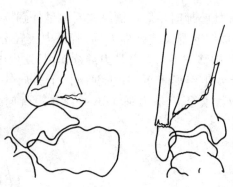

图 3-81 踝部纵向挤压损伤(正、侧位)

【诊断要点】

有明显的外伤史,伤后局部瘀肿、疼痛、压痛和功能障碍,可闻及骨擦音。骨折移位明显时,内翻骨折足多呈内翻畸形,外翻骨折足多呈外翻畸形;外旋损伤足多呈外翻畸形并外旋,距骨脱位畸形更明显。

踝关节正、侧位 X 线片可显示骨折脱位程度和损伤类型。

根据受伤史、症状、体征及 X 线检查等可作出诊断。

【治疗】

踝部骨折是关节内骨折。对无移位骨折仅用夹板或石膏托将踝关节固定在背伸 90°中立位 3~4 周即可。对有移位的骨折,要求正确复位、有效固定和早期合理的功能锻炼。

(一)复位

患者平卧屈膝,助手用肘部套住患肢腘窝,另一手抱膝部向上牵拉。术者立于伤肢远端,用两手分别握住足背与足跟用力向远端顺势拔伸牵引,对内翻损伤者将足外翻,对外翻损伤者将足内翻,以纠正踝部的翻转畸形;对外旋损伤,将踝扳向内翻,同时使足内旋,即可复位。对纵向挤压损伤,应根据不同情况;施以各种手法使胫骨远端关节面尽量复平。如有下胫腓关节分离,可在内外踝加以挤压;如后踝骨折合并距骨后脱位,可用一手握胫骨下端向后推,另一手握前足向前提,并徐徐将踝关节背伸,利用紧张的关节囊将后踝拉下,或利用长袜套套住整个下肢,下端超过足尖 20cm,用绳结扎,做悬吊滑动牵引,利用肢体重量,使后踝逐渐复位(图 3-82)。若手法复位失败或系开放性骨折脱位,可行切开复位内固定。对陈旧性骨折,影响功能及疼痛较严重者,可考虑行踝关节融合术。

(二)固定

准备夹板 5 块,内、外、后侧板上自小腿上 1/3,下平足跟;前内、外侧板较窄,其上起胫骨结节,下至踝关节上方。先在内、外踝的上方各放一塔形垫,下方各放一梯形垫,使内翻骨折固定于外翻位;外翻骨折固定于内翻位;纵向挤压损伤则根据偏重于移向外侧还是内侧,而决定将踝关节固定于内翻位还是外翻位,做超踝关节固定,松紧度适宜。夹板固定后可加用踝关节夹板(铝制或木制),将踝关节固定于 90°位置 4~6 周。兼有胫骨后唇骨折还应固定踝关节于稍背伸位;胫骨前唇骨折则应固定在跖屈位,并抬高患肢以利消肿(图 3-83)。

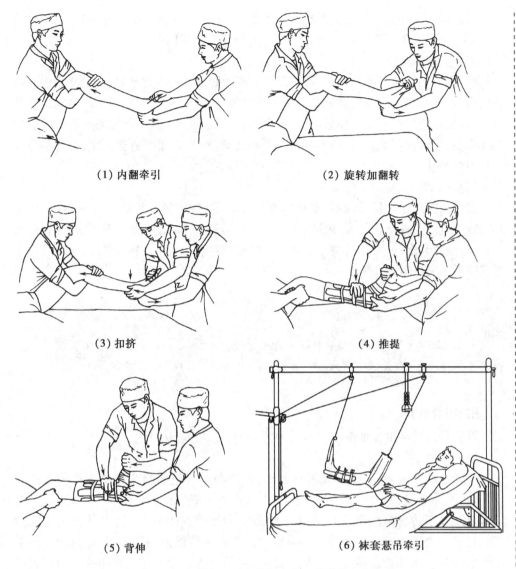

（1）内翻牵引　　　　　　　　　　（2）旋转加翻转

（3）扣挤　　　　　　　　　　　　（4）推提

（5）背伸　　　　　　　　　　　　（6）袜套悬吊牵引

图 3-82　踝部骨折及后踝骨折合并距骨脱位复位手法

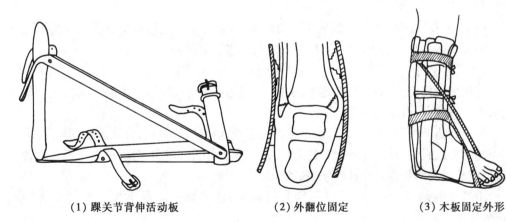

（1）踝关节背伸活动板　　　（2）外翻位固定　　　（3）木板固定外形

图 3-83　踝部骨折的固定

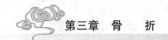
固定期间应注意患肢血运及足趾活动情况,并注意骨折对位情况,第1周内做两次X线复查,以后每周1次,一般成人固定时间为5~6周。

（三）功能锻炼

整复固定后,即可练习足趾活动,以后逐渐做踝关节的屈伸活动,但禁止做引起损伤的内翻、外翻、旋转活动,膝关节活动可不受限制。2周后加大踝关节的主动活动范围,可增加被动的背伸和跖屈活动(一手紧握内、外侧夹板,另一手帮助踝关节活动)。3~4周后,可做扶杆站立,扶椅不负重行走等活动,5~6周即可解除固定,扶拐不负重下地锻炼活动。

（四）药物治疗

按骨折三期辨证施治原则,早期瘀血凝聚较重,宜服桃红四物汤加减,或配田七粉、云南白药等,外敷跌打膏;中期应舒筋活络,通利关节;后期去局部肿胀难消,应行气活血,健脾利湿,外用伤科洗方来先熏后洗患足部,并可对关节周围进行按摩,以促进踝关节功能恢复。

知识链接

1. 踝部骨折是最常见的关节内骨折。多发生于青壮年男性。容易并发创伤性关节炎。
2. 对有移位的骨折,要求正确复位、有效固定和早期合理的功能锻炼,以防止并发症。

附:跟骨骨折

跟骨骨折是足跗骨骨折之一,多发生于成年人,儿童很少见。

【病因病机】

跟骨是最大的跗骨,呈不规则长方形,跟骨与距骨组成足内外侧纵弓的共同后臂,承担身体重量约60%。跟骨骨折多由从高处坠落,以足垂直着地,身体坠下时重力从距骨下传和足跟撞击地面的反冲力集中作用在跟骨上,使跟骨被压缩或劈开。骨折多为压缩性或粉碎性。亦有少数因跟腱牵拉而致撕脱骨折,即为跟骨结节横断形骨折。跟骨骨折后常有足纵弓塌陷,可使跟骨结节上缘与跟距关节面构成的30°~45°的正常结节夹角减小甚至变成负角,从而减弱了跖屈的力量和足纵弓的弹簧作用。

根据骨折线在侧、轴位X线摄片上的表现,可分为不波及跟距关节面的骨折和波及跟距关节面的骨折两大类。前者预后较好,后者预后较差。

【诊断要点】

有明显外伤史,伤后足跟部疼痛、肿胀、瘀斑及压痛明显,患足不能站立行走。足跟部横径增宽,严重者足弓变低平。

从高处坠下时,若冲击力量大,足跟部先着地,继而臀部着地,脊柱前屈,引起脊椎压碎性骨折或脱位,甚至冲力沿脊柱上传,引起颅底骨折和颅脑损伤,所以诊断跟骨骨折时,应常规询问和检查脊柱和颅脑的情况。

跟骨X线侧位、轴位照片可明确骨折部位,还能显示距骨下关节和载距突的情况。

根据受伤史、症状、体征和X线照片检查等作出诊断。

【治疗】

跟骨骨折治疗原则是:尽量恢复跟骨结节角和跟距关节面的平整,矫正增宽的跟骨体。对无移位骨折或移位不大者,可早期采用活血祛瘀药外敷,局部制动,扶拐不负重行走锻炼3~4周即可。对有移位的骨折,应尽可能复位。如关节面塌陷应考虑手术治疗。

(一)复位

1. 不波及跟距关节面的骨折 骨折块有明显向上移位时,必须整复,否则跟骨底不平,影响站立和步行。复位时,应在麻醉下,患者平卧位,患肢垫高伸出床边外,助手两手环抱患肢小腿中部,术者一手托住足跟部,一手握住足背使足跖屈,同时用力向下拔伸牵引,即可矫正骨折块向上移位,继而术者两手指交叉扣于足底,两手掌根用力紧叩挤跟骨两侧以矫正侧方移位跟骨体的增宽。若手法不满意,可采用跟骨夹纠正跟骨体增宽(图3-84)。

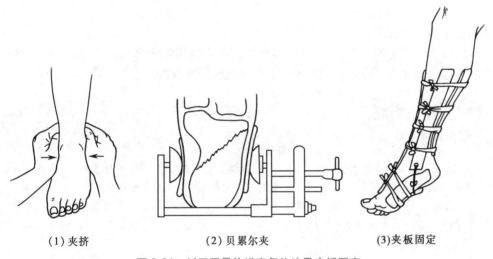

(1) 夹挤   (2) 贝累尔夹   (3) 夹板固定

图3-84 纠正跟骨体增宽复位法及夹板固定

2. 波及跟距关节面的骨折 手法整复与不波及跟距关节面的骨折相同。对于关节面塌陷、粉碎型,移位不多的老年人,可不作做复位,仅抬高患肢1~2周,用中药外敷,5~6周后可逐渐下地负重。对关节面塌陷、粉碎型且移位较大者,可用手掌叩挤足跟两侧,尽量矫正跟骨体增宽。手法宜稳、准,在尽量摇晃足跟时,顺带用力向下牵引以尽量恢复跟骨结节关节角。

(二)固定

对跟骨无移位骨折,一般不需固定,如载距突骨折、跟骨前端骨折,仅用石膏托固定患足于功能位4~6周。对影响跟骨结节关节面有移位的骨折,可夹板固定,跟骨两侧各置一棒形压垫,小腿两侧弧形夹板做超踝关节固定,前面用一弓形夹板维持患足于跖屈位,小腿后侧弓形夹板下端抵于跟骨结节上缘,足底放一平足垫,固定6~8周。

1. 跟骨骨折多由从高处坠落,使跟骨被压缩或劈开,骨折多为压缩性或粉碎性。跟骨骨折的治疗原则是恢复距下关节的对位和跟骨结节角,维持正常的足弓高度和负重关系。

2. 对于关节面塌陷、粉碎型,移位不多的老年人,可不做复位,通过关节的自行模造作用而恢复部分关节功能。

3. 跟骨结节关节角:指由跟骨结节与跟骨后关节突的连线与跟骨前-后关节突连接形成的夹角,正常时为30°~45°。为跟距关节的一个重要标志。

（三）功能锻炼

骨折整复固定后,可做足跖屈背伸活动。2~3周后可扶拐下地不负重练习,利用夹板固定期间的足部活动,通过关节的自行模造作用而恢复部分关节功能。拆除外固定后可做力所能及的功能锻炼,但早期不可做过量的患足背伸活动,6~8周后逐渐下地负重。

（四）药物治疗

按骨折三期辨证论治,早期可在活血祛瘀药中加川木通、防己、木瓜、牛膝等利水消肿之品以加速消瘀肿。解除外固定后加强熏洗及配合按摩。

足底静脉泵应用

足底静脉泵具有改善四肢微动脉血液循环,增加下肢动脉血液供应,减轻各种原因引起的下肢浮肿,预防深静脉血栓形成,并能缓解创伤或手术造成的肢体疼痛等作用。

临床常用于外伤或骨折后的下肢浮肿及其他原因引起的下肢浮肿,下肢静脉曲张等慢性血液循环障碍,以及手术或长期卧床患者。

第四节　躯干骨折

躯干骨折包括脊柱骨折、肋骨骨折、胸骨骨折及骨盆骨折等。躯干诸骨为人体躯干部的支架,保护着人体重要脏器,如心、肺、大血管、脊髓、膀胱及尿道等。因此,躯干损伤可严重影响内脏的解剖和生理功能。脊柱骨折或脱位可造成脊髓损伤,轻者尚可恢复,重者可导致终身截瘫甚至死亡。肋骨骨折常损伤胸腔脏器;骨盆骨折常造成盆腔脏器损伤;所以要高度重视躯干骨折和并发症的早期诊断、积极治疗。

一、脊柱骨折

脊柱是由33节椎骨紧密连接构成,其中任一块骨发生骨折都为脊柱骨折。临床最常见损伤的部位是:第1~6颈椎,第11~12胸椎,第1~2腰椎,第4~5腰椎;多发生于青壮年。

【病因病机】

脊柱骨折与其脊椎结构有着密切的关系:①脊柱从侧面看有4个生理曲度,即颈、腰段的前突和胸、骶段的后突(图3-85)。当脊柱骨折时,生理曲度会发生改变。②颈椎的活动范围最大,它能旋转、前后伸屈和左右侧弯。胸椎1~10活动力极小,略有伸屈、旋转的活动。胸椎11~12和腰椎的活动范围仅次于颈椎,它的主要作用是背伸、前屈、侧弯和旋转。临床上常见脊柱骨折和脱位多数发生在活动度大或活动度小与活动度大的交界处椎体。③脊柱各椎骨的椎孔串连形成椎管,内容脊髓,当脊柱骨折或脱位可以导致脊髓损伤,严重者可引起终身截瘫甚至死亡。④胎儿1~3个月脊髓与椎骨长度一致,但在发育过程中,椎骨的生长速度快而脊髓慢,终使脊髓的节段与椎体的节段平面不相等。在脊髓损伤的定位中,颈段脊髓分节平面等于颈椎数目加1(如第5颈脊髓节平第4颈椎);胸椎1~6部位脊髓分节应以胸椎数加2;胸椎7~11部位脊髓分节等于胸椎数加3;整个腰脊髓位相当于胸10~胸12的上半椎体;而骶尾脊髓位于胸12下半椎体及腰1椎体(图3-86)。⑤脊髓有两个扩张部,一个在颈3~7椎体之间,称颈膨大,上肢的运动和感觉中枢集于此;另一个在胸10~腰1之间,称腰膨大,下肢的运动和感觉中枢及膀胱自主排尿中枢集于此。因此,脊髓膨大部发生脊椎骨折脱位时常引起损伤部位以下截瘫。

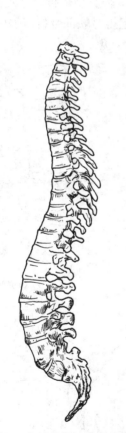

图3-85 脊柱的生理弯曲(侧位)

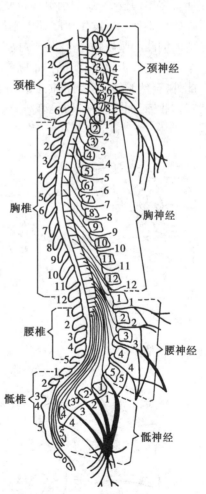

图3-86 脊髓与脊柱的关系

直接暴力和间接暴力均可引起脊椎骨折和脱位。直接暴力如打击、碰撞等,在颈、胸、腰椎多为横突或棘突骨折,在骶椎多为无移位的横断或粉碎性骨折。脊柱骨折与脱位多因间接暴力所致。根据其发病机制可分为屈曲型骨折和伸直型骨折两种类型。屈曲型较为常见,占所有脊柱骨折脱位的90%以上,其中大部分(超过70%)发生胸腰段。例如患者从高处坠落,以足或臀部先着地,或重物由高处坠落下突然冲击患者头、肩、背部等所致,由于脊柱受到暴力作用而骤然过度前屈曲所致的骨折称为屈曲型骨折。脊柱在前屈位受伤,外力集中到椎体前部,使上一个椎体前下部挤压下位椎体的前上部致使下位椎体发生楔形压缩骨折,出现向后突畸形(图3-87)。活动范围较大的椎体或骨突,如第1~6颈椎、第11~12胸椎、第1~2腰椎等处好发。除椎体被压缩或折断外,后部的附件(包括椎板、椎弓根、关节突、横突与棘突)可发生撕脱、断裂、脱位或关节交锁,严重者常可并发脊髓损伤。

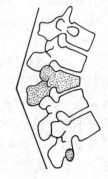

图3-87 屈曲型椎体压缩骨折(后突畸形)

伸直型损伤较少见,因前纵韧带坚强,且外力使脊柱后伸较前屈机会少,故伸直型骨折临床较少见。可发生于腰部急剧过度后伸时,或从高处仰面坠落,背部或腰部撞击在地面的凸起坚硬物体上,使脊柱骤然过伸发生脊椎骨折脱位,还可能合并椎板或关节突及棘突骨折,甚至前纵韧带断裂(图3-88),称为伸直型骨折。好发于颈椎和腰椎。此外,突然旋转,猛力屈伸,如滑冰时摔倒,可引起椎弓峡部骨折(图3-89)。肌肉骤然猛烈收缩,如强力举重时,可造成棘突骨折,但均少见。

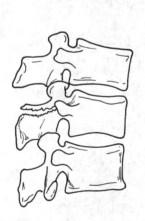

(1)椎板水平骨折

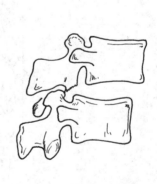

(2)下关节突骨折

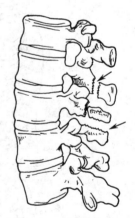

(3)棘突骨折

图3-88 脊椎附件骨折

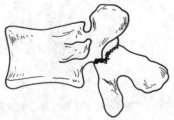

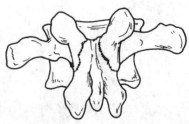

图3-89 椎弓峡部骨折

脊柱骨折后根据稳定性程度可分稳定性与不稳定性骨折。凡单纯椎体压缩骨折(椎体压缩不超过1/2,不合并附件骨折或韧带断裂),或单纯附件骨折,称为稳定性骨折;凡椎体压缩超过1/2以上,或椎体粉碎骨折,或椎体伴有脱位,或伴有附件骨折及韧带断裂等。称为不稳定性骨折。不稳定性骨折容易造成脊髓神经损伤。

知识链接

　　整个脊柱分成前、中、后三柱。前柱包含了椎体前2/3,纤维环的前半部分和前纵韧带;中柱则包含了椎体的后1/3,纤维环的后半部分和后纵韧带;而后柱则包含了后关节囊、黄韧带及脊椎的附件、关节突和棘上以及棘间韧带。单纯前柱骨折为稳定性骨折;中柱和后柱骨折多为不稳定型。

【诊断要点】

有明显的外伤史,患部疼痛、肿胀,骨折处两侧肌肉紧张,上半身不能伸直,翻身困难,脊椎各方面活动障碍。屈曲型可见脊柱后凸畸形,颈椎骨折可见头颈倾斜,常用双手托住头部,检查时骨折处棘突有明显压痛,棘突间距离改变。腰椎骨折时由于腹膜后血肿刺激腹腔神经节,使肠蠕动减慢,可伴有腹部胀满,胃纳不佳,便秘,舌苔黄腻,脉弦数等里实证。伴脊髓神经损伤者,则出现截瘫,损伤平面以下的肢体麻木、无知觉、不能活动,排尿及大便功能障碍。

X线正侧位片可显示脊柱骨折的类型和移位情况,怀疑椎弓骨折可加拍斜位片。有条件者可行CT;若有脊髓损伤应行MRI检查,有助于正确诊断。

根据受伤史、症状、体征和X线检查,可作出诊断。

【治疗】

脊柱骨折、脱位的急救处理中,搬运不当可加重脊髓损伤,造成不可挽回的严重后果。对于任何脊柱骨折脱位的可疑者不能任意搬动,就地给予止痛剂及抗休克处理后,方可转送。在搬运过程中,严禁一人抬头、一人抬脚或用搂抱的搬运方法(图3-90)。应使脊柱保持伸直位,勿使躯干扭曲或旋转,可采用二人或数人在患者一侧,动作一致地平托头、背、腰、臀、腿的平卧式搬运法,或用滚动法(图3-91),将患者移到有厚垫的木板床上,使患者仰卧。如颈椎损伤,应有一人固定头部并略加牵引,勿使其有旋转活动。如用帆布担架或软毯抬送屈曲型骨折者,则应采用俯卧位。

(一)复位

1. 屈曲型脊椎骨折　屈曲型脊椎压缩骨折时,椎体前部坚强有力的前纵韧带往往保持完整,但可发生皱缩。通过手法复位,加大脊柱背伸,使前纵韧带由皱缩变为紧张,附着于韧带的椎体前部及椎间盘有可能膨胀,被压缩的椎体得到改善或恢复。临床上常用以下的整复方法:

(1)垫枕法:患者仰卧于硬板床上,骨折部垫一软枕,垫枕可逐渐加厚,使脊柱呈过伸。适用于屈曲型单纯性胸腰椎压缩骨折,以及过伸复位后维持复位效果(图3-92)。

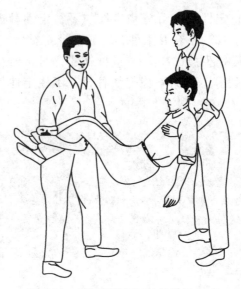

图 3-90 脊椎骨折不正确的搬运方法

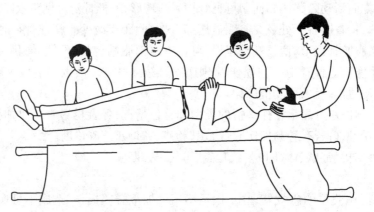

图 3-91 脊椎骨折正确的搬运方法

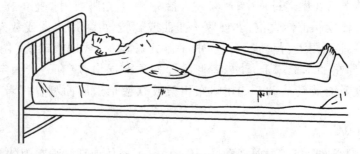

图 3-92 垫枕法

(2)双踝悬吊复位法:患者俯卧于硬板床上,两踝部衬上棉垫后用绳缚扎,并将两足徐徐吊起,使身体与床面约成 45°角(图 3-93)。术者用手掌根部在患处凸起部向下适当按压,使骨折得到复位。复位后患者仰卧硬板床,骨折部垫软枕。此法适用于屈曲型单纯性压缩骨折而体格健壮者。

(3)肾托法:让患者仰卧于手术台上,胸腰段置于肾托上,然后逐渐摇起肾托,将

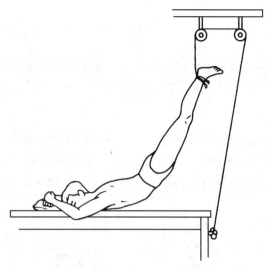

图 3-93　双踝悬吊复位法

患者的胸腰段托起呈拱桥形,使脊柱过伸。复位后在骨折部垫软枕,仰卧位休息
(图 3-94)。

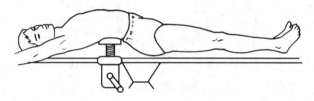

图 3-94　肾托复位法

(4)枕颌布托牵引法:适用于轻度移位无关节交锁的颈椎骨折。患者仰卧,将枕
颌布托套住枕部与下颌部进行牵引,头颈略后伸位,牵引重量 2～3kg,持续 4～6 周
(图 3-95)。若颈椎骨折伴关节交锁者,需用颅骨牵引,重量为 5～10kg,牵引应略前屈,
矫正关节交锁后改为后伸,重量逐减到 1～2kg,持续 4～6 周后换颈托或石膏围领
保护。

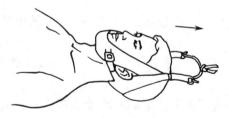

图 3-95　枕颌布托牵引法

2. 伸直型脊椎骨折　此种骨折临床极少见。颈椎骨折时,可采用颈椎中立位枕
颌布托牵引,必要时可使颈椎稍向前屈曲。无脊髓损伤者,持续牵引 4～6 周后,换颈
托或石膏围领保护。腰椎骨折时,应避免脊柱后伸,根据病情需要将脊柱安置于伸直
位或略前屈位持续牵引 4～6 周后,换腰围保护腰部。

小贴士

　　脊柱骨折的治疗应该全面评价患者的损伤情况,根据患者的临床具体情况选择合适的治疗方法。一般的损伤可选择保守治疗;合并脊髓损伤的应该及时采取有效地手术治疗方法。

(二)固定

　　稳定性胸腰椎压缩骨折,不需固定,患者卧硬板床,骨折处垫软枕 3～4 周。较严重骨折经复位后用脊柱夹板固定(图 3-96),或石膏背心固定。非稳定性胸腰椎骨折脱位用石膏背心或金属架(钢背心)固定 6～8 周后可下床活动,4 个月内避免做弯腰动作。

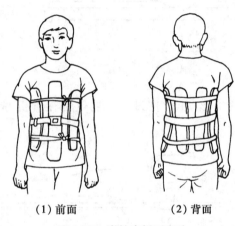

(1)前面　　　　　　　　**(2)背面**

图 3-96　脊柱夹板固定法

(三)功能锻炼

　　胸腰椎骨折通过功能锻炼,可达到复位与治疗目的,不但能使压缩的椎体复原,保持脊柱的稳定,而且因早期活动可增强腰脊肌肌力,不致产生骨质疏松现象,也可免除慢性腰痛的后遗症。单纯性压缩骨折,应在复位后第 2 天起开始逐渐进行腰背肌功能锻炼,4 周后带夹板下床活动。对不稳定性骨折,卧床 1 周后开始功能锻炼,6～8 周后带夹板下床活动。功能锻炼的具体方法如下(图 3-97):

　　1. 仰卧式

　　(1)五点支撑法:患者仰卧木板床上,用头部、肘及足跟撑起全身,使背部尽力腾空后伸。

　　(2)三点支撑法:让患者双手置于胸前,用头部及足跟撑在床上,而全身腾空后伸。

　　(3)四点支撑法:患者双手及足撑在床上,全身腾空呈一拱桥式。

　　2. 俯卧式

　　飞燕点水法:本法适用于中后期。患者俯卧位,后背及臀部肌肉收缩使上肢后伸,头与背后仰,下肢后伸直,全身上下两端翘起,仅让腹部着床呈一弧形。

(四)药物治疗

　　按骨折三期辨证施治。早期主症是肿胀、疼痛、胃纳不佳,便秘,舌苔薄白,脉弦紧。属气滞血瘀,治宜活血化瘀,消肿止痛。内服复元活血汤或膈下逐瘀汤,外敷消瘀

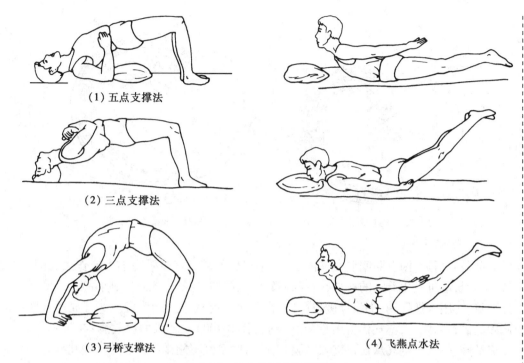

(1) 五点支撑法

(2) 三点支撑法

(3) 弓桥支撑法

(4) 飞燕点水法

图 3-97　脊柱骨折功能锻炼方法

膏。中期肿痛虽消而未尽,舌质暗红,脉弦缓,证属瘀血未尽,筋骨未续,治宜活血生营、接骨续筋,方用复元通气散加减或接骨丹。后期腰酸腿软,四肢无力,活动后腰部隐痛,舌质淡,苔薄白,脉虚细,属肝肾两虚。治宜补肝肾、益气血,方用八珍汤加减。

二、肋骨骨折

肋骨骨折是常见的骨折之一,多见于 18~50 岁,儿童极为罕见。

【病因病机】

肋骨与胸骨、胸椎共同构成胸廓,有支持和保护胸腔脏器的作用。严重的肋骨骨折可合并血气胸以及胸腔内脏器或肝、脾的损伤。肋骨骨折多发生第 4~7 肋。因第 1~3 对肋骨短小,且受锁骨、肩胛骨的保护;第 8~10 肋连于肋软骨弓,缓冲较大;第 11~12 肋是浮肋,弹性大,均不易骨折。

肋骨骨折可因直接暴力、间接暴力及肋间肌急骤强力收缩造成。①直接暴力:如拳棒打击、车撞等直接作用于肋骨而致骨折,呈横断型或粉碎性,骨折端多向内移位(图 3-98),此类骨折易伤及胸膜和肺脏,造成气胸、血胸的机会较多。②间接暴力:如塌方、重物前后夹挤等,胸廓受到前后对挤的暴力,腋中线处肋骨被压向外弯曲加大,最后发生骨折,骨折多为斜型,骨折端向外突出(图 3-99),偶尔刺破皮肤而造成开放性骨折,刺破胸膜的机会较少。③肌肉收缩:肋间肌急骤强力的收缩可造成下部肋骨骨折。可见于严重咳嗽、喷嚏时,均发生在长期患病脱钙的患者,为病理性骨折。

肋骨骨折中可分为:①单处骨折:为肋骨上只有一处骨折。②双处骨折:为肋骨两处折断者。③多根肋骨双处骨折时,可使该处胸廓失去支持,吸气时胸内负压增加而向内凹陷,呼气时胸腔压力增高而向外凸出,恰与正常呼吸相反,称为"反常呼吸"。

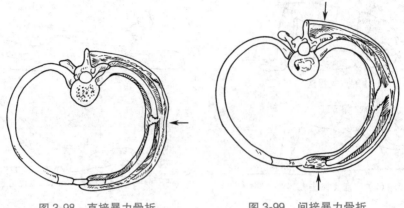

图 3-98 直接暴力骨折　　　　　图 3-99 间接暴力骨折

　　肋骨骨折后,因有肋间肌交叉固定,发生移位的较少。当暴力强大或作用时间较长时,骨折端可发生严重的移位,造成胸膜、肺脏损伤,空气进入胸腔,则并发气胸。临床可见:①闭合性气胸:胸膜穿破口已闭合,不再有空气进入胸膜腔。②开放性气胸:胸膜穿破口未闭合,空气仍自由进出胸膜腔(图 3-100)。③张力性气胸:在胸膜伤口形成活瓣,吸气时空气从伤口进入胸膜腔,呼气时空气不能排出胸膜腔,胸膜腔内压力不断增高,对肺、纵隔的压力愈来愈大,病情危急,称为"张力性气胸"(图 3-101)。若骨折断端刺破血管,还可并发血胸(图 3-102),严重者可合并休克,危及患者生命。

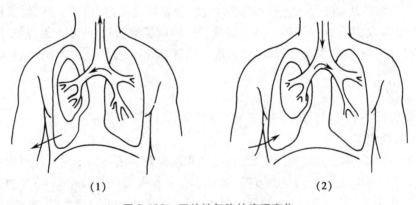

(1)　　　　　　　　　　　　　　　　(2)

图 3-100 开放性气胸的病理变化

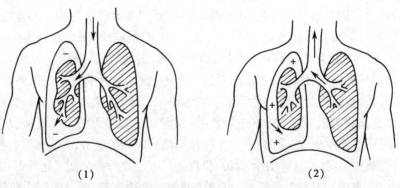

(1)　　　　　　　　　　　　　　　　(2)

图 3-101 张力性气胸的病理变化

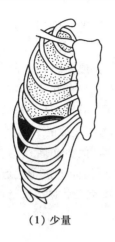
（1）少量

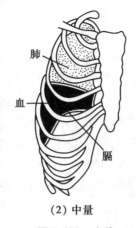
（2）中量

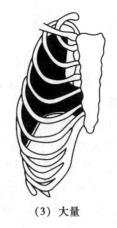
（3）大量

图 3-102 血胸

【诊断要点】

伤后局部肿胀、疼痛,有血肿或瘀斑。说话、打喷嚏、咳嗽、深呼吸和躯干转动时疼痛加剧。检查时患者多能指出最痛点,骨折处有压痛或畸形,有时可摸到骨擦音。胸廓挤压征阳性。多根双处肋骨骨折时,出现反常呼吸,因影响呼吸和循环功能,表现呼吸困难、发绀,甚至休克等症。若并发闭合性气胸时,可出现胸闷、气促等症。检查可见伤侧呼吸运动减弱,叩呈鼓音,呼吸音减弱或消失。开放性气胸患者,可出现呼吸困难、发绀、血压下降,脉细数,伤侧呼吸音低微或消失,并能听到有气体出入创口时发出的嘶嘶声响,肺部叩诊为鼓音。若合并张力性气胸,可产生严重的呼吸困难、发绀和休克,有时气体由胸膜腔挤入纵隔和皮下组织,可在头颈、胸、上肢触到皮下气肿。

并发血胸时,小量的胸膜腔积血,常无自觉症状;但大量积血可出现面色苍白、气促、发绀、脉细数。检查时可见肋间隙饱满,叩诊呈浊音,呼吸音及语颤明显减弱,胸腔穿刺可明确诊断。若胸腔内破裂血管继续出血,症状加重,为"进行性血胸"。

X 线正、侧位照片,可确定骨折部位和移位情况,还可查明有无气胸或血胸。如气胸量多时,患侧肺脏可被压缩,纵隔向健侧偏移位。血胸血量少时,肋膈角消失,血胸血量大时,则全肺被液体阴影所掩盖。若出现气血胸时,则出现液平面。如肋骨骨折无移位,特别是骨折发生在骨与软骨交接处,早期 X 线检查可能阴性,可两周后复查。

根据受伤史、症状、体征和 X 线检查,可作出诊断。

小贴士

肋骨骨折除了以上的并发症外,还应注意在临床上见到气管损伤、食道损伤、纵隔损伤、心脏损伤以及肝脾等脏器的损伤。

【治疗】

对单纯性肋骨骨折可手法整复,对位后胶布或宽胸壁布带固定;对开放性肋骨骨折可行清创术;合并气、血胸者可胸腔穿刺行闭式引流;对骨折合并有内脏损伤者,视损伤情况,紧急手术处理。

（一）复位

1. 立位整复法　嘱患者靠墙站立,术者与患者相对,并用双足掌踏住患者双足,双手通过患者腋下,交叉抱于背后,然后双臂扛起肩部,使患者挺胸,骨折断端自然复位。

2. 坐位整复法 嘱患者正坐,助手立于患者背后,将一膝顶住患者背部(膝顶部位与患者骨折部等高),双手握患者两肩,缓缓用力向后方拉开,使患者挺胸,术者立于患者前方,一手扶健侧,一手按定患侧,用推按手法将高凸部分按平。若后肋骨骨折,助手扶住胸前,命患者挺胸,术者在患者背后,用推按法将断骨矫正。

3. 卧位整复法 嘱患者仰卧位,助手双手平按患者上腹部,令患者用力吸气,至最大限度时再用力咳嗽,同时助手用力按压上腹部,术者以拇指向下按压突起之肋骨骨折断,即可复位。若为凹陷性骨折,令患者咳嗽的同时,术者双手对挤患部两侧,使下陷的骨折端复起(图3-103)。

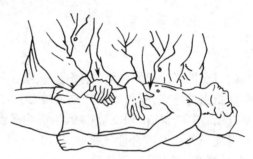

图 3-103 卧位整复法(气鼓整复法)

(二)固定

1. 胶布固定法 适用于5~9肋骨骨折。患者正坐,在贴胶布的皮肤上涂复方安息香酸酊。患者两臂外展,做深呼气使胸围最小时,然后屏气,用宽7~10cm的氧化锌胶布,自健侧肩胛中线处绕过骨折部紧贴至健侧锁骨中线处,然后以叠瓦状(后1条盖住前1条的1/2)从下向上、从后向前粘贴胶布,以跨越骨折部的上、下各2条肋骨为宜。固定时间3~4周(图3-104)。对多根双处肋骨骨折、老年、肥胖者不宜用。

2. 宽绷带固定法 适用于患者皮肤对胶布过敏者,患者体位同上。在骨折部外敷消瘀膏或双柏膏,嘱患者做深呼气,在胸围最小时,用宽绷带多层环绕包扎固定或多头带包扎固定,3~4天换药并重新包扎固定,固定时间3~4周(图3-105)。

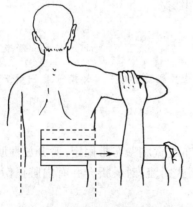

图 3-104 肋骨骨折胶布固定法

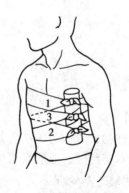

图 3-105 多头带或宽绷带固定法

3. 肋骨牵引固定法 多根双处肋骨骨折,必须迅速固定胸部,减少反常呼吸引起的生理障碍。范围较小的经过加压包扎固定法可达到目的。范围较大或多根多段肋骨骨折时,须采用肋骨固定术。患者常规消毒后,在浮动胸壁的中央,选择 1～2 条坚硬的肋骨,在局麻下,用手巾钳夹住内陷的肋骨,通过滑动牵引来消除胸壁浮动,牵引重量 0.5～1kg,牵引时间一般为 1～2 周(图 3-106)。

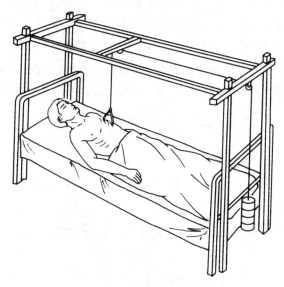

图 3-106 肋骨牵引固定术

（三）并发气血胸的处理

1. 气胸的处理 闭合性气胸而胸腔积气较少,不需特殊处理,1～2 周内可自行吸收。若积气量较多,有胸闷、气急、呼吸困难者,可自第二肋间锁骨中线处行胸腔穿刺抽出积气。开放性气胸应尽快将其处理(凡士林纱布堵塞或行清创术)为闭合性气胸,然后做闭式胸腔引流术。张力性气胸急救时,于前胸第二肋间锁骨中线处,用大针头行胸腔穿刺减压,继之插入引流管进行水封瓶闭式胸腔引流。

2. 血胸的处理 首先应防治休克。对进行性血胸除输血补液抗休克外,同时请胸外科专家会诊。非进行性血胸可在损伤 12～24 小时后施行胸腔穿刺术,在腋后线第 6～7 肋间穿刺抽吸积血。如积血多可分次吸出,每日一次,量不超过 1000ml,每次抽后可注入抗生素,预防感染。抽吸时患者出现胸痛、咳嗽不适,应停止抽吸。

（四）功能锻炼

整复固定后,病情轻者可下地自由活动。重症需卧床者可取半坐卧位(斜坡卧位),肋骨牵引者取平卧位,进行腹式呼吸运动,待骨折处基本稳定方可下地活动。有痰者应鼓励患者扶住伤处轻声咳痰,并用祛痰药。若痰稠难于咯出者,可采用超声雾化吸入。

（五）药物治疗

初期治宜活血祛瘀、理气止痛。内服复元活血汤或活血止痛汤等加减。中期治宜理气活血,接骨续筋,可选用接骨丹或接骨紫金丹。后期胸胁隐隐作痛,筋络不舒者,宜化瘀和伤、理气止痛,可选用三棱和伤汤、黎洞丸;气血虚弱者用八珍汤。

三、骨盆骨折

骶骨、尾骨和两侧髋骨连接而成的坚强骨环(骨盆)在强大外来暴力下发生骨折。

【病因病机】

骨盆是由骶骨、尾骨和两侧髋骨(髂骨、耻骨和坐骨)连接而成,如漏斗状的环形结构,称骨盆环(图3-107)。骨盆环的后方有两个负重主弓(骶股弓、骶坐弓),前方上下各有一个起约束作用的副弓,其中上束弓经耻骨体及耻骨上支,防止骶股弓分离;下束弓经耻骨下肢及坐骨支,支持骶坐弓,防止骨盆向两侧分开。副弓远不如主弓坚强有力,骨盆遭受暴力后副弓常先分离或骨折;当主弓骨折时,副弓往往同时发生骨折。严重骨折常可伤及盆腔内脏器或血管、神经,尤其是大量出血可并发休克,危及生命。

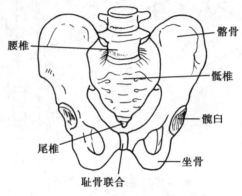

图3-107　骨盆的结构

骨盆骨折多由强大的直接暴力所致,如车轮压轧伤、矿井塌方、房屋倒塌、机械挤压等。如暴力来自骨盆侧方,可造成耻骨上下支单侧骨折、耻骨联合分离、骶髂关节脱位、髂骨翼骨折、骶骨纵形骨折等。如暴力来自前、后方,可造成耻骨上下支双侧骨折、耻骨联合分离、并发骶髂关节脱位、骶骨骨折和髂骨骨折等,易引起膀胱、尿道损伤。骨盆骨折根据骨折的部位和盆弓完整性受损程度临床可分为以下三大类:

1. 盆骨弓无断裂骨折　这类骨折不影响骨盆的完整性,病情较轻。如髂前上、下棘骨折,坐骨结节骨折,尾骨骨折或脱位(图3-108)。

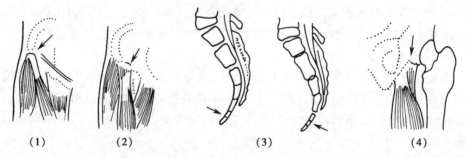

(1)　　　　　(2)　　　　　　　(3)　　　　　　　(4)

图3-108　骨盆弓无断裂骨折

2. 骨盆环单弓断裂无移位骨折　这类骨折影响到骨盆环,但未完全失去连接,基本保持环状结构的完整。如一侧或双侧耻骨上、下支骨折,耻骨联合分离,一侧坐骨上、下支骨折,髂骨翼骨折等(图3-109)。此类骨折较稳定,预后良好。

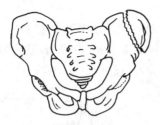
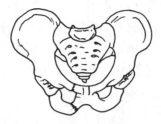

（1）髂骨翼骨折　　　　　　（2）一侧坐耻骨裂纹骨折

图3-109　骨盆环单弓断裂无移位骨折

3. 骨盆双弓断裂移位骨折　这类骨折多由强大暴力所致。由于骨折明显移位和伴有关节脱位,而致骨盆环的完整性受到破坏,常损伤盆腔内脏器或血管、神经,导致严重后果。如一侧耻骨上下支骨折合并同侧骶髂关节脱位;髂骨骨折伴耻骨联合分离;骨盆环多处骨折(图3-110)等。以上骨折的共同特点是折断的骨块为骨盆环的一段,处于游离状态,故移位较大而且不稳定。

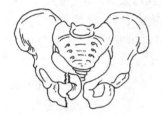
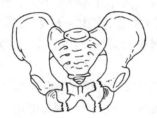
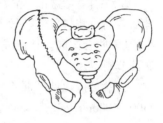

（1）一侧耻骨与坐骨支骨折　　（2）双侧耻骨与坐骨支骨折　　（3）髂骨骨折伴耻骨联合分离
　　伴耻骨联合分离

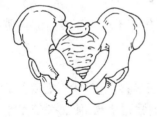
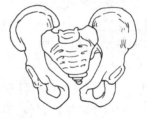

（4）耻骨坐骨支骨折伴骶髂关节脱位　　　（5）耻骨联合分离合并骶髂关节脱位

图3-110　骨盆双弓断裂移位骨折

【诊断要点】

有明显的外伤史,伤后局部疼痛、肿胀、瘀斑,患者不能翻身、起坐和站立,下肢活动困难。仔细触摸可寻找到确切的压痛点,骨折或错位的部位压痛敏锐。髂前上、下棘及坐骨结节骨折,常可触及骨摩擦音及移动的骨块,骨盆环移位的骨折可触及骨折线或凹凸不平的骨折端。耻骨联合分离其间隙增宽并有压痛。骨盆挤压试验和分离试验引起骨折部疼痛加剧为阳性。尾骨骨折或脱位尾骨可有坐位时疼痛加重,肛门指检有触痛或可摸到向前移位的尾骨。

直腿抬高试验:让患者缓慢将下肢平抬,首先看下肢肌肉的主动活动,来判断有无神经损伤。如肌肉主动活动良好,而下肢不能平抬起,且局部疼痛,则提示可能有骨盆环两处断裂或关节错位。若仅局部疼痛两下肢尚能抬起,则说明骨盆环尚完整,或仅有一处裂缝骨折,而未影响骨盆的稳定性。

交叉量诊:令患者仰卧躺正,两下肢平放对称位。用软尺测量肩峰至对侧髂前上棘之间的距离,两侧对比,变短的一侧可以是骶髂关节错位或耻骨联合分离,或骨折向上移位。若髂前上棘撕脱骨折向下移位,则患侧尺度变长(图3-111)。

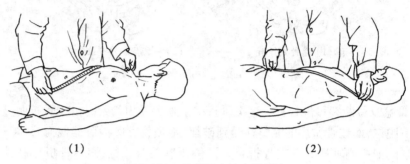

	(1)		(2)

图3-111 骨盆至肩峰交叉量诊

X线拍摄骨盆正、侧位片可明确骨折部位和类型。髂骨翼内旋时,其宽度变小,耻骨联合向对侧移位或耻骨支发生驾叠,闭孔变大;髂骨翼外旋时,其宽度增加,闭孔变小,耻骨联合向同侧移位或耻骨支骨折端发生分离。必要时可摄骶尾椎正、侧位或骶髂关节斜位片。

骨盆骨折常见严重并发症:①血管损伤:失血性休克(严重骨盆骨折失血量可达2500~4000ml)是伤后早期造成死亡的主要原因。②内脏损伤:可导致尿道、膀胱、直肠破裂,出现尿滴血、排尿困难、尿外渗、下腹痛、大便里急后重、腹膜刺激征等症。

【治疗】

骨盆骨折死亡率较高,首先应把抢救创伤性出血休克放在第一位。对失血性休克患者要迅速补足血容量。经积极抗休克治疗,休克不能纠正或合并内脏损伤患者,应请专科医师会诊,及时处理。

(一)复位

1. 盆弓无断裂或单弓断裂的骨折 多无明显移位,一般不需复位。髂前上、下棘骨折有移位者应予以手法复位,患者仰卧,患侧膝下垫高,使髋关节呈半屈曲位,术者用捏挤按压手法将骨折块推回原位。坐骨结节骨折移位者,嘱患者侧卧成髋伸直膝屈曲位,术者用两手拇指按压迫使骨折块复位。复位后保持伸髋屈膝位休息,以松弛腘绳肌防止再移位。尾骨骨折可用肛门内复位法,术者右手戴手套,示指伸入肛门内,扣住向前移位的尾骨下端,向后推挤使其复位。复位后骶尾部用气垫圈保护,卧床休息。

2. 有移位的骨盆骨折 尤其是双弓断裂者,若病情许可,应及时采用手法复位。髂骨翼外旋并耻骨联合分离者,患者仰卧,术者先纵向牵引患侧下肢以纠正半侧骨盆的向上移位,然后用双手对挤髂骨部使骨折复位。或者使患者侧卧于硬板床上,患侧向上,用推按手法对骨盆略加压力,使分离的骨折段复位。若髂骨翼内旋,耻骨联合向对侧移位者,患者仰卧,术者先纵向牵引纠正患侧骨盆向上移位,然后以两手分别置于两侧髂前上棘向外推按分离骨盆,使骨折复位(图3-112)。

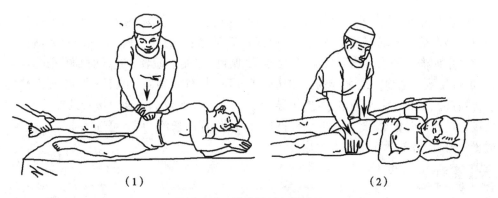

（1）　　　　　　　　　　（2）

图 3-112　骨盆骨折复位手法

（二）固定

无明显移位的骨折不必固定,卧床 3~5 周即可。髂骨翼外旋、耻骨联合分离者,复位后可采用多头带包扎或骨盆帆布兜悬吊固定,固定时间 4~6 周(图 3-113)。骨盆向上移位者,可采用患侧下肢皮肤牵引。向上移位超过 2cm 者,应采用股骨髁上或胫骨结节骨牵引,牵引重量为体重 1/7~1/5,牵引时间需 6~8 周。

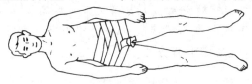

（1）骨盆多头带固定法

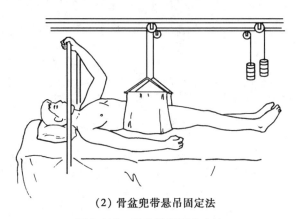

（2）骨盆兜带悬吊固定法

图 3-113　骨盆骨折固定方法

（三）功能锻炼

骨盆周围有坚强的肌肉附着,骨折复位后不易再移位。骨盆为松质骨,血运丰富,骨折容易愈合。未损伤骨盆后部负重弓者,伤后第 1 周练习下肢肌肉收缩及踝关节伸屈活动。伤后第 2 周练习髋、膝关节伸屈活动。伤后第 3 周后扶拐下地活动。如骨盆后部负重弓损伤者,固定牵引期间应加强下肢肌肉舒缩锻炼和踝关节屈伸活动,待解除固定牵引后,即可下床扶拐站立及步行锻炼。

（四）药物治疗

由于骨盆骨折合并症多,对全身影响较大,故药物治疗更为重要。早期如出血过多而引起休克时,可在补液输血抗休克治疗同时,服用独参汤加附子、炮姜,冲服三七粉或云南白药。若局部肿胀、疼痛严重者,宜活血化瘀、消肿止痛,可选用复元活血汤或活血止痛汤。如伤后肠胃气滞,腹胀纳呆,呕吐、二便不通者,治宜活血顺气,通经止痛,可选用顺气活血汤或大成汤。如伤后小便不利,黄赤刺痛,小腹胀满,口渴发热等症,治宜清热泻火,利水通淋,可应用导赤散合八正散加减。中期以接骨续筋为主,内服接骨丹或接骨紫金丹。后期宜补肝肾、养气血、舒筋通络为主,可选用生血补髓汤、健步壮骨丸、舒筋活血汤等方治疗。

扫一扫
测一测

复习思考题

1. 试述什么是骨折迟缓愈合;并指出迟缓愈合的正确处理方法。

2. 试述锁骨骨折常用的治疗方法?

3. 简述股骨颈骨折的诊断要点?

4. 肋骨骨折的临床表现有哪些?

5. 杨某,男,65 岁。右髋部伤后疼痛,活动障碍 3 小时,自诉 3 小时前,不慎滑倒,右侧臀部先着地,当即感右髋部疼痛,不能活动,右下肢不能站立,由子女送来就诊。查体:右下肢外旋畸形,被动活动患髋关节时疼痛加重,右腹股沟韧带中点下方压痛明显,大转子稍上移,"4"字试验(+),叩击患足跟时髋部痛甚。要求写出:①诊断。②诊断依据。③处理方法。

(饶科峰　戴会群　王　轩)

第四章

脱　位

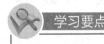

脱位定义、分类、特有体征、常见并发症；常见脱位的发病机制、临床诊断与治疗。

第一节　脱位概论

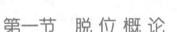

凡关节的骨端关节面相对位置发生改变,越出正常范围,出现功能障碍者称为脱位,多发于活动范围较大,活动较频繁的关节。临床上常见于颞颌、肩、肘、髋关节等。

一、脱位的病因

关节脱位的原因是多方面的,主要是内因和外因两方面综合作用的结果。

(一)外因

损伤性脱位多由直接暴力或间接暴力所致,以间接暴力所致者为多,如跌仆、挤压、扭转、牵拉、冲撞等。当外来暴力的作用超过了维持关节稳定因素的生理保护限度,构成关节的骨端即可越出正常范围而发生脱位。暴力性质和作用力方向不同,所引起的关节脱位的类型也不相同。

(二)内因

关节脱位与性别、年龄、职业、生理异常和关节本身的病变等有密切的关系。先天性发育不良、体质虚弱或关节囊及其周围韧带松弛者,较易发生脱位。如治疗不当,致关节囊及其周围韧带修复不良,易发生习惯性脱位;关节和近关节骨质本身的病变,可致病理性脱位。关节局部解剖特点及生理功能与发病密切相关,如肩关节的关节盂小而浅,肱骨头较大,关节囊的前下方较松弛,且肌肉少,加上关节活动范围大,活动较频繁,受伤机会较多,故肩关节较易发生脱位。

某些关节脱位,只是全身性疾病的局部表现,如脊髓前角灰质炎后遗症、小儿脑瘫、中风引起的半身不遂等,由于广泛的肌肉萎缩,患肢关节周围韧带松弛,无力承受肢体的重量,形成关节半脱位或全脱位,常见于肩关节。

关节脱位多伴有关节囊破坏,周围韧带、肌腱和肌肉扭挫撕裂,形成局部血肿;严重者可伴有骨端关节面或关节盂边缘部骨折,合并血管、神经的损伤。若暴力强大还

187

可造成开放性脱位。

二、脱位的分类

（一）按脱位的病因分类

1. 外伤性脱位　关节因遭受外来暴力作用而致的脱位,临床常见。

2. 病理性脱位　关节结构被病变破坏而产生的脱位。如临床上常见的关节结核、化脓性关节炎、骨髓炎等疾病,在轻微外力或无明显外伤史,即可导致病理性脱位。

3. 习惯性脱位　多次反复发生脱位者。

4. 先天性脱位　因关节发育不良而发生脱位者。如患者出生时,因髋关节囊松弛、伸长,甚至呈哑铃状,股骨头骨骺发育延迟等产生的先天性髋关节脱位。

（二）按脱位的方向分类

可分为前脱位、后脱位、上脱位、下脱位及中心脱位等。四肢及颞颌关节脱位以远端骨端移位方向为准,脊柱脱位则以上段椎体移位方向而定。

（三）按脱位的时间分类

1. 新鲜性脱位　脱位时间在 2~3 周以内者。

2. 陈旧性脱位　脱位时间超过 2~3 周者。

3. 习惯性脱位　多次反复发生脱位者。

（四）按脱位的程度分类

1. 完全性脱位　组成关节的各骨端关节面完全脱出,互不接触。

2. 不完全性脱位　组成关节的各骨端关节面部分脱出,部分仍互相接触。又称为半脱位。

3. 单纯性脱位　系指无合并骨折或血管、神经、内脏损伤的关节脱位。

4. 复杂性脱位　脱位合并骨折,或血管、神经、内脏损伤者。

（五）按关节脱位是否有伤口与外界相通分类

1. 开放性脱位　即局部创口与关节腔相通。开放性脱位易致感染,治疗较困难,如处理不当,常遗留关节功能障碍等后遗症。

2. 闭合性脱位　关节腔不与外界相通。闭合性脱位治疗较易,预后较佳。

三、脱位的诊断

关节脱位的诊断,主要根据外伤史、临床一般症状、关节脱位特有的体征、以及 X 线摄片检查等。

（一）一般症状

1. 疼痛和压痛　关节脱位后,关节囊和关节周围的软组织往往有撕裂损伤,局部出现不同程度的疼痛,活动时疼痛加剧。

2. 肿胀　关节脱位时,关节内外组织损伤,形成血肿,在短时间内出现肿胀。

3. 功能障碍　关节脱位后致关节正常结构破坏,周围肌肉损伤以及疼痛致肌肉痉挛,造成关节活动功能部分障碍或完全丧失。

（二）特有体征

1. 关节畸形　关节脱位后,关节的骨端脱离了正常位置,可发生特殊的畸形。如肩关节脱位后的"方肩"畸形;肘关节后脱位可呈靴样畸形;髋关节后脱位呈屈曲、短缩、内旋、内收畸形。

2. 关节盂空虚　关节脱位后,构成关节的骨端脱出关节盂,造成关节盂空虚。如肩关节脱位后,肱骨头完全离开关节盂,肩峰下出现凹陷,触摸时有空虚感,可在喙突下或锁骨下扪及光滑的肱骨头。

3. 弹性固定　脱位后,关节周围的肌肉痉挛、收缩,将脱位后的骨端固定在特殊位置上,对脱位关节做被动运动时,仍可有一定活动度,但存在弹性阻力,当去除外力后,脱位的关节又回到原来的特殊位置,这种变化称为弹性固定。

（三）X线检查

应常规拍摄 X 线片,可明确诊断脱位方向和类型及程度,并排除骨折等。脊柱脱位可根据病情需要,增加 CT、MRI 等检查。

四、脱位的并发症

（一）早期并发症

1. 骨折　多发于邻近关节的骨端或关节盂边缘。如肩关节脱位常并发肱骨大结节撕脱性骨折,髋关节脱位常并发髋臼后上缘骨折等,多数在脱位整复后,骨折亦随之复位。

2. 神经损伤　多由脱位的骨端牵拉或压迫而引起。如肩关节脱位时腋神经被肱骨头牵拉或压迫,髋关节后脱位时坐骨神经被股骨头压迫或牵拉等。脱位并发神经干损伤多为挫伤,极少数为神经断裂。

3. 血管损伤　多为强大的暴力和脱位的骨端损伤关节周围重要血管引起,可致肢体远端血运障碍。如肩关节前脱位时的腋动脉挫伤,肘关节后脱位时肱动脉受压,膝关节脱位时腘动脉遭到挤压而致的血运障碍等。

4. 感染　多为开放性脱位未及时清创,或清创不彻底而致。开放性脱位的创口往往带有泥土、碎屑或粪便等污物。亦可发生特异性感染,如破伤风、气性坏疽等。

（二）晚期并发症

1. 关节僵硬　由于关节内外血肿机化后形成关节内粘连,关节周围组织粘连,瘢痕挛缩,导致关节运动严重受限,甚者僵硬不能屈伸活动。多因长期固定或不注意患肢功能锻炼所致。

2. 骨化性肌炎　脱位时损伤了关节附近的骨膜,并与周围血肿相沟通,随着血肿机化和骨样组织形成,引起骨化性肌炎。尤其是严重损伤或做剧烈被动活动时,更能引起骨膜下血肿扩散,形成广泛的骨化性肌炎。好发的部位是肘关节。

3. 创伤性关节炎　脱位时关节软骨面被损伤,造成关节面不平整,或整复操作不当,关节面之间关系未完全复原,关节面受力不均衡,由于负重、活动等导致关节面磨损,引起退行性病变与边缘骨质增生,活动时出现疼痛,称为创伤性关节炎。多见于下肢负重关节。

4. 缺血性骨坏死　脱位时因暴力致关节囊、关节内、外韧带撕裂,局部血流阻塞或不畅,骨组织血液供应严重不足,发生骨缺血性坏死。其好发部位有股骨头、月骨、距骨等。

五、脱位的治疗

（一）新鲜创伤性关节脱位的治疗

1. 治疗原则　对新鲜脱位的治疗,应遵循以下原则:明确诊断,综合分析;在全身情况允许时,整复愈早愈好;巧妙复位,充分利用解剖特点和生物力学原理,轻巧灵活地施行手法,切忌采用粗暴手法整复,以免加重病情或增加新的创伤;先整复脱位再处理骨折;充分固定,加强功能锻炼。

2. 治疗

（1）麻醉:一般新鲜脱位,若手法选择、操作适当,不需任何麻醉即可成功复位。有些患者肌肉发达,或属复杂性脱位,为减轻患者痛苦,使痉挛的肌肉松弛,避免因复位造成软组织损伤和骨折,便于复位成功,可选用局部麻醉、臂丛麻醉、硬膜外麻醉等,必要时亦可行全身麻醉,或配合肌肉松弛剂,可增强麻醉效果。

（2）复位:脱位早期,局部肿胀不严重,整复容易,功能恢复快而完全,故在可行的情况下,应尽早进行复位。整复的手法最常使用的有牵引、旋转、屈伸、端提、挤按等。复位时,根据脱位关节的类型、关节脱位的部位和局部解剖特点,利用杠杆原理,将脱位的骨端通过关节囊破裂口送回原位,并结合理筋手法理筋顺络,从而达到复位的目的。

手法复位成功的标志,是关节活动恢复正常,骨性标志复原,X线检查显示已复位。若手法复位不成功时,应认真分析,找出复位失败的原因。临床上脱位整复失败常见原因有:手法选择不当,或未掌握手法复位要点,操作不符合要求;麻醉效果欠佳,肌肉松弛不够;撕脱、游离的骨片阻碍复位,或关节囊、肌腱等软组织被夹在关节面之间,影响脱位的骨端恢复原位。此时严禁使用暴力,以免加重关节囊和周围软组织的撕裂,甚至发生骨折、血管和神经损伤等严重损伤。

多数新鲜脱位通过手法整复即可获得复位,若脱位不能闭合复位者,可视实际情况考虑切开复位。

切开复位的适应证有:多次手法复位失败者;复杂性脱位,需行血管、神经探查者;脱位并发骨折,骨折碎片潜入关节腔内者;脱位并发较大骨折,复位后关节不稳定可能合并肌腱、韧带断裂需行修复者;开放性脱位需要手术清创者,可在清创同时切开复位。

（3）固定:复位后,将伤肢固定于功能位或可保持关节稳定的位置,以避免进一步的损伤,并有利于破裂的关节囊和周围软组织的修复,防止发生再脱位和骨化性肌炎。脱位固定常用的有胶布、绷带、托板或石膏等,固定时间2~3周即可,固定时间不宜过长,否则易发生组织粘连,影响关节活动,甚至发生关节僵硬,影响疗效。

（4）功能锻炼:功能锻炼可以促进血液循环,加快损伤组织的修复,预防肌肉萎缩、骨质疏松及关节僵硬等并发症;并能减少组织粘连,尽快恢复关节功能。应遵循如下原则:由健康关节到损伤关节,由单一关节到多个关节;活动范围由小到大,循序渐进;持之以恒的自主功能锻炼。早期以相邻健康关节及肌肉舒缩活动为主;解除固定后,可逐步训练受伤关节,必要时可配合按摩推拿,促进关节功能恢复。功能锻炼既要尽早进行,又要避免剧烈活动,尤其要避免粗暴的被动活动。

(5)药物治疗:关节复位后,应使用药物进行治疗,以促进损伤的愈合,增强体质。早期:伤后1~2周内,关节周围的筋肉与经络受损,血离经脉,瘀积不散,经络受阻,气血不得通畅,故应以活血化瘀为主,佐以行气止痛。内服可选用活血止痛汤、舒筋活血汤、肢伤一方、云南白药等;外用药可选用双柏散、活血散、消瘀止痛膏等。中期:伤后2~3周,此期疼痛瘀肿消而未尽,筋骨尚未修复,故应以和营生新、续筋接骨为主。内服壮筋养血汤、续骨活血汤、跌打养营汤、肢伤二方等;外用药可选用活血散、接骨续筋药膏、奇正消痛贴等。后期:伤后3周以上,外固定亦已解除,筋骨续连,肿痛消退,但因筋骨损伤,内动肝肾,气血亏损,体质虚弱,故应养气血、补肝肾、壮筋骨。内服方可选补肾壮筋汤、壮筋养血汤、生血补髓汤、壮骨丸、肢伤三方等;外用以熏洗为主,可选用五加皮汤、海桐皮汤、上肢洗方、下肢洗方、骨科外洗一方、骨科外洗二方等。

(二)陈旧性关节脱位的治疗

关节脱位3周以上,未能整复者,属陈旧性脱位。由于血肿机化,瘢痕形成、关节粘连、关节囊及肌肉挛缩,造成手法复位困难。

临床应根据患者的年龄、脱位的时间、临床症状和体征及解剖特点,严格掌握手法复位的适应证与禁忌证。

1. 手法整复的适应证 伤后3个月以内的青壮年患者;属单纯性陈旧性脱位;对生活工作影响较大;关节尚有一定的活动范围;关节面软骨正常或接近正常;尚未发生创伤性关节炎者。

2. 手法整复的禁忌证 老年患者,骨质疏松,采用闭合复位易合并骨折;同时老年人体质衰弱,常伴有其他基础疾病,如高血压、心脏病等;一般肘关节脱位超过3个月,肩关节、髋关节脱位超过6个月者,因瘢痕组织较多,关节粘连较重,闭合整复难以成功;关节周围软组织有明显钙化,或已有骨化性肌炎者,或合并骨折且骨折块已畸形愈合者;脱位的关节活动度极小,且异常僵硬,或伴有神经、血管损伤、感染等严重并发症者。

3. 手法整复的步骤 复位前,应做全身和局部的详细检查,根据X线片仔细研究其病理变化,确定治疗方法及步骤,充分估计治疗过程中可能出现的问题,做好相应的预防措施。

(1)牵引:对脱位时间长,关节活动范围小,关节周围肌肉丰厚或软组织挛缩明显的患者,宜先行牵引一周左右,成人用骨牵引,儿童用皮肤牵引,并在局部配合手法按摩推拿和舒筋活血药熏洗,使挛缩的软组织逐渐松弛,粘连日趋松解,直至脱位的骨端已牵引至关节臼附近时为止。

(2)松解:是脱位整复的关键。在充分麻醉下,用手法拔伸牵引,反复旋转摇晃脱位的关节,然后进行屈伸、收展等被动活动,范围由小到大,由轻到重,手法由缓慢到稳健,以松解关节与周围软组织的粘连和挛缩,使其在各个方向的活动功能恢复到正常范围或接近正常范围。在此过程中,切忌动作粗暴,防止发生骨折。

(3)复位:经以上处理后,使脱出的骨端关节面重新回到关节囊破裂口的对应位置后,根据不同关节脱位的类型,选用不同的复位方法进行复位。若手法复位不成功,切不可粗暴操作,勉强复位,以防止造成血管、神经损伤等。必要时应考虑切开复位法。

复位后,固定、功能锻炼和药物治疗的方法与新鲜创伤性关节脱位的基本相同。

知识链接

初次外伤性关节脱位后,关节囊、韧带修复不良、变得松弛、成为薄弱部位,关节稳定性变差,因姿势不当或轻微外力牵拉即可发生再脱位,即习惯脱位。

第二节 脱位各论

一、颞颌关节脱位

颞颌关节脱位,亦称下颌关节脱位,是临床常见的脱位之一,多见于老年人及久病体质虚弱者。颞颌关节是由下颌骨的髁状突和颞骨的颞颌关节凹以及颞颌关节的关节盘构成,其周围有关节囊包绕,囊的侧壁有韧带加强,但前壁较松弛薄弱,没有韧带加强。张口时髁状突向前滑至关节结节之上,为一不稳定的位置。

脱位按发生于一侧或两侧,可分为单侧脱位和双侧脱位。按脱位后下颌骨的髁状突在颞颌关节凹的前方或后方,可分为前脱位和后脱位两种。临床上以前脱位多见,后脱位仅见于合并关节凹后壁严重骨折的患者。按脱位的时间和复发的次数,可分为新鲜性脱位、陈旧性脱位和习惯性脱位。

知识链接

颞颌关节脱位,又称下颌关节脱位、失欠颊车、落下颌、脱颌,俗称掉下巴。老年人筋肉松弛,或久病体质虚弱者,均有不同程度的气血不足、肝肾虚损、筋肉失养、韧带松弛,容易发生习惯性颞颌关节脱位。《伤科汇撰·颊车骨》载:"夫颌颏脱下,乃气虚不能收束关窍也。"

【病因病机】

当张口过度时,如大笑、打呵欠、拔牙等时,髁状突经前壁向前滑到关节结节的前方,形成颞颌关节前脱位。或因下颌部遭受侧方暴力打击,也可发生脱位。老年人筋肉松弛、无力,或久病体质虚弱,多有不同程度的气血亏损,肝肾不足,筋肉失养,韧带松弛,若固定后过早活动者,容易发生习惯性颞颌关节脱位。

【诊断要点】

1. 患者常呈张口位状态,下颌突向前方或健侧,不能闭口和开口,语言不清,咬合不能,吞咽困难,口涎外溢等。

2. 体征 ①双侧前脱位:下颌骨下垂,向前方突出下颏部,上下齿列不能咬合,下齿列位于上齿列之前,双侧咬肌痉挛,呈块状隆起,面颊变成扁平状,在双侧颧弓下方可触及下颌骨髁状突,双侧耳屏前方,即下关穴处,可触及一明显凹陷,并有空虚感。②单侧前脱位:口角歪斜,颏部向前方突出,向健侧倾斜,患侧低于健侧。在患侧颧弓下方可触及下颌骨髁状突,在患侧耳屏前方,即下关穴处,可触及一明显凹陷。

【治疗】

颞颌关节脱位以手法整复治疗为主,特别是新鲜脱位复位较易成功。对于习惯性脱位应强调固定时间宜长。具体治法如下:

（一）复位

1. 口腔内复位法　患者坐于椅上,身体挺直(头背倚墙),术者站在患者前面,可先用伤筋药水在颊车处揉擦数遍,缓解咀嚼肌的紧张,必要时还可以加用热敷。术者用数层纱布或胶布裹住拇指,防止复位时被患者咬伤,同时嘱患者不要紧张,尽量放松面部肌肉,将口张大。准备就绪后,术者将双手拇指伸入患者的口腔内,按住两侧最后一个下臼齿上,其余四指放于两侧下颌骨下缘,用拇指先上下摇晃下颌数次,使咬肌、翼内肌、翼外肌及颞肌松弛,然后将臼齿向下按压,余四指向前牵拉,向上提并向后推。这样使下颌骨向后旋转,关节头髁状突滑入臼窝,当听到复位声,两拇指顺势于滑向牙齿外侧,以防咬伤(图 4-1)。对于单侧脱位,亦可应用,只是健侧不需用力,即可复位。如果不能成功,亦可将健侧人为造成脱位后按双侧脱位进行整复。

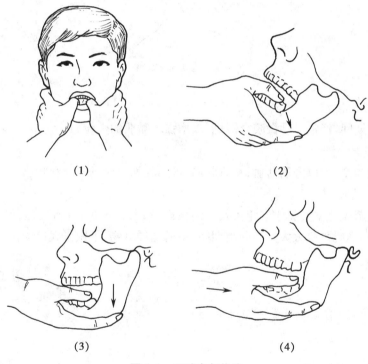

(1)　　　　　　　　　　(2)

(3)　　　　　　　　　　(4)

图 4-1　口腔内复位法

2. 口腔外复位法　用口腔内复位法相同的手法。在口腔外进行复位。术者站在患者前方,双手拇指分别置于两侧下颌体与下颌支前缘交界处,其余四指托住下颌体,然后双手拇指由轻而重向下按压下颌骨,双手用力将其向后方推送,听到滑入关节之响声,说明脱位已整复。

3. 软木整复法　在局部麻醉下,将高 1cm~1.5cm 的软木块置于两侧臼齿咬合面上,术者一手扶枕部,一手托住下颏部,向上端抬。此时,软木块为支点,术者上提之手为力点,髁状突为重点,通过杠杆力作用,可将髁状突向下牵拉而滑入下颌窝内。此法适用于陈旧性颞颌关节脱位。

颞颌关节脱位复位成功后,脱位症状即消失,口可张开、闭合,上下齿咬合正常。

（二）固定

复位成功后,托住颌部,维持闭口位,用四头带兜住下颌部,其余四头分别在头顶打结（图 4-2）,固定时间 1~2 周,习惯性颞颌关节脱位固定时间为 2~3 周。其目的是保持复位后的位置,使关节囊得到良好修复,防止再脱位或形成习惯性脱位。固定绷带不应过紧,应允许张口不超过 1 厘米。

对于习惯性颞颌关节脱位,治疗可用硬化剂关节腔内注射法：即在局部浸润麻醉下,于张口位,分别向两侧关节囊内注入 5%鱼肝油酸钠 0.5ml,经 2~3 次治疗,多可使关节囊纤维化和收缩,限制颞颌关节活动,预防再脱位。

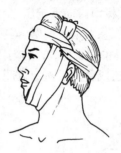

图 4-2　四头带固定法

（三）功能锻炼

在固定期间,经常主动做咬合锻炼,以增强咀嚼肌的牵拉力。

（四）药物治疗

以内服为主,治以舒筋活血,补肾壮筋,可用壮筋养血汤或补肾壮筋汤。

【预防与护理】

颞颌关节脱位主要见于老年人及久病体虚者,肝肾不足,气血亏虚,筋骨失养,肌肉弛缓,注意不要张口太大。在固定期间,不能吃硬食物,不做张大口动作。

知识链接

习惯性颞颌关节脱位,可重用补气血、补肝肾、壮筋骨之法。

二、肩关节脱位

肩关节脱位又称"盂肱关节脱位",肩关节是一个典型的球窝关节,肩关节肱骨头大,肩胛盂小而浅,约为肱骨头关节面的 1/3,关节囊和韧带薄弱松弛,其中关节囊前下方缺少坚韧的韧带和肌腱加强,为肩关节最薄弱部分。同时肩关节活动范围广泛而结构稳定性差,因此导致肩关节容易发生脱位。

肩关节脱位好发于 20~50 岁的青壮年男性,为临床常见的关节脱位。

根据脱位后肱骨头的位置可以分为前脱位、后脱位、上脱位和下脱位,以前脱位最多见。前脱位还可分为喙突下脱位、盂下脱位、锁骨下脱位（图 4-3）,甚至有胸腔内脱位,其中喙突下脱位最多见。也可根据脱位的时间分为新鲜肩关节脱位、陈旧性肩关节脱位和习惯性肩脱位。

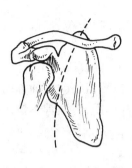 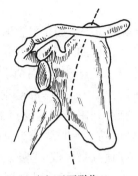 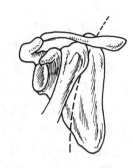

（1）喙突下脱位　　　　　（2）盂下脱位　　　　　　（3）锁骨下脱位

图 4-3　肩关节前脱位的类型

 知识链接

肩关节脱位，古称"肩胛骨出""髃骨""肩髆骨出向""肩骨脱臼"。

【病因病机】

肩关节脱位的病因有直接和间接暴力两种。

1. 直接暴力　多因打击或冲撞直接作用于肩关节而引起，但较少见。

2. 间接暴力　可分为传达暴力和杠杆作用力两种，临床多见。

（1）传达暴力：患者侧向跌倒时，上肢外展外旋，手掌向下撑地，暴力由掌面沿肱骨纵轴向上传达到肱骨头。肱骨头可能冲破较薄弱的肩关节囊前壁，向前滑出至喙突下间隙，形成喙突下脱位，较为多见。若暴力继续向上传达，肱骨头可能被推至锁骨下部成为锁骨下脱位。

（2）杠杆作用力：当上肢高举、外展、外旋时，肱骨大结节与肩峰紧密相连，并形成杠杆力的支点。若手掌撑地暴力上传或暴力使上肢过度外展，肱骨头受力后向前下部滑脱，成为盂下脱位。因胸大肌和肩胛下肌的牵拉，肱骨头又滑至肩前成为喙突下脱位。

肩关节脱位的主要病理变化是关节囊撕裂和肱骨头移位。同时肩关节周围的软组织还发生不同程度的损伤，或合并肩胛盂边缘骨折，肱骨头骨折与肱骨大结节骨折等。严重时，合并腋神经、血管损伤，故应注意检查患侧的感觉及运动功能。

【诊断要点】

有上肢外展外旋或后伸着地病史。患肩肿胀、疼痛、功能障碍，常用健手托患肢前臂，头向患侧倾斜。患肩失去圆润膨隆外形，肩峰异常突出，呈"方肩"畸形，检查见三角肌下空虚，在喙突下，腋窝内或锁骨下可触及肱骨头，弹性固定于肩外展20°～30°位。搭肩试验（Dugas 征）呈阳性：将患侧肘部紧贴胸壁，手掌无法搭到健侧肩部，或手掌搭在健侧肩部，患侧肘部无法贴近胸壁。

X 线检查可行正位片、侧位片及穿胸位片，可确定肱骨头移位的方向与位置，确定脱位的类型及有无骨折。

【治疗】

（一）复位

1. 新鲜肩关节脱位 对于新鲜肩关节脱位,应争取早期手法复位,局部症状轻微者可不需麻醉,或局部浸润麻醉。常用的方法有:

（1）拔伸足蹬法:患者仰卧,术者立于患侧,用两手握住患肢腕部,并用足(右侧脱位用右足,左侧脱位用左足)抵于腋窝内,在肩外旋、稍外展位置沿伤肢纵轴方向缓慢而有力地牵引,继而徐徐内收、内旋,利用足跟为支点的杠杆作用,将肱骨头挤入关节盂内,当有回纳感觉时,复位即告成功。有时肱二头肌长腱阻碍肱骨头复位,可做患肢内、外旋转,使肱骨头绕过肱二头肌腱后,再按上述方法复位。

（2）拔伸托入法:患者坐位,术者立于患肩外侧,用两手拇指按压其肩峰,其余四指插入腋窝,第一助手位于患者健肩后,两手于患肩下环抱固定患者,第二助手一手握肘部,一手握腕上,外展、外旋患肢,由轻到重向前外下方做拔伸牵引,与此同时术者插入腋窝的手将肱骨头向外上方勾托,第二助手逐渐将患肢向内收、内旋位继续拔伸,直至肱骨头有回纳感觉,复位即告完成。

（3）膝顶推拉法:此法患者坐于凳上,术者与患者同一方向立于患侧,以左肩脱位为例,术者左足立地,右足踏于患者坐凳上,右膝屈曲小于90°,膝部顶于患者腋窝,将患肢外展80°~90°,并以拦腰状绕过术者身后,术者以左手握其腕,紧贴于左胯上,右手掌擒住患者左肩峰,右膝顶,右手推,左手拉,徐徐用力,当肱骨头达到关节盂时,右膝抵住肱骨头部向上用力一顶,即可复位(图4-4)。

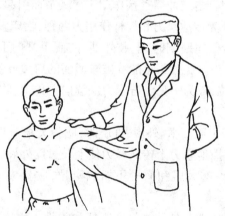

图4-4 膝顶推拉法

（4）牵引回旋复位法:患者坐位或卧位(以右肩关节前脱位为例),术者立于伤侧,用左手握住患肢肘部,右手握住手腕。屈肘90°位徐徐顺势向下牵引,同时外展、外旋上臂,以松开胸大肌的紧张,使肱骨头回到关节盂的前上缘。在上臂外旋牵引位下,逐渐内收其肘部,使之与前下胸壁相触。此时肱骨头已由关节盂的前上缘向外移动,关节囊的破口逐渐张开。在上臂内收下,迅速内旋上臂,同时向外上推送。肱骨头便可通过扩大的关节囊破口滑入关节盂内,并可闻及入臼声(图4-5)。此法应力较大,肱骨颈受到相当大的扭转力,因此,只在其他手法复位失败后选用,但操作宜轻柔稳健谨慎,若用力过猛,可引起肱骨外科颈骨折,尤其是老年骨质疏松者更应注意。

脱位整复成功的表现是"方肩"畸形消失,搭肩试验阴性,肩关节活动自如。X线显示肱骨头与关节盂关系正常。

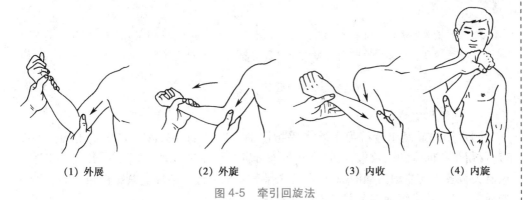

（1）外展	（2）外旋	（3）内收	（4）内旋

图 4-5 牵引回旋法

2. 陈旧性肩关节脱位 陈旧性肩关节脱位手法整复疗效亦较好，但操作较困难，处理不当，会造成臂丛神经损伤、肱骨外科颈骨折等严重并发症，应严格掌握适应证，复位操作需轻柔稳健。手法复位前，成人可做尺骨鹰嘴骨牵引，儿童可做皮肤牵引，在肩外展位牵引一周左右，必要时可加用推拿按摩和舒筋活络的中药煎汤熏洗。若脱位时间短，关节活动受限较轻，可以缩短或不做持续牵引。然后在麻醉下，做肩关节各方向的被动活动，动作持续有力，范围逐渐增大，以松解关节与周围组织的粘连，使关节周围挛缩的肌肉松弛和延伸。这一步骤需耐心细致，经过牵引和松解后，可采用下列手法整复：

卧位杠杆复位法：在臂丛或全身麻醉下，第一助手用宽布套住患者胸廓向健侧牵引，第二助手用一手扶住竖立于手术台旁的木棍，另一手固定健侧肩部，第三助手牵引患肢，外展到 120°左右。术者双手握住肱骨头，三个助手同时用力，第三助手在牵引下徐徐内收患臂，利用木棍为杠杆支点，迫使肱骨头复位。在复位过程中，用力要适当，动作要缓慢。

3. 习惯性脱位 一般轻微手法即可复位。

新鲜肩关节脱位绝大多数可以手法复位，但有如下情况者，应及时做肩关节脱位切开复位内固定术：合并神经、血管损伤，临床者症状明显者；并发肱二头肌长头腱向后滑脱阻碍整复者；肩关节前脱位合并大结节撕脱性骨折，骨折块卡在肱骨头与关节盂之间，影响复位者，或合并肱骨外科颈骨折经手法不能整复者。

陈旧性脱位，应慎重切开复位，因手术操作困难且术后关节功能恢复多不满意。若对上肢功能影响较大，脱位时间长，关节粘连严重，手法松解困难；或合并血管、神经压迫症状；或关节附近有明显骨痂或骨化性肌炎者，可考虑切开复位。

对习惯性脱位采用手术治疗的目的在于增强关节囊前壁和修复盂唇，或行肱二头肌长头腱悬吊增强肱骨头稳定性，防止再脱位。

（二）固定方法

复位后必须予以妥善固定，一般采用胸壁绷带固定。将患肢伤臂保持在内收、内旋位，肘关节屈曲 90°，前臂依附胸前，用纱布棉垫放于腋下和肘内侧。将上臂用绷带包扎固定于胸壁，前臂用颈腕带或三角巾悬托于胸前，固定时间 3 周，合并大结节骨折者适当延长 1~2 周。

1. 肩关脱位的固定时间不宜过短,负重不宜过早,以免形成习惯性脱位;

2. 肩关节脱位合并骨折者,除少数对复位影响较大,或同时合并有其他损伤的,一般不宜手术治疗。

(三)功能锻炼

固定期间鼓励患者练习手腕和手指活动。1~2周后去除上臂固定于胸壁的绷带,仅留悬托前臂的三角巾,此时可开始练习肩关节伸屈活动。解除外固定后,应逐步做肩关节各方向主动活动锻炼,以防肩关节软组织粘连与挛缩。禁止做强力的被动牵伸活动,以免软组织损伤及并发损伤性骨化。

(四)药物治疗

按三期辨证用药,内服与外洗相结合。

【预防与护理】

复位后妥善固定,固定时间要充分,使损伤的肌腱、关节囊得到良好修复,避免形成习惯性脱位。

固定期间鼓励患者功能锻炼,以免形成创伤性肩关节炎,影响肩关节的活动功能,但必须防止肩部外展、外旋动作。注意观察血液循环情况,如有异常情况及时处理。注意检查肩三角肌有无收缩能力及肩外展功能,判断腋神经有无损伤。

关节镜技术

关节镜的基本构造是一个光学系统,中央是采集图像的棒镜系统,周围是导入光源的光导纤维,外面是金属保护鞘。主要用于检查、诊断和治疗。通过皮肤上0.6~1.0cm的微小切口,将关节镜置入关节内,可在关节腔内施行直视手术或其他治疗性处理,从而避免关节切开手术。

关节镜技术适于检查、诊断和治疗关节内的各种病损,应用范围广泛,无绝对的适应证和禁忌证。

三、肘关节脱位

肘关节由肱尺关节、肱桡关节与尺桡上关节构成。其中,肱骨内、外上髁及尺骨鹰嘴突构成"肘后三角",是肘部的三点骨性标志,伸直时,此三点成一直线;屈曲时,成一等腰三角形。肘关节前后侧关节囊薄弱而松弛,侧方有坚强的尺桡侧副韧带保护,主要完成屈伸活动及很少的尺偏、桡偏活动。肘关节内上髁后面有尺神经通过,前面有正中神经、肱动脉通过,外侧有桡神经通过,脱位时可能会受到损伤。

肘关节脱位是最常见脱位的一种。

【病因病机】

外伤是导致肘关节脱位的主要原因。

根据脱位的方向可分为后脱位、前脱位、侧方脱位三种,其中后脱位最为常见。

1. 肘关节后脱位   跌倒时肘关节半伸直,前臂旋后位手掌着地,外力沿尺骨纵轴上传,使肘关节过度后伸,以致鹰嘴尖端急骤撞击肱骨下端的鹰嘴窝,形成一种杠杆作用力,迫使肱骨下端冲破关节囊的前方而向前移位,同时使尺骨鹰嘴与桡骨头滑向后方,导致肘关节后脱位。若暴力传达到肘关节时,肘关节处于内翻位或外翻位,此时肘关节除向后移位外,还可合并向桡侧或尺侧脱位,形成肘关节侧后方脱位,还可并发内、外髁撕脱性骨折。

2. 肘关节前脱位   多系直接暴力所致。如屈肘位跌倒,肘尖触地,暴力由后向前,可将尺骨鹰嘴推移至肱骨的前方,形成肘关节前脱位。常合并有尺骨鹰嘴骨折,肘部软组织损伤较严重。

肘关节脱位因关节附近的肌腱、韧带、骨膜、关节囊被撕裂,可在肘窝部形成严重的血肿,容易发生骨化性肌炎,影响复位后肘关节的功能。

知识拓展

当肘关节处于内翻或外翻暴力时,可发生尺侧或桡侧侧方脱位;尺桡骨呈直向分开,肱骨下端位于尺桡骨之间,形成爆裂型脱位,并伴有广泛软组织损伤,临床上较为罕见。

【诊断要点】

1. 肘关节后脱位   有典型的外伤史,肘关节疼痛、肿胀、活动障碍。肘窝前饱满,可摸到肱骨下端,尺骨鹰嘴后突,肘后部空虚,呈靴状畸形(图4-6)。有时可触及喙突或肱骨内上髁的骨折片。肘关节呈弹性固定在45°左右的半屈位,"肘后三角"骨性标志的关系发生改变,前臂缩短(与健侧对比),关节前后径增宽,左右径正常,是与肱骨髁上伸直型骨折的鉴别要点。若有侧方移位,还可呈肘内翻或肘外翻畸形。X线正、侧位片检查可确诊。如合并侧方脱位,应考虑神经损伤的可能,应检查手部感觉、运动功能。

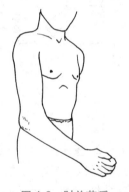

图4-6   肘关节后
脱位典型畸形

2. 肘关节前脱位   肘关节疼痛、肿胀、活动障碍。肘关节过伸,屈曲受限,呈弹性固定。肘前隆起,可触到脱出的尺桡骨上端,在肘后可触到肱骨下端及游离的鹰嘴骨折片。前臂较健侧明显长。X线正、侧位片检查可确诊。

【治疗】

(一)复位

1. 新鲜肘关节后脱位   一般不需麻醉,或患部肌肉紧张,可选用针刺麻醉、血肿内麻醉或臂丛麻醉。复位前要了解骨端的移位方向,以及是否并发喙突或肱骨内上髁骨折。原则上先整复脱位,后处理骨折。

(1)拔伸屈肘法:患者坐位,助手立于患者背后,以双手握其上臂,术者站在患侧前面,以双手握住腕部,置前臂于旋后位,与助手相对拔伸,然后术者以一手握腕部继续保持牵引,另一手的拇指抵住肱骨下端(肘窝)向后推按,其余四指抵住鹰嘴向前端提,并慢慢将肘关节屈曲,若闻入臼声,说明脱位已整复(图4-7)。或卧位,患肢上臂靠床边,术者一手按其下段,另一手握住患肢前臂顺势拔伸,有入臼声后,屈曲肘关节。

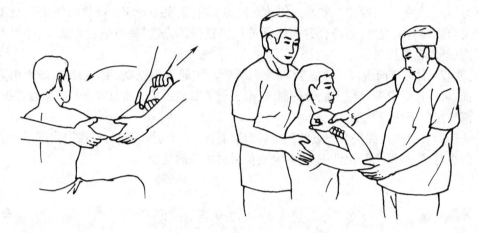

(1) 坐位法

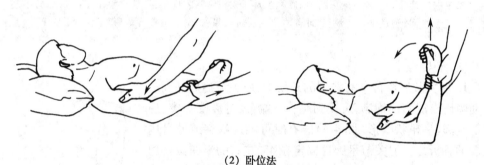

(2) 卧位法

图4-7　拔伸屈肘法

(2)膝顶拔伸法:患者端坐位,术者立于患侧前面,一手握其前臂,另一手握住腕部,同时以一足踏于凳面上,以膝顶患肢肘窝内,沿着臂纵轴方向拔伸,有入臼感后,逐渐屈肘。患肢可触及同侧肩部即为复位成功。复位成功的标志是肘关节恢复正常活动,肘后三点关系恢复正常。

2. 新鲜肘关节前脱位　患者取坐位或卧位,一助手固定患肢上部,另一助手握住患肢腕部,顺势牵引前臂,术者用两手拇指由肘前顶住脱出的尺桡骨上端向下后推入,余指由肘后抵住肱骨下端向上端提,有入臼声,说明已复位。肘关节前脱位常伴有鹰嘴骨折,脱位整复后按鹰嘴骨折处理。

3. 陈旧性肘关节脱位　肘关节脱位超过2~3周,由于血肿机化、肌腱粘连和挛缩,整复即比较困难。手法复位前可做尺骨鹰嘴牵引1周,配合推拿按摩及舒筋活血的中药煎汤局部熏洗,使关节周围挛缩组织松解。然后在臂丛神经麻醉下做肘关节屈伸、旋转及左右摇摆活动,力量由轻到重,范围由小渐大。通过牵引与松解后,使肘关节松弛,可采用拔伸牵引或膝顶拔伸法进行复位。

对于新鲜肘关节脱位伴骨折,手法整复失败或脱位整复后骨折片嵌入关节无法解脱者,或合并血管神经损伤时;陈旧性肘关节脱位手法整复失败或不适合手法整复者,宜采用手术切开复位法。

（二）固定

复位后，用长臂石膏托或直角托板固定于屈肘 90° 位，并用三角巾悬托患肢于胸前，固定时间 2~3 周。

（三）功能锻炼

肘关节损伤后极易产生关节僵硬，故脱位整复后，应鼓励患者早期开始功能锻炼，做肱二头肌收缩锻炼。固定期间可做肩、腕及掌指等关节活动。去除固定后，逐渐开始肘关节主动活动，屈肘、伸肘及前臂的旋转。必须避免肘关节的粗暴被动活动，以防发生骨化性肌炎。

知识链接

损伤性骨化又称骨化性肌炎。由于关节内或关节附近骨折（脱位）时，骨和周围软组织损伤严重（包括固定不当，反复施行粗野整复手法或被动活动），致使骨膜下血肿扩散或局部反复出血，渗入被破坏的肌纤维之间，血肿机化后通过附近骨膜化骨的诱导，逐渐变为软骨，并钙化形成骨化性肌炎，严重影响关节活动功能。X 线摄片可见骨化阴影。临床上以肘关节损伤最容易并发本症。

（四）药物治疗

按三期辨证用药，内服与外洗相结合。

【预防与护理】

固定的绷带不能过紧，固定后应注意患肢肿胀和血液循环情况，如发现肿胀严重、疼痛剧烈、桡动脉搏动异常、感觉异常等，应及时处理。

肘关节脱位整复时不能粗暴，功能锻炼应循序渐进，以免增加新的损伤，加重血肿，产生骨化性肌炎。

固定期间即应开始功能锻炼，活动手指和腕部。

知识链接

1. 肘关节脱位一般肿胀比较严重，固定期间，应密切注意远端的血供情况。

2. 肘关节脱位极易产生组织粘连和关节僵硬，应早期在不影响骨折愈合的情况下，开始功能锻炼。

四、小儿桡骨头半脱位

桡骨头呈椭圆形，近端为浅凹状关节面，与肱骨小头凸面形成关节，与肱尺关节一起完成屈伸活动。桡骨头尺侧与尺骨鹰嘴半月切迹形成上尺桡关节，有环状韧带包绕。

因小儿桡骨头发育尚不完全，桡骨头与桡骨颈几乎相等，环状韧带比较松弛。

小儿桡骨头半脱位又称"牵拉肘"。多发生于 5 岁以下的幼儿，是临床常见的肘部损伤。

知识链接

小儿桡骨头半脱位，又称"牵拉肘""保姆肘"，古亦称"肘错环""肘脱环"。

【病因病机】

当小儿在穿衣、走路跌倒时，成人握住腕部向上牵拉、旋转时，肘部突然受到拉力，肱桡关节间隙加大，关节囊内负压增加，部分关节囊和松弛的环状韧带被吸入肱桡关节间隙，解除牵引后，阻碍桡骨头回到正常解剖位置，而是向桡侧移位，形成桡骨头半脱位。

【诊断要点】

患肢有被牵拉史，患肘疼痛，肘关节呈半屈曲，前臂呈旋前位，不能抬举。检查时，被动屈肘患儿疼痛，桡骨小头处压痛，局部可无明显肿胀或畸形。X线检查常不能显示病变。

【治疗】

宜手法复位，家人抱小儿正坐，或直立，术者以一手握住小儿腕部，另一手托住肘部，以拇指压在桡骨头部位，屈肘至90°，做轻柔的旋后、旋前活动，同时屈曲肘关节，并以拇指轻压桡骨头，即可复位（图4-8）。也可反复两次。若仍不能复位，则可稍做牵引再行旋后活动，同时屈曲肘关节，即可听到轻微的复位声。复位后小儿肘部疼痛消失，肘部屈伸、旋转活动自如，能上举取物。复位后可不必固定，亦可以三角巾悬吊前臂，屈肘90°位置，2~3日即可。嘱家长不可再牵拉，以免复发。

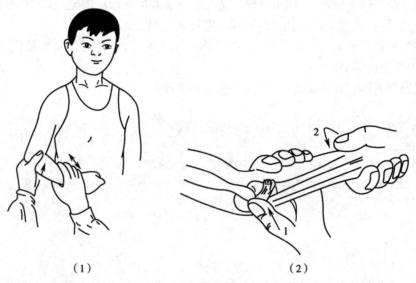

（1）　　　　　　　　　　　　　　（2）

图4-8　小儿桡骨头半脱位的复位方法
（1）拇指直接按在桡骨小头处　（2）将前臂作旋前、旋后活动

【预防与护理】

桡骨头半脱位发生一次后，每当牵拉时容易复发。应嘱家长为小儿穿、脱衣服或行走玩耍时多加注意，以免形成习惯性脱位。

1. 桡骨小头半脱位患儿,患肢多有明显牵拉史;
2. 桡骨小头半脱位一般不用进行 X 线检查。

五、掌指关节、指间关节脱位

掌指关节脱位

掌指关节脱位多在过伸位遭受外来暴力所致。临床上掌指关节脱位以拇指掌指关节脱位为多见,其次为示指掌指关节脱位。

【病因病机】

掌指关节伸直时有 20°~30° 的侧方活动,屈曲时的侧方活动微小,故掌指关节伸直时易受外力作用而发生脱位,临床多见向掌侧脱位。如跌倒时指端触地或运动时指端被猛烈撞击,掌指关节极度背伸,掌侧关节囊被撕裂,掌骨头穿过关节囊裂口脱向掌侧皮下,近节指骨基底向背侧移位。如关节囊裂口较小,掌骨头往往如纽扣状被交锁其中,有的屈肌腱亦可移位于掌骨头和指骨基底之间,造成复位困难。

【诊断要点】

患处疼痛、肿胀、功能丧失,掌指关节过伸,并弹性固定。掌侧面隆起,在远侧横纹皮下可摸到脱位的掌骨头,手指短缩。X 线片可显示移位的掌骨头及近节指骨基底部。

【治疗】

（一）复位

局部麻醉下,术者用一手拇指与示指握住脱位手指,呈过伸位,顺势做拔伸牵引,同时用另一手握住患侧腕关节,以拇指抵于患指基底部推向远端,使脱位的指骨基底与掌骨相对,然后向掌侧屈曲患指,即可复位(图4-9)。

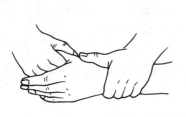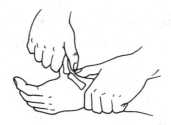

图 4-9 拇指掌指关节脱位整复法

（二）固定

复位后用绷带卷垫于掌指关节的掌侧,固定患指于轻度屈曲对掌位(90°)2~3 周。

（三）功能锻炼

早期除患指外可做其余关节的功能锻炼;去除固定后,可做患指掌指关节的主动

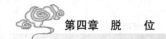

屈伸锻炼,范围由小到大。

（四）药物治疗

按三期辨证用药,内服与外洗相结合。

【预防与护理】

掌指关节脱位时,伴关节囊撕裂,或侧副韧带撕断,甚至伴有指骨基底部撕脱性骨折。所以在解除固定后,应保护患指,注意减少患指关节活动至局部无压痛。伴有指骨基底部撕脱性骨折者应按骨折治疗,延长固定时间。

知识链接

手法复位失败,原因如:①掌侧关节囊纵形撕裂,套住掌骨颈。②拇长屈肌腱夹在指骨基底与掌骨之间,多需切开复位。

指间关节脱位

指间关节脱位较为多见,各指近侧及远侧指间关节均可发生。

【病因病机】

多因外力使关节极度过伸、扭转或侧方挤压,造成关节囊破裂、侧副韧带撕断而引起,甚至伴有指骨基底小骨片撕脱性骨折。脱位的方向大多是远节指骨向背侧移位,同时向侧方偏移,向掌侧移位者较少见。

【诊断要点】

受伤关节呈梭形肿胀、畸形、疼痛、局部压痛,弹性固定,被动活动时疼痛加剧。如果侧副韧带已断裂,则可出现侧方移位。X线摄片显示指间关节脱离正常关系,并可确定是否并发指骨基底撕脱性骨折。

【治疗】

（一）复位

术者一手固定患指掌部,另一手握住患指末节,顺势做拔伸牵引,同时用拇指将脱出的指骨基底部推向前方,然后屈曲手指,即可复位。

（二）固定

复位后用绷带卷垫于指间关节的掌侧,固定患指于轻度屈曲对掌位(90°)2~3周,或以压舌板固定患指于伸直位,亦可采用邻指胶布固定。

（三）功能锻炼

早期除患指外可做其余关节的功能锻炼;去除固定后,可做患指指间关节的主动屈伸锻炼,范围由小到大。

（四）药物治疗

按三期辨证用药,内服与外洗相结合。

【预防与护理】

指间关节脱位时,伴关节囊撕裂,或侧副韧带撕断,甚至伴有指骨基底部撕脱性骨折。在解除固定后,应保护患指,减少指关节活动至局部无压痛;伴有指骨基底部撕脱性骨折者应按骨折治疗,延长固定时间。

手部手术切口

手部手术切口设计,必须考虑不影响手部血液循环,解剖结构容易暴露和预防术后线状瘢痕牵缩。手部掌侧皮下有大量的弹性纤维结缔组织,与掌侧横纹平行排列,所以切口也应与掌纹相平行。

正确的切口设计原则:与皮纹、指纹及掌纹相平行的横形、斜形或弧形切口。

六、髋关节脱位

髋关节是典型的杵臼关节,由球形股骨头和大而深的髋臼构成。髋关节周围有许多韧带分布,并有丰厚肌肉群包绕。其中,髋关节囊内下方与后下方较薄弱,是较易发生脱位的部位。在强大的暴力作用下可引发脱位,临床并不少见。

临床上根据脱位后股骨头所处的位置可分为三型,即后脱位、前脱位、中心脱位。其中,以后脱位最常见。

(一)髋关节后脱位

【病因病机】

大多数髋关节后脱位发生于交通事故,多因间接暴力所致。当屈髋90°时,过度内收、内旋髋关节,使股骨颈前缘紧抵髋臼前缘,形成杠杆支点,此时股骨头位于较薄弱的关节囊后下方,当受到来自腿与膝前及后方作用于腰背部向前的暴力作用时,可使股骨头冲破关节囊而脱出髋臼,造成后脱位。

【诊断要点】

有明显的外伤史,局部疼痛、肿胀、功能障碍、弹性固定等,严重者还可发生骨折及神经血管损伤等并发症。患肢呈屈髋、屈膝、内收、内旋、短缩畸形,患侧臀部隆起,大转子向后上方移位,可在髂前上棘、坐骨结节连线后方扪及股骨头。伤膝屈曲并靠在健侧大腿上呈"黏膝征"阳性(图4-10)。黏膝征是鉴别诊断髋关节前、后脱位的重要指征。X线片可见股骨头向后上方移位及有无骨折,必要时行CT检查以了解骨折移位情况。

【治疗】

新鲜脱位一般以手法闭合复位为主。复位通常需采用腰麻或硬膜外麻、甚至全麻。

1. 复位

(1)屈髋拔伸法复位:患者仰卧于木板床或地面上,助手用两手按压髂前上棘以固定骨盆。术者面向患者,弯腰站立,骑跨于患肢上,用双前臂、肘窝部扣在患肢腘窝部,使其屈髋屈膝各90°,顺势拔伸,使股骨头接近关节囊破裂口,在向上牵拉的同时,略将伤肢旋转,使股骨头滑入髋臼,当感到入臼声后,再将患肢伸直,即可复位(图4-11)。

(2)回旋复位法:患者仰卧,一助手以双手按住髂前上棘,固定骨盆。术者立于患侧,一手握住患肢踝部,另一手以肘窝提托

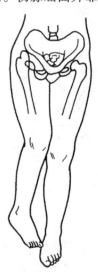

图4-10 髋关节后脱位畸形

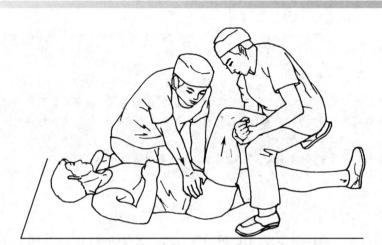

图 4-11　髋关节后脱位屈髋拔伸法

其腘窝部,在向上提拉的基础上,将大腿内收、内旋,继而使髋关节极度屈曲,使膝部贴近腹壁,然后将患肢外展、外旋、再伸直下肢,即可听到或感到复位的声响,复位即可成功。因为此法的屈曲、外展、外旋、伸直是一连续动作,形状恰似一个问号(左侧)或反问号(右侧),故又称为划问号复位法。回旋法是利用杠杆力,采用与脱位过程相反的顺序进行复位。由于回旋法的杠杆作用力较大,施行手法时必须动作柔和,不要使用暴力,以免引起骨折或加重软组织损伤(图 4-12)。

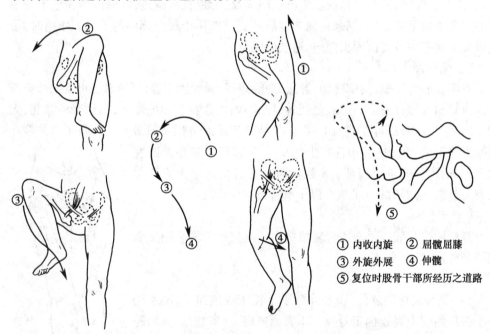

① 内收内旋　② 屈髋屈膝
③ 外旋外展　④ 伸髋
⑤ 复位时股骨干部所经历之道路

图 4-12　回旋复位法

(3)俯卧下垂复位法:此法适用于肌肉较弱或松弛的患者。患者俯卧于床缘,两下肢完全置于床外,健肢由第一助手扶持,维持水平位,患肢下垂。第二助手用双手固定骨盆。术者一手握住患肢踝上部,使屈膝 90°,利用患肢的重量向下牵引,术者在牵引过程中可轻旋患侧大腿,用另一手加压于腘窝以增加牵引力,使其复位。或取同样体位,只是固定骨盆的助手改为扶持患踝及按压小腿,术者用力向外下方推压股骨头,迫使股骨头向髋臼中心滑入而复位。术者也可用膝部跪压患者腘窝,用力下压使之复位,但此法力量较大,使用时要注意(图4-13)。

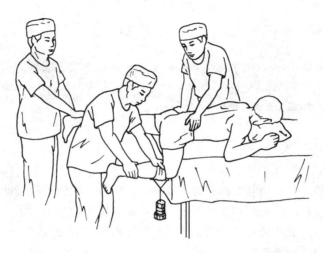

（1）加压于腘窝

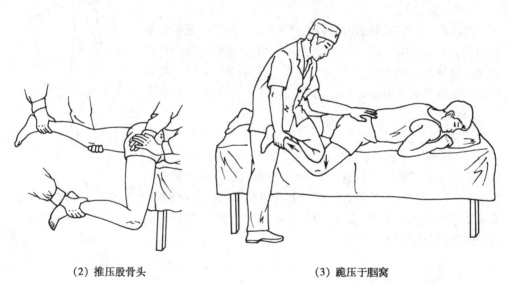

（2）推压股骨头　　　　　　　　　　　（3）跪压于腘窝

图4-13　俯卧下垂复位法

2. 固定　复位后可用皮肤牵引或穿丁字鞋,中立位固定,维持在髋外展10°～20°,2～3周。如合并髋臼骨折,固定6周左右。

3. 功能锻炼　整复后即可进行股四头肌舒缩及踝关节功能锻炼。解除固定或牵引后,在床上先后练习被动及主动髋膝伸屈、内收、外展及内、外旋活动。一个月以后扶拐不负重活动。三个月后可下地行走、练习负重等。

4. 药物治疗　按三期辨证用药,内服与外洗相结合。

【预防与护理】

髋关节后脱位外固定常采用皮肤牵引,术后护理注意牵引方向正确,保持体位正确。

固定期注意患肢的血液循环情况,如患肢皮肤对胶布过敏要及时更换固定方法。

髋关节脱位固定时间和卧床时间长,鼓励患者积极进行功能锻炼,勤翻身,以防褥疮等并发症发生。

知识链接

1. 髋关节后脱位,部分病例有坐骨神经损伤的表现,多为挫伤,2~3个月后可自行恢复。

2. 髋关节脱位必然发生关节囊撕裂和圆韧带断裂,可能影响股骨头血供,应定期摄片检查,密切关注病情,避免发生股骨头缺血性坏死。

(二)髋关节前脱位

【病因病机】

临床较少见。当髋部因外力强度外展、外旋时,大转子顶端即与髋臼上缘相接触,股骨头因受杠杆作用而被顶出髋臼,突破关节囊的前下方,而形成前脱位。如股骨头停留在耻骨支水平,则可引起股动、静脉受压而导致血循环障碍。

【诊断要点】

患肢除一般症状外,并呈外旋,外展稍屈髋畸形,患肢较健肢稍长。在闭孔附近或腹股沟韧带附近可扪及股骨头。伤侧膝部不能靠在对侧大腿上,即"黏膝征"阴性(图4-14)。X线检查可见股骨头向前下方移位。

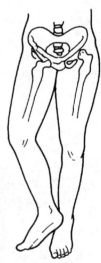

图4-14 髋关节前脱位畸形

【治疗】

1. 复位

(1)屈髋拔伸复位法:患者仰卧于铺在地面的木板上,一助手按住双侧髂嵴固定骨盆,另一助手屈曲其膝关节并握住患肢小腿,并在髋外展、外旋位渐渐向上拔伸至90°位,与此同时,术者双手环抱大腿根部,将大腿根部向后外方按压,可使股骨头回纳髋臼(图4-15)。

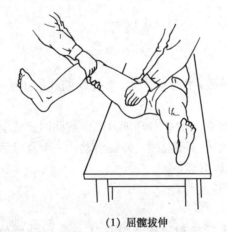

（1）屈髋拔伸   （2）先变成后脱位,后用拔伸复位法

图4-15 屈髋拔伸复位法

（2）反回旋复位法：其操作步骤与后脱位相反，先将髋关节外展、外旋，然后屈髋、屈膝、再内收、内旋，最后伸直下肢。应用此法时，原理与后脱位一样，即向脱出时畸形的相反方向使股骨头回纳髋臼内。只是左髋脱位用反问号，右髋脱位用正问号（图4-16）。

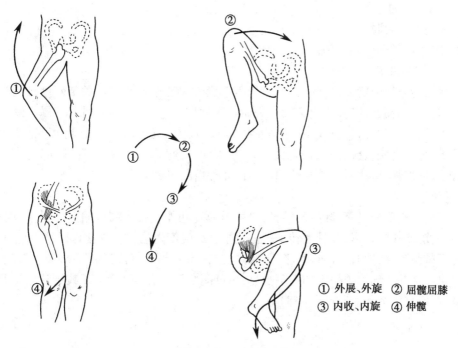

① 外展、外旋　② 屈髋屈膝
③ 内收、内旋　④ 伸髋

图 4-16　反回旋复位法

（3）侧牵复位法：患者仰卧于木板床上，一助手用两手按住髂前上棘以固定骨盆；另一助手用一宽带绕过大腿根部内侧，向外上方牵拉，术者两手分别扶住患膝及踝部，做连续屈伸患髋动作，在屈伸过程中，可慢慢内收内旋患肢，即可听到股骨头回纳髋臼声音，畸形也随之消失，即复位成功（图4-17）。

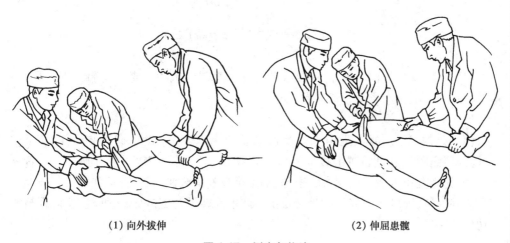

（1）向外拔伸　　　　　　　　　（2）伸屈患髋

图 4-17　侧牵复位法

2. 固定 复位后可用皮肤牵引或穿丁字鞋,中立位固定,维持髋内旋、内收、伸直位 2~3 周,避免髋外展。

3. 功能锻炼 同髋关节后脱位。

4. 药物治疗 按三期辨证用药,内服与外洗相结合。

【预防与护理】

同髋关节后脱位。

（三）髋关节中心脱位

【病因病机】

多由传导暴力所致。当强大暴力作用于股骨大转子外侧或髋关节轻度外展屈曲位时,暴力顺着股骨纵轴传递到股骨头而冲击髋臼底部,引起臼底骨折。暴力继续作用于股骨头可连髋臼骨折块一同向盆腔内移位,成为中心脱位。中心脱位必然引起髋臼骨折,骨折可块状或粉碎,严重的脱位时,股骨头整个从髋臼骨折的断端间穿入盆腔,头颈部被骨折片夹住,使复位困难。但此种情况很少见。

【诊断要点】

伤后患髋疼痛显著,肿胀不明显,髋关节屈伸功能丧失。移位明显的脱位有肢体缩短,内旋或外旋畸形,股骨大转子较健侧平坦或轻度内陷。有骨盆骨折时,骨盆分离及挤压试验阳性,同时可出现腹胀、下腹痛、二便不利等症,肛门指检常在患侧有触痛和包块。合并腹部内脏损伤的并不少见,也可能出现失血性休克。X 线摄片显示髋臼底骨折,股骨头突入盆腔(图 4-18)。

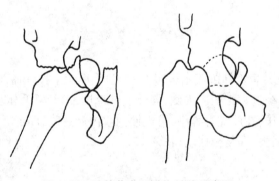

图 4-18 髋关节中心脱位 X 线示意图

【治疗】 必须及时处理失血性休克及合并腹部内脏损伤者。若髋臼损毁严重,可考虑行关节融合术或全髋置换术。

1. 复位

(1)拔伸扳拉复位法:适用于轻度脱位者,患者仰卧,一助手握患肢踝部,使足中立,髋外展 30°位,在此位置上拔伸旋转;另一助手把住患者腋窝行反向牵引;术者立于患侧,先用宽布带绕过患侧大腿根部,一手推骨盆向健侧,另一手抓住绕大腿根部之布带向外扳位,即可将内移的股骨头拉出。触摸大转子与健侧比较,两侧对称,即整复成功(图 4-19)。

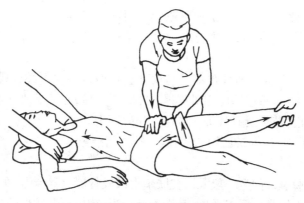

图 4-19　拔伸扳拉复位法

(2)骨牵引复位法:适用于股骨头突入盆腔较严重的患者。患者仰卧位,患侧用股骨髁上牵引,重量 5~12kg,可逐步复位。若不成功,可同时在大转子部做前后位骨圆针贯穿,或大转子钻入一带环螺丝钉,做侧方骨牵引,重量 5~7kg,在向下、向外两个分力同时作用下,可将股骨头牵出(图 4-20)。

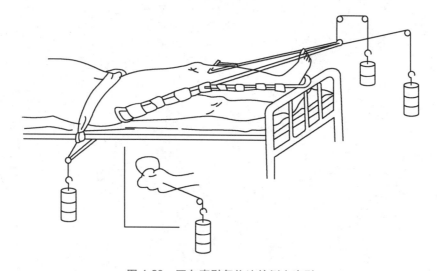

图 4-20　双向牵引复位法的侧方牵引

2. 固定 复位后可采用皮肤牵引或骨牵引固定,患肢两则置沙袋或穿丁字鞋防止内、外旋,牵引重量 5~7kg。中立位牵引 4~6 周,待髋臼骨折愈合后才考虑解除牵引。

3. 功能锻炼 整复后即可在牵引制动下进行股四头肌舒缩及踝关节功能锻炼。早期开始床上练习,负重锻炼应相对推迟。在 3 个月后,方可下地行走,逐渐练习负重等,以减少创伤性关节炎及股骨头缺血性坏死的发生。

4. 药物治疗 按三期辨证用药,内服与外洗相结合。

【预防与护理】

髋关节中心脱位外固定一般采用皮肤牵引或股骨髁上骨牵引,每日要检查牵引装置,牵引力线,牵引绳是否脱出滑轮,牵引重量适当,防止牵引过程中重新脱位。

患者不能早期下床活动,3 个月后无合并症才能下地行走,逐渐练习负重,以免发生股骨头缺血性坏死。

髋关节脱位固定时间和卧床时间长,鼓励患者积极进行功能锻炼,勤翻身,以防褥疮等并发症发生。

扫一扫
测一测

复习思考题

1. 关节脱位如何分类?
2. 简述脱位的并发症及发病机制?
3. 肩关节脱位的诊断要点有哪些?
4. 肘关节后脱位的局部特征是什么?
5. 如何鉴别各型髋关节脱位?

(陈广超)

第五章

筋　伤

学习要点

筋伤定义、病因病机及常见分类；常见筋伤的发病机制、临床诊断与治疗。

第一节　筋伤概论

凡各种外来暴力或慢性劳损等因素造成筋的损伤，统称为筋伤，俗称伤筋。

一、病因病机

筋伤的发病因素比较复杂，但归纳起来主要为外因和内因两大类。其中外力伤害和劳损伤害是筋伤的主要致病因素。

外来暴力的猛烈撞击、强力扭转、牵拉、压轧、跌仆闪挫等均可引起急性筋伤。受伤后肌肉或损或断，络脉受损，气滞血瘀，轻者肿胀疼痛，重者可发生肌肉纤维部分或完全断裂，或合并撕脱骨折或脱位，引起肢体功能障碍，甚则合并全身症状。急性筋伤失治和误治，迁延日久，则瘀血凝结，气血滞涩，血不荣筋，导致局部软组织变性、肥厚，甚则粘连，形成筋肉挛缩而疼痛、活动受限，转变为慢性伤筋。

此外也可因慢性积劳成伤。称为慢性劳损。劳损性疾患好发于多动、负重关节，如腰、肩、肘部等。由于局部活动过度，劳伤气血。肝肾亏虚，则精血不能濡养筋骨而致手足拘挛，肢体麻木甚至痿软无力，屈伸活动不利等。此外，风寒湿邪侵袭也可成为慢性劳损的发病因素。

知识链接

外因致病多由于致病因素超越人体所能承受的界限或机体虚弱，外因虽然是引起筋伤的主要原因，但内因也可起到积极的作用。由于内因的影响在相同的外因条件下所造成的筋伤种类、性质、程度都有可能不同，所以外因和内因是相互联系、相互影响的，筋的损伤往往是内外因素综合致病的结果。

二、筋伤的分类

（一）按受伤的性质分类

1. 扭伤　多由于间接暴力使肢体和关节突然发生超出生理范围的活动,使筋膜、肌肉、韧带过度扭曲、牵拉引起损伤。扭伤多发生在关节及关节周围的组织,如踝关节扭伤。

2. 挫伤　系直接暴力打击、撞击或重物挤压肢体引起的闭合性损伤。以外力直接作用于局部皮下或深部组织损伤为主。轻则局部血肿、瘀血,重则肌肉、肌腱断裂,关节错缝或血管、神经损伤,甚至脏腑损伤。

3. 碾压伤　由于钝性物体的推移挤压与旋转挤压直接作用于肢体,造成以皮下及深部组织为主的碾挫伤或脱套损伤。其特点是肌肉组织与神经、血管俱伤,易造成局部坏死与感染。如上肢被绞入机器内即属于碾压伤。

（二）按筋伤的病理变化分类

1. 撕裂伤　由于扭挫、牵拉等强大外力造成筋的部分撕裂伤。一般腰部、膝部、踝部及指间关节扭伤等多属于撕裂伤。

2. 断裂伤　断裂伤的机制与撕裂伤同,只是造成筋断裂伤的外力要比导致撕裂伤的外力大,可出现严重的功能障碍和明显的局部肿痛、瘀斑、畸形等临床表现。

3. 筋出槽　系指外力作用于肢体,造成筋转、筋歪、筋走、筋翻等。局部瘀肿,触摸可发现肌腱、韧带等位置的改变。

4. 骨错缝　是指可动关节和微动关节在外力的作用下发生微细离位,也称关节骨缝错开。多因扭伤、挫伤而并发,可出现关节功能障碍和局部疼痛、肿胀等。

（三）其他

按受伤的时间分为急性筋伤和慢性筋伤;按伤后皮肤黏膜有无破损可分为开放性损伤和闭合性损伤等。

三、筋伤的诊断

（一）临床表现

筋伤后的临床表现。主要是肿胀、疼痛、功能障碍三大症状。

1. 肿胀　筋伤后局部多有不同程度的肿胀。外力小、损伤程度轻、慢性损伤的局部肿胀轻;外力大、损伤程度重的局部肿胀严重。肿胀的形成一方面是肢体受伤后脉络受损,血溢脉外,形成血肿;另一方面是受伤后局部气血流通受阻,运化失常,水湿停留于肢体局部而产生水肿。临证治疗时要注意鉴别。

2. 疼痛　急性伤筋疼痛剧烈,呈锐痛、刺痛等,局部压痛明显而拒按;挫伤积血多呈钝痛、胀痛。慢性伤筋疼痛较缓和,为酸痛、胀痛、隐痛,不拒按;疼痛常与活动牵拉有关,或与天气变化密切相关。神经受刺激时,则可出现神经支配区域内放射性、电灼样疼痛或麻木感等。疼痛部位往往为病灶所在,临证需仔细辨别。

3. 功能障碍　由于肢体肿胀胀疼痛。大多会出现不同程度的功能障碍,其特点是主动活动受限。被动活动尚可。若是关节主动及被动活动均受限者,一般为损伤后肌肉、肌腱、关节囊粘连挛缩所致。若为神经系统损伤可引起支配区域感觉障碍,或肢体功能丧失。撕裂伤或断裂伤的鉴别,可检查有无超过关节正常活动范围的多余性活动来诊断。

另外,严重筋伤可出现畸形,损伤后期可出现肌肉萎缩等。

知识链接

筋伤后的临床表现,一方面是由于损伤所导致的病理性改变,另一方面则是人体对损伤的防御性应激反应。这些改变或反应所构成的临床征象,为筋伤的诊断提供了重要依据。

（二）筋伤并发症

1. 撕脱性骨折 多见于关节附近应力集中的骨突部位,由于肌腱附着点受强烈牵拉而引起骨质撕脱。

2. 关节失稳或脱位 由于伤筋而发生筋脉松弛,可致关节失稳。筋的撕裂或断裂伤可导致关节稳定性遭到破坏,发生关节半脱位或全脱位。

3. 血管、神经损伤 血管损伤或断裂,患肢肿胀明显,出现肢冷,皮肤苍白发绀,肢端动脉搏动减弱或消失等;神经牵拉伤、挫伤、断裂伤或受压,其所支配区域可出现感觉、运动障碍。

4. 损伤性骨化（骨质增生） 急性伤筋后局部出血,血肿出现骨化现象,如肘部血肿骨化。此外积累性劳损患处还可以出现韧带钙化,关节缘骨质增生等症。如颈部项韧带钙化、腰椎等关节骨质增生等。

5. 骨性关节炎 关节部位的筋伤,因早期处理不当,后期关节软骨面可发生退行性改变,承重失衡,出现关节疼痛,功能障碍。

（三）检查方法

1. 局部检查 是筋伤诊断的主要依据。

（1）压痛:损伤局部常有压痛,压痛点又称反应点、应激点,往往是病变所发生部位。检查压痛点时,常用拇指做与肌纤维方向垂直的来回滑动,这样可使压痛点更为明显,用力要由轻到重,患侧与健侧对比,从不痛点到痛点逐步寻找,压痛点大多在肌肉、肌腱、韧带的起止点或受力的交叉点上。

（2）畸形:有无畸形和肿胀,应与健侧对比。筋伤畸形往往没有骨折、脱位明显。

（3）体位:因疼痛和肿胀,损伤肢体常处于某一保护性位置上。依据体位的变化可作出初步判断,如急性腰扭伤患者身体多向患侧侧屈,且用手撑腰。落枕患者颈部僵硬,转头时常连同身体一起转动等。

（4）功能障碍:筋伤的功能障碍往往随肿痛发展而逐步加重,而一般骨折、脱位多是伤后立即功能丧失。临床上应注意检查主动运动及被动运动,及有无超过正常运动范围的多余运动,以便及时作出正确的诊断。

2. X线检查 一般对伤筋的诊断意义不大,但可排除骨折脱位和骨病等。

伤筋的 X 线检查主要征象为:①患肢增粗、软组织厚度增加。②局部软组织密度增高。③原有组织正常层次模糊不清。④由于关节内积液、积血引起关节囊膨隆,并导致关节囊外脂肪垫间肿胀被推压移位或受压变窄。⑤皮下组织内有间质水肿而成网状结构等。

四、筋伤的治疗

临床上筋伤的治疗应根据病情,确定治疗方案,选用恰当的治疗方法,采用综合治疗,达到提高疗效,缩短疗程的目的。

（一）手法治疗

理筋手法为筋伤治疗的主要方法。

1. 常用理筋手法　筋伤常用的治疗手法有单式的㨰法、揉法、推法、拿法、拨法等;复式的按揉法、拿揉法和踩跷法等。辅以摩法、擦法、振法、抖法、拍法、摇法、扳法等。通过手法的协调作用,可达到活血祛瘀,消肿止痛,疏经通络,散寒除痹,松解粘连、滑利关节,理筋整复,解除病理状态下肌肉、肌腱、韧带的紧张、痉挛等作用。

2. 理筋手法治疗原则、适应证、禁忌证等。

（详见第二章第四节中医伤科临床治疗基本技能）

（二）药物治疗

1. 内治法　伤筋的内治法一般采用三期辨证治疗。伤筋初期气滞血瘀,肿痛剧烈时,采用攻法,治以行气活血、消肿止痛为主,代表方活血止痛汤等加减;中期患部肿痛初步消退,采用和法,治以调和营卫、舒筋活络,代表方舒筋活血汤等加减;后期气血耗损、肝肾亏虚及慢性劳损常兼夹风寒湿邪,采用补法为主,治以补益肝肾、强筋壮骨、温经通络,代表方补肾壮筋汤、麻桂温经汤加减。

2. 外治法　是将药物制成一定剂型,放置体表或损伤部位,使药物通过皮肤渗透发挥作用达到治疗目的一种方法。使用方法很多,有外敷、外贴、熏洗、擦剂等。一般可分为早期消瘀退肿止痛类,如消瘀止痛膏等;中期舒筋活血类,如三色敷药等;后期温经通络类,用温经通络膏等。

（三）固定治疗

固定是治疗伤筋的方法之一,其目的是为了维持损伤治疗后的良好位置,使局部得到休息,达到减轻疼痛,加速肿胀吸收,防止损伤加重或骨错缝再移位,为伤筋的修复创造有利条件,减少或避免并发症和后遗症的发生。一般采用绷带、纸板、托板、胶布固定,严重者如韧带、肌腱断裂伤常采用石膏固定。

固定时应注意选择适当的固定方法和用具,密切观察固定后肢体的血运情况,预防压迫性溃疡发生,适当抬高患肢,掌握固定的位置与时间（一般2~6周）,同时指导患者积极功能锻炼,只有这样才能达到预期的治疗效果。

（四）功能锻炼

是通过肢体运动的方法来防治筋伤,促使肢体功能加速恢复的一种方法。它具有活血化瘀,消肿止痛,濡养关节经络,防止肌萎缩,避免关节粘连和骨质疏松的作用。在临床应用时,必须注意辨明伤情,制订合理的练习计划,注意动作的准确性,掌握循序渐进、动静结合的原则。

知识链接

汉代名医华佗擅长方药、针灸等疗法治病,同时主张运用动静结合的功能锻炼,创立了著名功法"五禽戏"流传至今,对后世产生了深远影响,筋伤的治疗中将功能锻炼作为常规疗法之一,其在损伤性疾病的预防、治疗中起着重要的、不可替代的作用。

（五）其他治疗方法

1. **针灸治疗** 遵循"以痛为腧"的原则,取阿是穴与循经取穴相结合,在最痛点进针,以泻法为主,留针 10~15 分钟,有消肿止痛、舒筋活血作用。在伤筋损伤中期采用和法,平补平泻。后期及慢性伤筋,以补法为主,对症施治,以通经活络,促进血脉通畅,恢复肌肉、关节的功能,若针刺后加用艾灸,则收效更为明显。

2. **封闭疗法** 是通过局部注射药物,达到抑制炎症的渗出,改善局部营养状况,消肿止痛等作用的一种疗法(详见第二章第四节中医伤科临床治疗基本技能)。

3. **小针刀疗法** 是针刺疗法的针和手术疗法的刀结合的一种闭合性手术疗法。具有剥离粘连,缓解痉挛,松解瘢痕,疏通气血的作用,和简、便、廉、效的特点。

（1）适应证:主要适用于肌肉、筋膜、韧带等软组织损伤后因粘连而引起的固定性疼痛,遗迹韧带积累性劳损,各种腱鞘炎、滑囊炎、跟痛症等。

（2）禁忌证:有下列情况者禁用或慎用小针刀治疗。①有发热体征。②有严重心脏病。③施术部位有皮肤感染。④施术部位有重要血管神经或重要脏器而无法避开者。⑤患有血液病。⑥年老体弱或高血压患者。

4. **物理疗法** 是利用各种物理刺激作用于机体,引起所需的各种反应,以调节、加强或恢复各种生理功能,影响病理过程,从而达到康复目的一种疗法,简称理疗。它具有加速创伤的愈合,减少瘢痕和粘连的形成,镇痛作用,避免或减轻并发症和后遗症。常用种类有电疗法、光疗法、激光疗法、离子透入疗法、磁疗法、蜡疗法等多种,在临床应用时主要根据患者的病情,以及所具备的条件灵活选择应用。

第二节 肩部筋伤

肩关节包括肩胛骨、锁骨、肱骨及其通过肌肉、韧带、关节囊相互连接而形成的四个关节,即肩肱关节、肩锁关节、胸锁关节和肩胛胸壁关节(图 5-1)。肩部的肌肉主要有肩袖(冈上肌、冈下肌、小圆肌和肩胛下肌组成)、三角肌、胸大肌、背阔肌和肱二头肌长、短头肌腱等。

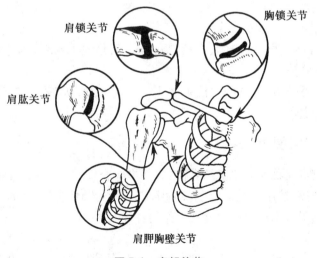

图 5-1 肩部关节

一、肩关节扭挫伤

肩部因外力打击、过度牵拉、扭捩等导致肩关节周围软组织损伤,称为肩部扭挫伤。损伤部位多发生于肩部的上方或外上方,以闭合性损伤为多见,可发生于任何年龄。

【病因病机】

由于间接暴力引起肩关节过度牵拉、扭捩,引起肩部关节囊、肌腱、韧带、筋膜的损伤或撕裂;或重物直接打击、碰撞肩部,引起肩部肌筋或脉络的损伤或撕裂,致使局部气滞血瘀。出现肿胀、疼痛、功能障碍等症状。

【临床表现和诊断】

有明显外伤史,肩部肿胀、疼痛、功能受限。挫伤部皮下常青紫、瘀肿严重;扭伤当时多不在意,休息后出现症状,逐渐加重,瘀肿不明显,但有局限性压痛,痛点多存肩部下方或外侧方。轻者1周内症状明显好转,较重者伴有组织纤维断裂或小的撕脱性骨折,症状迁延数周不愈。对于关节部肿胀、功能受限严重者,应拍摄X线片排除骨折等其他病患。

【治疗】

1. 手法治疗　先以轻柔缓和的按揉法、拿揉法在肩关节周围及患侧背部、上臂部进行松解;痛点部位采用点按、拨络法以疏经通络,缓解止痛;再以摇、扳法做肩关节前屈、后伸、内收、外展及环转动作以松解粘连、调节关节活动范围;最后以肩部拿揉法,上肢部搓、抖法结束手法治疗。

2. 固定治疗　急性期肿痛剧烈时,可用肩人字绷带包扎,再用三角巾将患肢屈肘90°悬吊胸前,限制患肩活动1~2周。

3. 功能锻炼　以主动活动为主,被动活动为辅,做肩部外展、内收、前屈、后伸、旋转等活动,促进肩关节功能的恢复。

4. 药物治疗　按伤筋三期辨证用药。初期及中期以活血祛瘀、消肿止痛为主,内服舒筋活血汤,痛甚者加服云南白药。外敷三色敷药;后期以活血通络为主,内服舒筋丸,配合局部熏洗。

5. 其他疗法

(1)针灸疗法:以肩井、肩髃、肩髎、肩内陵、阿是穴、天宗穴为主穴,早期泻法为主,留针15~20分钟。

(2)痛点封闭:醋酸泼尼松龙注射液12.5~25mg加0.5%~2%普鲁卡因注射液2~10ml行痛点封闭。

二、冈上肌肌腱炎

冈上肌肌腱炎又称冈上肌腱综合征、肩外展综合征,是指冈上肌肌腱长期在喙肩韧带和肩峰的摩擦、挤压下发生劳损,致使局部产生无菌性炎症,从而引起肩部疼痛及活动受限。多见于长期重复肩部外展工作的各种人员。

【病因病机】

冈上肌处在肩峰与肱骨头之间(图5-2),是肩部肌肉收缩力量的交叉点。随着肩部的外展,其间隙逐渐变小,特别在外展达60°~120°时间隙最小。在外展达90°后,肩

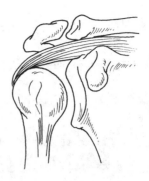

峰下滑液囊完全缩进肩峰下面,这时冈上肌肌腱直接与肩峰骨面相摩擦挤压,长期频繁的运动造成该肌腱的劳损,继发无菌性炎症,引发临床症状。

人到中年后,机体气血渐衰,肝肾不足,筋骨痿软,冈上肌肌腱失于濡养,韧性降低,脆性增强,承受外界暴力和抵御风寒湿邪侵袭的能力减弱。在肩部活动时更容易出现劳损,引起局部的无菌性炎症,且由于退变,局部渗出的组织液、水肿难以被吸收,更易出现软组织的粘连,加重局部疼痛及活动受限。

图 5-2　冈上肌

【临床表现和诊断】

好发于中年人,常有急、慢性损伤史或受凉史。发病时肩部外侧疼痛,可放射至颈部、肘部及前臂。检查:在肱骨大结节顶部或肩后冈上窝处有明显压痛点。疼痛弧试验阳性。慢性、劳损性患者肩部肌肉多伴有失用性萎缩。

诊疗中疑有下列病症时,需要进一步鉴别诊断:

冈上肌肌腱钙化:X 线片显示局部钙化灶,可伴有骨质疏松。

冈上肌肌腱断裂:耸肩试验阳性,落臂试验阳性。X 线检查时用关节内充气或碘油造影,可见肩关节腔与肩峰下滑囊阴影相互贯通,表示肩袖完全断裂。

【治疗】

急性期患者可用三角巾悬吊胸前 1~2 周,短期制动,注意局部保暖。

1. 理筋手法　医者站于患侧,以三角肌为重点来回拿揉,再上下移行拿揉颈项部和上肢至肘部以下,以舒松筋络;用㨰法施术于肩外、后部,逐渐加力。操作过程中配合肩关节的外展、内收及内旋活动。然后用㨰法操作于肩胛区、肩胛间区以及肩胛骨的外侧区。在操作过程中配合肩胛间区、天宗穴处的拇指按揉,以活血祛瘀止痛;再用拇指点按或按揉肩井、缺盆、秉风、肩髃、肩贞、曲池等穴,以酸胀为度。然后用拇指拨痛点及病变处,以肱骨大结节顶部,冈上肌肌腱附着处为重点,以解痉止痛、剥离粘连;最后用双手掌放置患肩前后做对掌搓揉,同时将肱骨头向外上方牵拉;然后摇肩关节(左手扶住肩部,右手托住肘部将肩摇转,动作幅度由小到大),接着进行搓、抖上肢以活血通络、滑利关节,结束手法治疗。

2. 药物治疗

(1)内服药:①肩部疼痛肿胀,夜间为甚,痛处固定,拒按,肩部活动时可闻及摩擦音;舌质黯红,或有瘀斑,苔白或薄黄,脉弦或细涩。属瘀血壅滞,治宜活血散瘀、通络止痛,方用舒筋活血汤。②肩部酸痛,劳累后疼痛加重,遇寒痛剧,得温痛缓;舌质淡,苔薄白,脉沉细无力。属虚寒证,寒甚者,治宜温经散寒,可服大、小活络丹;体弱血虚者,治宜益气补血而不留瘀,方用当归鸡血藤汤加减。

(2)外用药:急性期局部疼痛肿胀者,外敷消瘀止痛膏或三色敷药;后期局部疼痛畏寒者,可用温经通络膏,或温通散。亦可用熏洗或用熥药热熨患处。

3. 针灸疗法　取穴如天宗、肩髎、曲池等,用泻法,以疏风通络、温经散寒;用提插捻转,以肩臂酸痛胀麻为主。留针 20 分钟,可加艾灸。

4. 封闭疗法　①在肩峰与肱骨大结节之间,用醋酸泼尼松龙注射液 12.5~25mg 加 0.5%~2%普鲁卡因注射液 2~10ml 行痛点封闭。②用当归注射液或复方丹参注射液,每次 2~4ml,每日 1 次,10 次为 1 疗程。

5. 功能锻炼 急性期应避免进行肩关节外展、外旋;中后期可逐渐增加肩关节各方向功能活动,如云手、九鬼拔马刀、乌龙钻洞等。

 知识链接

慢性冈上肌肌腱炎治疗中,针对肩袖中冈下肌、小圆肌、肩胛下肌的起止点施行松解手法,可收到理想效果。

三、肩关节周围炎

肩关节周围炎简称肩周炎、漏肩风等,属中医"肩痹""肩凝"等范畴。是肩关节周围肌肉、肌腱、滑液囊及关节囊的慢性损伤性炎症。以肩部疼痛,功能活动受限为其临床特征。本病好发于 50 岁左右的中老年人,女性多于男性,有自愈的倾向。

【病因病机】

肩关节周围炎的发病是因年老体衰,气血虚损,筋失濡养,风寒湿外邪侵袭肩部,导致经脉拘急,肩关节周围软组织出现退行性变,加之肩部受到轻微外伤,发生积累性劳损,继发无菌性炎症,造成肩周围组织挛缩,肩周软组织广泛性粘连,出现肩部疼痛,使关节活动严重受限。其主要的病理变化为肩关节及其周围组织损伤性、退行性的一种慢性炎性反应。

【临床表现和诊断】

多数病例呈慢性发病,常因上举、外展动作引起疼痛始被注意。亦有疼痛较重及进展较快者。个别病例有外伤史。

主要症状为肩周疼痛,肩关节活动受限或僵硬。疼痛可为钝痛或刀割样痛,夜间加剧,甚至痛醒,可放射至前臂或手、颈、背部等。检查:常见肩部广泛压痛而无局限性压痛点。肩关节各方向活动受限,但以外展、外旋、后伸障碍最显著,如不能梳理头发、穿衣服等。根据不同病理过程,可分为急性期、粘连期、缓解期。

1. 急性期 病期约 1 个月,亦可延续 2~3 个月。本期患者的主要临床表现为肩关节本身尚能有相当范围的活动度。如果此期积极治疗,可直接进入缓解期。

2. 粘连期 病期 2~3 个月。本期患者疼痛症状已明显减轻,其临床表现为肩关节活动严重受限。肩关节因肩周软组织广泛粘连,活动范围极小,外展及前屈运动时,肩胛骨随之摆动而出现耸肩现象。

3. 缓解期 病期 2~3 个月,为本病的恢复期或治愈过程。本期患者随疼痛的消减,在治疗及日常生活劳动重,肩关节的挛缩、粘连逐渐消除而恢复正常功能。

X 线检查:肩周炎是软组织病变,所以 X 线检查多属阴性,对直接诊断无帮助,但可以排除骨与关节的其他疾病。

【治疗】

本病主要是非手术治疗。部分患者可自行痊愈,但时间长,痛苦大,功能恢复不全。积极地治疗可以缩短病程,加速痊愈。肩关节的功能锻炼在发病初期就应积极进行,可缩短病程,加速恢复。

（一）急性期（早期）

以疼痛为主,治宜舒筋活血、通络止痛;以药物、理疗、封闭、针灸为主。

1. 药物治疗　以补气血、益肝肾、温经络、祛风湿为主,常用独活寄生汤或三痹汤加减治疗。

2. 封闭治疗　在关节囊内或明显压痛点处,用0.5%普鲁卡因注射液2ml加醋酸泼尼松龙注射液12.5mg做局部封闭。

3. 针灸治疗　取肩髃、肩髎、肩外俞、曲池、巨骨或阿是穴,用泻法加灸法治疗。

4. 物理疗法　可采用超声波、磁疗、蜡疗、光疗、热疗等,以减轻疼痛,促进恢复。

（二）慢性期（中后期）

关节被动活动功能严重障碍,肩部肌肉萎缩。治以手法按摩和自我功能锻炼为主。

1. 手法治疗

患者正位,术者用右手的拇指、示指、中指对握三角肌束,做垂直于肌纤维走行方向的拨动5~6次,再拨动痛点附近的冈上肌、胸肌各5~6次,然后按摩肩前、肩后、肩外侧。继之左手扶住肩部,右手握患者手腕部,做牵拉、抖动、旋转活动。最后帮助患肢做外展、上举、内收、前屈、后伸等动作。操作时注意用力适度,以患者能忍受为度。主要是通过适度的手法松解及被动运动关节,使粘连松解,逐步增加关节的活动范围。

肩关节广泛粘连,肩部僵硬,疼痛已经缓解而关节功能未能恢复的患者可在颈丛神经阻滞麻醉下,使肌肉放松,施行手法扳动。患者卧位,术者一手握住肘关节,另一手握住肩关节,同时助手固定肩胛骨。先使肱骨头慢慢内外旋转,然后做肩关节前屈、外旋、上举;外展、外旋、上举;后伸、内旋、摸背动作。手法扳动的范围由小到大,在扳动的过程中常能听到粘连带被撕裂的声音,经过反复多次的操作,直至肩关节达到正常范围。

2. 功能锻炼

为肩关节周围炎治疗的重要环节,临床常用下列几种医疗体操。

(1)爬墙:患者面对墙壁站立,躯干正直。以患侧手指在体前接触墙壁逐步向上爬行,当不能再上行时,在墙壁上做一高度标志,下一次练习时不能低于这一高度。每日2~3次,每次3~5分钟。此法主要锻炼肩关节的外展、前屈、上举功能。

(2)洗脸:取端坐位,躯干及头颈部正直。以患侧手部在面部做洗脸状动作,逐步向对侧面部深入,最后以患侧手指能通过面颊、前额至对侧颞部及耳部为佳。每日2~3次,每次3~5分钟。此法主要锻炼肩关节的外展、前屈、内收等功能。

(3)梳头:取端坐位,躯干及头颈部正直。以患侧手握木梳或用手指在头部由前向后做梳头动作,逐步由患侧至对侧,最后以手指通过头顶部触摸对侧耳部为佳。每日2~3次,每次3~5分钟。此法主要锻炼肩关节的外展、前屈、上举、旋后等功能。

(4)体前摆臂:取端坐位,躯干及头颈部正直。两手体前交叉,手心朝下,健侧手背部托住患侧手心部,在体前缓慢抬起至最大限度,然后两手分别向两侧分开由身体后侧缓慢下落。每日2~3次,每次3~5分钟,或以能耐受为度。此法主要锻炼肩关节的前屈、外展、后伸等功能。

(5)体后拉手:取端坐位,躯干及头颈部正直。两手体后相交,以健手握住患侧手腕部,缓慢向健侧牵拉,并逐渐上提至最大限度。每日2~3次,每次3~5分钟,或以能耐受为度。此法主要锻炼肩关节的后伸、内收等功能。

 知识链接

临床提示:肩关节周围炎的治疗中,肩关节各方向的功能锻炼占有重要地位,有"三分治疗,七分锻炼"之说。

（三）注意事项

1. 治疗前先拍 X 线片,以排除骨关节本身病变;因骨折或脱位而继发的冻结肩,须经复位或骨折愈合后,方可进行手法治疗。

2. 运用手法要轻柔缓和,不可使用粗暴手法,以免造成不必要的损伤。

3. 平时要注意保暖,防止受凉,以免加重病情,影响治疗效果。

第三节 肘部筋伤

肘关节是介于上臂与前臂之间的屈曲关节,由于肘关节为活动较多的关节,所以筋伤较多见。

一、肘关节扭挫伤

肘部因过度扭转或受直接暴力打击而致肘关节周围软组织损伤称为肘部扭挫伤,是常见的肘关节闭合性损伤,好发于青壮年。

【病因病机】

直接暴力的打击可造成肘关节挫伤。但临床以间接暴力致伤多见,如跌仆、失足滑倒时。手掌着地,肘关节处于过度外展、伸直位置,迫使肘关节过度扭转,可造成肘关节扭伤。临床上以肘关节囊,桡尺侧副韧带、环状韧带和肌腱等损伤多见。

【临床表现和诊断】

有外伤史有明显的外伤史,肘关节处于半屈伸位,肘部呈弥散性肿胀、疼痛、功能障碍。有时出现青紫瘀斑,以桡后侧明显。初起肘部疼痛,活动无力。压痛点往往在肘关节的内后方和内侧副韧带附着部。

严重的扭挫伤,特别是局部肿胀严重者注意辨别是否伴有骨折、脱位。可通过 X线检查作出鉴别。

【治疗】

锁骨骨折大多数可以采用闭合复位治疗。对于开放性骨折或骨折合并血管神经损伤者,在高位臂丛神经阻滞麻醉下行清创术,或切开复位并行神经血管探查术。

1. 手法治疗 先将肘关节在牵引下做一次 0°～140°的被动伸屈活动,以纠正微细的关节错位。在触摸到压痛点后,以双手掌环握肘部,轻轻按压 1～2 分钟,有疏散血肿、减轻疼痛的功效。然后以患侧为中心,用轻柔缓和的按揉、拿揉等理筋手法在肘关节及其周围操作,以患者有舒适感为度。

2. 固定方法 早期可将患肘用三角巾悬吊在肘关节屈肘 90°位;或采用夹板、石膏托等外固定,限制肘部活动 2～3 周。

3. 功能锻炼　早期多做手指伸屈握拳活动,2 周后肿痛减轻。可逐步练习肘关节的伸屈活动。如做被动伸屈活动,必须是轻柔的、不引起明显疼痛的活动,禁止做被动粗暴的伸屈活动。

4. 药物治疗

(1)内服药:根据损伤轻重不同,选用活血化瘀、消肿止痛之药,如桃红四物汤加减。

(2)外用药:早期外敷消瘀止痛膏,后期用中药熏洗。

5. 其他疗法

(1)针灸治疗:选曲池、肘髎、天井、小海等穴,强刺激手法。

(2)封闭疗法:醋酸泼尼松龙注射液 12.5～25mg 加 0.5%～2%普鲁卡因注射液 2～10ml 行痛点封闭。

二、肱骨外上髁炎

肱骨外上髁炎又称为“网球肘”。其临床主要特征是肱骨外上髁处有疼痛和明显的压痛点。属中医“筋痹”范畴。

【病因病机】

肱骨外上髁是前臂伸肌总腱的附着点,肱骨外上髁炎常因急性损伤或慢性积累性劳损,使腕伸肌腱附着处受到牵拉刺激,前臂伸肌总腱部分撕裂、出血、渗出、粘连等引起炎症,或慢性肱桡关节的滑膜炎症,或桡骨头环状韧带的退行性变等所致,若失治或误治可进一步导致钙化或无菌性坏死等。常发生于从事某种职业或运动而反复屈伸肘关节和旋转前臂者,如瓦工、木工、机械维修工及网球、羽毛球等项目的运动员。

【临床表现和诊断】

症状往往逐渐出现。初起时肘外侧疼痛,以后疼痛转为持续性,轻者不敢拧毛巾,重者提物时有突然“失力”现象。但休息时疼痛明显减轻,甚至消失。一般在肱骨外上髁和肱桡关节间有局限的压痛点,压痛可向桡侧伸肌腱方向扩散。肘关节屈伸活动一般不受影响,但有时前臂旋前或旋后时局部疼痛;前臂伸肌群抗阻力试验和腕伸肌紧张试验阳性,X 线检查一般无异常表现,病程长者在肱骨外上髁附近有钙化沉积现象。

【治疗】

急性期可用颈腕带悬吊制动休息1～2 周。

1. 手法治疗　①剥筋法:在肱骨外上髁及前臂桡侧用拨法和指揉法刺激桡侧腕伸肌和肱桡肌,如有明显痛点可用拇指拨筋。②弹筋法:患者坐位,术者一手握腕,前臂托于肘下,另一手拇指、示指相对呈钳形,提弹肘桡侧深、浅之筋,先弹深层,再弹浅层各3～5 次。③屈肘旋前过伸推肘法:患肢伸直,医者一手虎口对手腕背面,握住腕部;另一手掌心顶托肘后部,拇指置于肱桡关节处。然后,握腕部之手使桡腕关节掌屈并使肘关节做屈曲和伸直相交替的动作,另一手于肘关节由屈曲变伸直时在肘后部向前顶推,使肘关节过伸,此时可听到“咯吱”声,有时发出撕布样声音,患者立即可感轻松。

2. 药物治疗

(1)内服药:风寒阻络型治宜温经散寒、通络止痛,方用桂枝汤加减;湿热内蕴型治宜清热利湿、通络止痛,方用加味二妙散等;气血亏虚型治宜补气补血、养血荣筋,用补中益气汤加鸡血藤、桂枝、威灵仙等。

(2)外用药:外敷消炎止痛膏或热醋洗患处。还可用中药离子导入法。

(3)功能锻炼:为防止肘关节僵硬及周围软组织粘连,每日主动进行伸屈肘关节的练习,可配合云手、前推八匹马、倒拉九牛尾等功能锻炼。

3. 其他疗法

(1)针灸疗法:取曲池、阳溪、尺泽、阿是穴等强刺激加艾灸。

(2)封闭疗法:用醋酸泼尼松龙注射液 12.5mg 加 1%普鲁卡因注射液 2~4ml 做局部痛点封闭。

(3)小针刀疗法:对症状严重者,可采用小针刀治疗,一般平行肌纤维方向进针刀,纵向疏通剥离。

(4)手术疗法:仅适用于长期非手术疗法无效而症状严重者,一般行肱骨外上髁上前臂伸肌总腱附着处剥离手术。

知识链接

1.急性网球肘治疗中,前臂中上段用弹力绷带临时包扎,有明显止痛效应。

2.急性期治疗中,注意休息,避免前臂伸肌群活动,是治疗中的关键环节之一。

第四节 腕、指部筋伤

腕关节由桡尺骨的远端、远近两排 8 个腕骨和 5 个掌骨共同组成多个关节。由于腕部为多关节结构,周围有众多的肌腱附着,关节周围无肌肉组织。而双手与外界接触机会最多,因此腕、手部也是临床常见损伤部位。

一、腕三角软骨损伤

腕三角软骨为纤维软骨组织,位于尺骨茎突内侧的小凹中,基底边附着于桡骨远端的尺骨切迹的边缘,软骨尖端附着于尺骨茎突基底部。腕三角软骨边缘较厚,掌、背侧缘均与腕关节囊相连,中央较薄,呈膜状(图5-3),当遭受直接暴力或间接暴力作用时容易破裂。

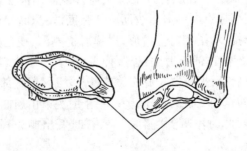

图 5-3 腕三角软骨

【病因病机】

腕三角软骨是一块位于桡骨远端、尺骨切迹边缘与尺骨茎突基底部之间的纤维软骨,是腕尺侧的缓冲垫,为桡尺远侧关节的主要稳定装置,具有限制前臂过度旋转的功能。当腕关节遭受突然过度扭动、旋转暴力时,可引起腕三角软骨的损伤或破裂。

【临床表现和诊断】

腕部有明显外伤史。初期肿胀、疼痛局限于腕关节尺侧,腕关节做伸屈、旋转动作时引起疼痛。后期肿胀基本消退,但尺骨小头部仍有微肿及压痛,酸楚乏力,握力减退,腕关节尺偏并做纵向挤压时,可引起局部疼痛。做腕关节被动旋转活动,尺骨头向背侧移位,桡尺远端关节活动时有弹响声。

X线检查可见桡尺远端关节间隙增宽,尺骨小头向外背侧移位。应用碘油与空气造影可显示腕三角软骨破损病变的位置。

【治疗】

1. 理筋手法 医者在患者前方先行适当的相对牵引,并将腕部环转摇晃2~3次,然后轻轻抚按、揉捏尺骨小头与桡骨远端的尺侧缘,使其突出处复平,再以指尖或指腹轻轻压痛点,将分离的桡尺远端关节捺正并保持稳定位置。

2. 固定治疗 用与腕部适宜的纸夹板或铝板将腕关节固定于功能位4~6周,后期佩戴护腕保护。

3. 功能锻炼 损伤早期应避免腕部旋转活动,解除外固定后在佩戴护腕时逐步加强腕部功能锻炼。

4. 药物治疗

(1)内服药:初期宜祛瘀消肿、活血止痛,方用定痛和血汤加减。

(2)外用药:早期外敷消瘀止痛膏,后期用海桐皮汤熏洗。

5. 其他疗法

(1)针灸治疗:取阳谷、养老、阳溪、合谷、外关等穴,得气后留针20分钟,每日1次。

(2)封闭疗法:用醋酸泼尼松龙注射液12.5mg加1%的普鲁卡因注射液4ml做尺骨茎突与桡骨远端痛点间注射,5~7日一次,三次为一疗程。

(3)手术治疗:对严重影响工作和生活者,行腕三角软骨或尺骨小头切除术。

知识链接

伴有下尺桡关节分离者,应采取夹板固定2~3周,对临床治疗及预后有着积极的作用。

二、桡骨茎突狭窄性腱鞘炎

本病是拇长展肌和拇短伸肌腱通过桡骨茎突部的腱鞘发生的狭窄性的无菌性炎症。

【病因病机】

桡骨茎突部的腱鞘内有拇长展肌和拇短伸肌通过。腕指经常活动或短期内活动过度,使肌腱在狭窄的腱鞘内不断地摩擦,日久出现水肿、渗出、增厚等局部无菌性炎症,引起腱鞘管壁增厚、粘连或狭窄,当肌腱肿胀,腱鞘内张力增加,而产生以桡骨茎突部肿胀疼痛,腕关节尺偏时疼痛加重为主要特征的病症(图5-4)。

【临床表现和诊断】

本病多见于中年妇女,起病缓慢。偶因腕部过度用力活动,自觉腕部桡侧疼痛,提物乏力。严重者患侧疼痛可向下或前臂传导,甚至夜不能寐。并可因腕部的各种动作(如提热水瓶、倒水等活动)或拇指外展等动作而加剧,拇指软弱乏力。检查可见桡骨茎突处轻微隆起,可触及摩擦音,局部压痛明显,握拳尺偏试验阳性。

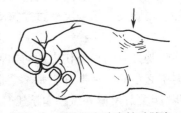

图5-4 桡骨茎突狭窄性腱鞘炎

【治疗】

1. 手法治疗

(1)按揉弹拨法:医者一手握住患手,另一手置腕部桡侧痛点处及周围做上下来回按揉及捏摩,然后点压揉阳溪、合谷、曲池、手三里、外关、阿是穴等,并弹拨肌腱,手法由轻到重,反复数次。再轻度拔伸患手并旋转屈伸。最后医者用手指捏住患手拇指末节,向远端托伸,可发生弹响,起到舒筋作用。每日1次。

(2)推按阳溪法:以右手为例,医者左手拇指置于患肢阳溪穴部(相当于桡骨茎突部)右手示指及中指夹持患肢拇指,余指握住其他四指,并向下牵引。同时向尺侧极度屈曲;然后,医者用左拇指捏紧桡骨茎突部,用力向掌侧推压挤按,同时右手用力将患者腕部掌屈;最后伸展,反复3~4次。每日1次。

2. 固定治疗 疼痛严重时,可用纸板或铝板将拇指伸展,腕关节桡偏15°,固定3~4周。

3. 药物治疗

(1)内服药:瘀滞型治宜活血化瘀、行气止痛,方用活血止痛汤加减;虚寒型治宜温经通络、调和气血。方用桂枝汤加减。

(2)外用药:手法治疗后在桡骨茎突处外敷消肿膏,外用海桐皮汤熏洗。

4. 功能锻炼 经常做拇指外展、背伸活动。但拇指与腕部及其余四指的活动,应在不引起桡骨茎突部疼痛的情况下循序渐进。

5. 其他治疗

(1)封闭疗法:用醋酸泼尼松龙注射液12.5mg加1%普鲁卡因注射液2ml做腱鞘内注射,术后配合手法治疗,疗效更佳。

(2)针灸治疗:取阳溪、列缺为主穴,配合合谷、外关等,加用艾灸。

(3)小针刀疗法:沿肌腱走向进针刀,行纵行疏通分离,注意避开桡动脉、静脉及桡神经等。

知识链接

1. 该部位骨骼突出,皮下肌组织薄弱,手法力度应严格掌握,避免造成不必要的再损伤,延误治疗。

2. 急性期配合局部封闭治疗疗效明显,但慢性期治疗中,应通过综合治疗后,痛点集中时配合封闭治疗效佳。

三、指关节扭挫伤

手指指间关节及掌指关节因各种暴力而过度掌屈、背伸和扭转所导致的关节囊、侧副韧带等软组织损伤称为指关节扭挫伤。临床各指均可发生,但以环指多见。发病人群中以青壮年多见。

【病因病机】

掌指关节、指间关节均有关节囊,其两侧有侧副韧带加强,限制其侧向活动。当掌指关节屈曲时,侧副韧带紧张,而指间关节的侧副韧带则在手指伸直时紧张,屈曲时松弛,可见手指在伸直位时最容易遭受损伤。因此当手指受到撞击压轧,或间接暴力而过度背伸、掌屈和扭转时均可引起损伤。如各种球类运动员,当手指受到侧向的外力冲击,迫使手指远端向侧面过度弯曲,则可引起关节囊及侧副韧带的撕裂,甚至掌指、指间关节发生错缝、脱位、骨折等。

【临床表现和诊断】

有明显外伤史。伤后患指关节剧烈疼痛,并迅速肿胀,手指屈伸活动障碍。若侧副韧带损伤,可在一侧有疼痛,并有侧向活动及侧弯畸形。特指伸肌腱断裂,则手指不能主动伸直而屈曲畸形,出现在末节手指时,可出现锤状畸形。严重者伴有撕脱骨折或脱位,拍 X 线片可明确诊断。

【治疗】

1. 手法治疗 术者右手拇指及示指握住患指末节向远端牵引,轻轻推揉挤压,将弯曲的患指伸直,使筋膜舒顺、继续将伤处轻柔屈伸、旋转,以滑利关节。筋伤断裂者还可顺筋的方向轻轻推压,将分离的组织推复原位,使其接续,并需轻轻按压片刻,再在局部做推揉按摩,以局部舒适为度。如伤指正直,为理筋手法成功。

2. 固定治疗 对单纯扭挫伤及错缝有侧副韧带损伤的患者,可用铝板或硬纸板将患指固定于屈曲 35°~45°位 3~4 周。对末节指伸肌腱断裂及伴有撕脱小骨折者。则将患者近侧指间关节尽量屈曲,远端指间关节过伸位固定 4~6 周。

3. 功能锻炼 去除外固定后。主动练习指关节的屈伸活动。

4. 药物治疗 初期宜活血祛瘀、消肿止痛,内服活血止痛汤加减,外用消肿止痛膏;后期加海桐皮汤熏洗或热敷。

第五节 髋部筋伤

髋关节是人体最完善的杵臼关节。它的主要功能是负重及维持较大范围的活动。具有稳定、有力而灵活的特点。当人体受到外力作用或不正常体位下工作、活动时,便易造成髋部软组织的损伤。如素受风寒湿气,再遭受损伤或损伤后再感受风寒湿气的侵袭,则会明显加重损伤的症状和体征。

一、髋部扭挫伤

髋部在暴力作用下导致髋部周围肌肉、韧带的撕伤或断裂,圆韧带、关节囊水肿等软组织损伤称为髋部扭挫伤。以青壮年为多见。

【病因病机】

由于剧烈运动或高处跌落时,髋关节在过度外展、内收、屈曲、过伸时扭挫伤,使髋部周围的肌肉、韧带、关节囊等受损,造成局部肌筋的撕裂、充血、渗出、水肿等脉络受损,导致髋部气血壅滞,产生肿胀、疼痛、功能障碍等功能失调征象。

【临床表现和诊断】

有明显的外伤史。伤后局部疼痛、肿胀、功能障碍。患肢呈保护性姿态,如跛行、拖拉步态、骨盆倾斜等。患侧腹股沟部有压痛及轻度肿胀,股骨大转子后方亦有压痛,髋关节各方面运动时均可出现疼痛加剧,偶有患肢外观变长,但X线片检查无异常发现。本病预后较好,一般2~3周可痊愈。对小儿髋部扭伤若经久不愈,髋关节功能进行性障碍,或伴有低热,则应注意与髋关节结核、股骨头骨骺炎相鉴别。

【治疗】

理筋手法较佳,其他疗法可配合使用。

1. 手法治疗 患者取俯卧位,医者立于一侧,在髋部痛点采用按揉、拿揉、弹拨、捻法、拔伸等法,并配合髋部被动活动,以舒筋通络、消肿止痛、滑利关节。若大腿内侧疼痛,患者改仰卧位,伤肢屈膝屈髋,轻微旋外位;术者立于患侧,双手拇指按压疼痛部肌肉,用分筋法左右弹拨,然后顺肌肉走行方向上下舒通数次,顺筋归位,同时将髋关节伸直,使血脉流畅、筋络舒展。

2. 固定治疗 严重的髋部扭挫伤,应卧床休息2周,或患肢不负重,以利早日康复。

3. 药物治疗

(1)内服药:宜辨证论治,如早期瘀血肿胀较甚者,可内服桃红四物汤加减,以活血祛瘀、消肿止痛。一般可服中成药,如三七片、舒筋活血片等。

(2)外用药:早期瘀血肿胀甚,可外敷消瘀止痛药膏、麝香止痛膏,外擦正红花油等。后期用海桐皮汤热敷、熏洗等以促进血液流通,解除肌筋挛缩。

4. 功能锻炼 对于肌肉纤维部分断裂者,早期患肢应处于外展拉长受伤肌肉位,以防瘢痕挛缩形成;后期主动加强功能锻炼,促进功能恢复。

5. 其他疗法

(1)封闭疗法:用醋酸泼尼松龙注射液12.5~25mg加1%普鲁卡因注射液4~6ml行痛点或闭孔神经封闭。

(2)针灸疗法:以环跳、居髎、承扶、风市、阿是穴等局部穴为主,用强刺激手法。

(3)手术疗法:对肌肉完全断裂者或有血肿形成者宜于术治疗。

二、弹响髋

弹响髋是指髋关节活动时可听到或感觉到的髋关节外侧弹响声。从局部解剖学看,阔筋膜张肌位于大腿前外侧,起自髂前上棘,肌腹被阔筋膜(大腿深筋膜)包裹,经股骨大粗隆向下移行为髂胫束,止于胫骨外侧髁,由臀上神经(腰4~5)支配。该部常因劳损后,肌筋膜挛缩而致病。临床又称之为"阔筋膜张肌紧张综合征""髂胫束征"等,以青壮年为多见。

【病因病机】

本病的发生多由于股骨大转子外侧的髂胫束增厚、挛缩,在髋关节屈曲、内收或内旋活动时,增厚挛缩的组织滑过大转子的突起而发出的弹响声。

本病是局部肌筋气血瘀滞,筋失濡养,导致筋肉挛缩而产生疼痛、活动时弹响;或关节活动过度,积劳损伤,迁延日久,肌筋增厚、粘连、挛缩而致活动时弹响。

【临床表现和诊断】

有外伤、劳损或受凉史。髋关节屈伸或行走时,可出现弹响声,疼痛不明显,关节活动无影响,很少引起明显不适。若继发大转子滑囊炎时可出现疼痛,局部可触到条索状物,时有患髋大转子部位有压痛。X 线摄片可排除髋部骨关节性疾病。

【治疗】

无明显不适症状,一般无需特殊处理。有疼痛不适者,可采用非手术对症治疗。若病程较长,疼痛明显或引起患者过度不安者可考虑手术治疗。

1. 手法治疗 患者侧卧,术者立于其后侧,在大腿外侧,用掌推,拇指或前臂揉阔筋膜张肌与髂胫束反复数遍;在大腿外侧施㨰法反复数遍;再弹拨髂胫束上的条索状物,点按居髎、风市、梁丘、阳陵泉等穴位。手擦髋部外侧。以发热为度。

2. 药物治疗

(1)内服药:筋脉失养宜用壮筋养血汤加减。

(2)外用药:可用下肢熏洗方或海桐皮汤熏洗、热敷;外贴宝珍膏或关节止痛膏。

3. 其他疗法

(1)固定治疗:疼痛剧烈者应卧床休息,一般无需固定。

(2)封闭疗法:用醋酸泼尼松龙注射液 12.5mg 加 2%普鲁卡因注射液 4ml 行局部痛点封闭。

(3)小针刀疗法:用小针刀沿髂胫束走行方向松解,治疗后 1 周内避免剧烈活动。

知识链接

本病治疗中,髂前上棘与股骨粗隆之间的压痛点松解是手法治疗的重要部分。

第六节 膝 部 筋 伤

膝关节是由较平坦的胫骨平台和弧形的股骨滑车相连接,为人体中关节面积最大、结构最复杂、杠杆作用最强、负重最大的关节,具有负重和伸屈功能。由于膝关节解剖结构复杂,筋肌较多,外力伤害,慢性劳损及退行性改变等均易导致膝部筋伤。而损伤及感受风寒湿邪等是引起膝部筋伤的常见因素。

知识链接

膝关节周围肌肉以股四头肌为最重要,由于膝部伤筋后极易发生该肌群的粘连和失用性萎缩。因此,加强股四头肌的功能锻炼,是膝部损伤治疗的重要环节。

一、膝关节创伤性滑膜炎

膝关节是全身关节中滑膜面积最大者,除股骨远端内外侧髁、胫骨平台和髌骨的软骨而外,其余大部分为关节滑膜所遮盖。因此,在全身关节中,膝关节滑膜反应最为显著,膝关节创伤性滑膜炎一般有急性创伤和慢性劳损两种。急性创伤多见于青年人,而慢性劳损则多见于肥胖之人。

【病因病机】

膝关节的关节腔滑膜有丰富的血管,血液供给好,滑膜细胞分泌滑液,使关节软骨面滑润,减少摩擦,增加关节活动范围,同时可散发关节活动时产生的热量。一旦滑膜受损,若不能及时、有效地处理,滑膜则发生功能障碍,影响关节活动,继而成为慢性滑膜炎,并可逐渐演变成增生性关节炎。

由于暴力打击、跌仆、扭伤、过度劳损等,使滑膜受伤充血,产生大量积液,滑膜损伤破裂时大量血液渗出。积液、渗血增加了关节内压力,导致酸性代谢产物堆积,如不及时清除积液或积血。则关节滑膜在长期慢性炎性刺激下逐渐增厚、纤维化,并引起关节粘连,功能活动受限。

慢性滑膜炎常由急性创伤性滑膜炎误治、失治后转化而成;或因慢性劳损导致滑膜产生炎性物质的积聚逐渐形成。此病属于"痹证"范畴,多因风寒湿邪下注膝关节所致。

【临床表现和诊断】

有急性外伤史或劳损史。一般外伤后膝关节逐渐肿胀、疼痛,多表现为胀痛或隐痛不适。关节活动时欠灵活,膝关节伸直或完全屈曲时疼痛明显。常无固定压痛点。可见肤温增高,按之有波动感,浮髌试验阳性。关节穿刺液为淡粉红色液体,表面无脂肪滴。X线摄片骨质无异常改变。

创伤性滑膜炎要与创伤性关节积血进行鉴别。积血在受伤后立即发生,疼痛明显;滑膜炎常在伤后 6~7 小时才逐渐出现,无明显疼痛。关节内积血常伴有局部或全身温度增高;关节穿刺,滑膜炎是淡红色液体,积血为血性液体。

【治疗】

1. 手法治疗　急性损伤后,可先将膝关节伸屈 1 次。然后患者仰卧位,术者立于伤侧,一手虎口向下,拇指、示指捏紧血肿两侧的股骨内、外侧髁处,手掌按压在髌上,另一手握踝部,先伸直膝关节,然后充分屈曲,再自然伸直,可使局部的肿胀消散,疼痛减轻。慢性期先以拿揉手法在膝关节上下部往返操作 3~5 遍,重点拿揉血海、梁丘、阴陵泉、阳陵泉、足三里。按揉膝关节周位,以酸胀为度,屈伸活动膝关节,搓揉、搓擦膝部两侧以透热为度。

2. 固定治疗　急性期应卧床休息,用长腿石膏托或夹板把膝关节固定于伸直位 2 周。

3. 药物治疗

(1)内服药:瘀血积滞者,治宜活血化瘀、消肿止痛,方用桃红四物汤加减;寒邪较盛者,宜散寒祛风除湿,方选乌头汤加减;风寒湿阻者,治宜祛风除湿散寒,方用三痹汤加减。

(2)外用药:急性滑膜炎瘀血积滞者,外敷消瘀止痛药膏,应加压包扎;慢性滑膜炎用下肢熏洗方,或外贴万红膏。

4. 功能锻炼　从固定开始即练习股四头肌收缩活动,同时练习直腿抬高活动。

固定解除后,练习蹬空增力及膝关节屈曲活动。

5. 关节腔穿刺法　在严格无菌操作下,于髌骨外缘行关节穿刺。穿刺针达到髌骨后侧,抽吸完积液,注入1%普鲁卡因注射液3~5ml及醋酸泼尼松龙注射液12.5~25mg之后,用消毒纱布遮盖穿刺孔,再用弹力绷带加压包扎。

6. 针灸疗法　取内膝眼、外膝眼加阳陵泉、三阴交等,可用艾条或艾绒行温针灸疗法。还可加用脉冲电流或高频电针刺激。对慢性滑膜炎患者有明显缓解症状的作用。

7. 理疗　各种热疗、中药离子导入治疗等。

知识链接

　急性期膝关节肿胀严重者,首先应注意排除关节内骨折,其次在髌骨上方髌上囊处加压包扎,是消肿止痛的重要措施。

二、膝关节侧副韧带损伤

膝部外伤后,引起侧方韧带损伤,关节不稳定及疼痛者,称为膝关节侧副韧带损伤。膝侧副韧带位于膝关节两侧,它与交叉韧带是维持膝关节稳定的重要结构。内侧副韧带起于股骨内髁结节,止于胫骨内髁的侧面,与内侧半月板相连,其主要作用是防止膝外翻,同时还有限制外旋的作用。外侧副韧带起于股骨外髁结节,止于腓骨小头,不与外侧半月板相连,其主要作用是防止膝内翻。伸膝时侧副韧带最紧张,可阻止膝关节的任何外翻与小腿旋转活动;在膝关节屈曲时,侧副韧带松弛,使膝关节有轻度的内收、外展和旋转活动(图5-5)。膝关节侧副韧带损伤,可分为部分断裂与完全断裂。

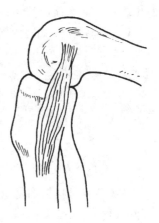

图5-5　膝关节侧副韧带

【病因病机】

正常的膝关节约有10°左右的外翻。膝关节外侧易受外力的打击,或膝关节在滑跌时,小腿突然外展、外旋,迫使膝关节过度外翻,膝内侧间隙拉宽,造成内侧副韧带的扭伤、部分撕裂或完全断裂,以及合并内侧半月板和交叉韧带的损伤。外力迫使膝关节过度内翻,可发生外侧副韧带损伤或断裂,严重者可伴有关节囊撕裂,周围肌肉紧张劳损。临床以内侧副韧带损伤为常见。

【临床表现和诊断】

有明显外伤史,多发生于体力劳动者或运动员。膝关节内侧副韧带损伤后,膝关节呈135°左右半屈曲位,功能活动受限。局部肿胀,皮下瘀血,继而出现广泛性的膝关节局部瘀斑,压痛明显。内侧副韧带压痛点在股骨内上髁;外侧损伤压痛点在腓骨小头或股骨外上髁。侧向挤压试验阳性,髌骨研磨试验阳性。若合并半月板损伤,膝关节可出现交锁现象;若膝部急性严重损伤合并半月板和前交叉韧带损伤,称为"膝关节损伤三联征"。若有"开口样"感觉,常是韧带完全断裂的征兆。

X线检查:在膝关节极度外翻位或内翻位摄双膝关节正位片,若发现韧带损伤处关节间隙增宽,提示韧带断裂。X线检查还可明确是否伴有骨折。

【治疗】

1. 手法治疗 膝关节侧副韧带部分撕裂者,早期手法不可多做,以免加重损伤,可以屈伸膝关节1次,以理顺筋骨,恢复轻微之错位。急性期后,可使用手法治疗,达到解除粘连、恢复关节功能的目的。患者仰卧,术者立于患侧,用拇指或掌在损伤处横行拨动数遍;点按梁丘、血海、阳陵泉、阴陵泉、足三里等穴,配合做膝关节屈伸动作;最后擦损伤部位,以透热为度。

2. 药物治疗

(1)内服药:早期治宜消肿祛瘀,内服三七粉;后期治宜温经通络为主,内服小活络丹。

(2)外用药:早期局部外敷消瘀止痛膏,后期用四肢损伤洗方或海桐皮熏洗患处。

3. 固定治疗 早期应卧床休息,肿胀明显者可先将膝关节内血肿抽吸干净,用弹力绷带包扎,选用夹板固定2~3周。

4. 功能锻炼 损伤轻者在2~3日后鼓励患者做股四头肌功能锻炼,防止肌肉萎缩和软组织粘连;后期做膝关节屈伸运动和肌力锻炼。

5. 其他疗法 如有内侧韧带完全断裂,应及早施行手术修补。

知识链接

严重损伤者,必须配合夹板或石膏托固定治疗,是保证疗效的重要内容。

三、膝关节半月板损伤

膝关节半月板损伤是指膝部因急、慢性损伤,导致半月板软骨撕裂,从而引起膝关节肿胀、疼痛、关节交锁等一系列综合征。本病以青年人多见,常发生在半蹲位工作的矿工、搬运工和运动员等。

【病因病机】

半月板是一种纤维软骨组织,分为内、外侧半月板。具有缓冲和稳定膝关节的功能。半月板主要填充于膝关节的股骨髁与胫骨平台之间(图5-6),可避免周围软组织挤入关节内,还可缓冲震荡,分泌滑液。

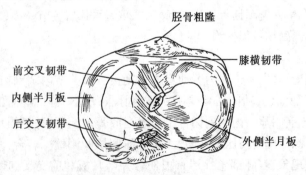

图5-6 膝关节半月板

当膝关节伸直时,半月板被股骨髁部推挤向前;膝关节屈曲时,半月板则被推挤向后。一般情况下,半月板是紧密黏合在胫骨平台关节面上,膝关节在运动的过程中是不移动的。只有在膝关节半屈曲位(135°位)时,膝内外翻与扭转活动较大时,半月板才有轻微的移动,故此体位容易造成半月板的损伤。临床上以外侧半月板损伤为最多见。

膝关节在屈曲135°位左右时,若受强力外翻或内翻、旋内或旋外,半月板的上面因黏住股骨髁部而随之活动,下面与胫骨平台之间形成旋转摩擦剪力。当旋转、碾挫力量超过了半月板所能承受的极限时,即可引起半月板的损伤。如篮球运动员的转身跳跃、铁饼运动员的旋转动作都是在瞬间完成,具有强大的爆发力,易导致半月板损伤;而某些长期蹲位的工作,亦可劳损致伤,使半月板的后角破损。

半月板损伤一般分为:边缘型撕裂、前角撕裂、后角撕裂、横行撕裂、水平撕裂、桶柄式撕裂等类型。由于半月板血运较差,除边缘型损伤有部分可获愈合外,一般不易愈合。

【临床表现和诊断】

多有膝关节突然旋转、跳起落地的扭伤史,或有多次膝关节扭伤、肿痛史。一般膝关节一侧(内膝眼或外膝眼)或后方痛,疼痛位置局限且固定。股四头肌肌力减弱,出现腿打软现象。特别是上下台阶时会发生膝关节突然伸直障碍,经自己或他人协助将患肢旋转摇摆后,突然弹响或弹跳,即可恢复(交锁征)。体征可见股四头肌萎缩、关节间隙压痛,压痛点较局限固定。膝关节过伸、过屈试验可引起疼痛。麦克马瑞征阳性,研磨提拉试验阳性。

膝关节充气造影、碘油造影具有一定诊断价值,可以确定、半月板损伤的具体位置。

膝关节镜检查对关节内结构可提供直观形象,能进一步明确诊断。

【治疗】

1. 手法治疗

(1)急性损伤者:可做一次被动的伸屈活动。嘱患者仰卧,放松患肢,术者左拇指按摩痛点,右手握踝部,徐徐屈曲膝关节并内外旋转小腿,然后伸直患膝,可使局部疼痛减轻。

(2)膝关节交锁征:可用屈伸手法解除交锁。患者仰卧,屈膝、屈髋90°。一助手握持股骨远端,医者握持踝部,两人相对牵引。医者可内外旋转小腿几次,然后使小腿尽量最大屈曲,再伸直下肢,即可解除交锁。

(3)慢性期:每日或隔日做1次局部推拿,先用拇指按压关节边缘的痛点,继在痛点周围做推揉拿捏,可促进局部气血流通,使疼痛减轻。

2. 固定治疗　急性损伤期,可用夹板或石膏固定膝关节于10°休息位,3~4周。

3. 功能锻炼　固定期间即可鼓励患者进行股四头肌的舒缩锻炼,防止肌萎缩。解除固定后,除加强股四头肌锻炼外,还可练习膝关节的伸屈活动和步行锻炼。

4. 药物治疗

(1)内服药:早期治宜消肿止痛,内服桃红四物汤或舒筋活血汤;后期治宜温经、通络、止痛。内服补肾壮筋汤。

(2)外用药:早期局部外敷三色敷药,局部红肿较甚者可敷以清营退肿膏;后期可用四肢损伤方或海桐皮汤熏洗患膝。

5. 手术治疗　经非手术治疗无效的半月板损伤应尽早手术切除,以防继发创伤性关节炎。目前在膝关节镜下切除半月板疗效较好,具有创伤小、并发症少、恢复快的特点。

知识链接

本病急性期配合夹板固定疗法,限制下地负重活动2~3周,同时早期在不影响临床疗效的前提下,尽早进行股四头肌功能锻炼,对临床预后有着积极作用。

第七节 踝部筋伤

踝关节扭伤

踝关节扭伤是临床常见损伤性疾患之一。包括踝部韧带、肌腱、关节囊等软组织的损伤,主要指韧带损伤。可发生于任何年龄。

【病因病机】

因地面不平或行走不慎,或下楼梯时突然踩空,或跳跃时足部着地不稳,致使足部突然发生内翻或外翻等引起。踝关节极度扭曲可引起韧带过度牵拉、移位,甚至撕裂,或其他筋肉组织撕裂,甚至嵌顿。由于外侧副韧带较内侧薄弱,加上外踝较内踝长,踝关节内翻活动大于外翻活动,故外侧副韧带的损伤较内侧副韧带多见。严重者合并骨折和脱位。

【临床表现和诊断】

有明显的踝关节扭伤史。伤后踝部疼痛、功能障碍。损伤轻者仅局部肿胀,重者整个踝关节均肿胀,并有明显的青紫、瘀斑,跛行步态,伤足不敢用力着地,活动时痛剧。内翻位损伤时,外踝前下方压痛明显,足部做内翻动作时,外踝前下方疼痛;外翻位损伤时,内踝前下方剧痛。严重损伤时合并踝部骨折、脱位。X线摄片有助于确诊。

【治疗】

1. 手法治疗　损伤严重,局部瘀肿较甚者,手法不宜重。对单纯的踝部伤筋或部分撕裂者,可使用理筋手法。患者平卧,术者一手托住足跟,一手握住足尖部,缓慢做踝关节的背屈、跖屈及内翻动作,然后用两掌心对握内外踝,轻轻用力挤压,理顺筋络,有消肿止痛作用。再在解溪、商丘、丘墟、昆仑、太溪、足三里等穴按摩,以通经络之气。

恢复期或陈旧性踝关节扭伤者,手法宜重。特别是血肿机化,产生粘连,踝关节功能受损的患者,则可施以牵引摇摆、摇晃屈伸等法,以解除粘连,恢复其功能。

2. 固定治疗　理筋手法之后,将踝关节固定于损伤韧带的松弛位置,即外翻损伤固定于内翻位,内翻损伤固定于外翻位。若为韧带撕裂伤可用胶布固定,外加绷带包扎,时间一般为2~3周。

3. 功能锻炼　外固定之后,应尽早练习跖趾关节屈伸活动,进而可做踝关节背屈、跖屈活动。肿胀消退后,可指导做踝关节内、外翻的功能活动,以防止韧带粘连,增强韧带的力量。

4. 药物治疗　内服药早期治宜活血化瘀、消肿止痛,方用活血止痛汤之类;后期治宜温经通络、养血壮筋,内服麻桂温经汤或补肾壮筋汤加减。

5. 其他疗法

（1）封闭疗法：选用醋酸泼尼松龙注射液 12.5mg，加 1% 普鲁卡因注射液 2ml 行痛点封闭，可每周注射 1~2 次。

（2）手术治疗：陈旧性损伤韧带断裂，功能明显障碍者可行韧带再造术或修补术。

知识链接

平时积极进行盘腿功能练习，对增强踝关节内翻功能有着积极作用，是防止踝关节扭伤的有效手段之一。

第八节 颈项部筋伤

颈项部筋伤是指颈项部突然扭闪，相应肌群无准备地强烈收缩或牵拉，或慢性劳损、颈脊柱退行性改变等导致颈项部及其周围软组织损伤的病症。

一、颈部扭挫伤

因各种暴力使颈部过度扭转、牵拉或受外力直接打击，引起颈部肌筋损伤者，称之为颈部扭挫伤。颈部扭挫伤以胸锁乳突肌、斜方肌、肩胛提肌、前斜角肌等损伤多见。青壮年发病率较高。

【病因病机】

由于颈部诸肌作用于颈脊柱的连接，使头部运动灵活，活动范围大。活动方向多。活动次数频繁，故损伤机会多。颈部扭挫伤多因颈部突然扭转或前屈、后伸而受伤。如快速行驶的车辆骤然刹车可使人猛然前倾，继而后伸，易造成颈部肌肉、筋膜、韧带等组织损伤，严重者合并颈椎骨折或脱位，引起脊髓损伤。钝器直接打击引起颈部挫伤较颈部扭伤少见。

【临床表现和诊断】

有明确的外伤史。伤后颈部疼痛，有负重感，转动不灵活，疼痛可向肩背部放射。颈部活动受限，以旋转侧屈为甚。在患处可摸到肌肉痉挛，压痛明显；局部有轻度肿胀。检查时要注意有无手臂麻痛等神经损伤症状，必要时拍 X 线片排除颈椎骨折及脱位。

【治疗】

1. 手法治疗　患者坐位，术者立于背后，左手扶住患者额部，右手用拇指点按压痛点，及天柱、风池、肩井等穴。再在患处由上而下反复按揉。随后轻轻拿揉颈项部肌肉数次，点按、理筋、弹拨后再施以颈部摇法和拔伸等运动类手法。

2. 固定治疗　若损伤严重，疼痛剧烈，有神经损伤经症状者，应配合颈部牵引，佩颈托，卧床休息一周，以减轻肌肉痉挛。

3. 针灸疗法　针刺风池、大椎、天柱、颈部夹脊穴、列缺、悬钟、合谷等穴。

二、颈椎病

颈椎病又称"颈椎综合征"。是由于颈椎间盘退行性改变，颈椎骨质增生以及颈部损伤等原因引起颈椎内、外平衡失调,刺激或压迫颈神经根、椎动脉、脊髓或交感神经,引起颈、肩、臂疼痛、麻木,伴头痛、眩晕,或出现视物模糊、耳鸣,甚至肢体瘫痪等临床表现为特征的临床综合征。是中老年人的常见病、多发病,30~60岁的人多见。男性多于女性。

【病因病机】

颈椎病是一种退行性疾病。颈椎间盘退行性变是本病的内因,各种急慢性颈部外伤是导致本病的外因。

1. 内因 一般情况下颈椎椎间盘从 30 岁后开始退变,退变从软骨板开始,通透性随之降低,髓核中的水分逐渐减少,并缩小变硬成为一个纤维软骨性实体,进而导致椎间盘变薄,椎间隙变窄。由于椎间隙变窄,使前、后纵韧带松弛,椎体失稳,后关节囊松弛,关节腔变小,关节面易发生磨损而导致增生。由于以上因素使颈段的脊柱稳定性下降,椎体失稳,故椎体前后形成代偿性骨质增生。而椎体后关节、钩椎关节等部位的骨质增生以及椎间孔变窄或椎管前后径变窄是造成脊髓、颈神经根(图5-7)、椎动脉及交感神经受压的主要病理基础。

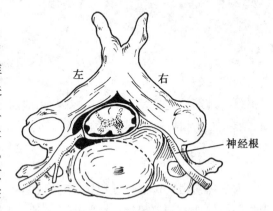

图 5-7 颈神经根受压

2. 外因 颈椎的急性外伤或慢性劳损是引起颈椎病的外因。由于跌、仆、扭、闪或长期从事低头伏案工作的人,如会计、缝纫、刺绣、打字等工作人员均可使颈椎间盘、后关节、钩椎关节、颈椎周围各韧带及其附近软组织不同程度的损伤,从而破坏了颈椎的稳定性,促使颈椎发生代偿性骨质增生,久之产生骨赘增生、韧带钙化,直接和间接地刺激或压迫邻近的神经、血管和软组织,出现各种症状。此外,颈项部受寒,肌肉痉挛,使局部缺血缺氧,也可引起临床症状或诱发各型颈椎病的发病。

【临床表现和诊断】

临床一般分为神经根型、椎动脉型、交感型、脊髓型以及混合型等。

1. 神经根型 多见于 30~40 岁,一般有颈部外伤史,无明显外伤史而缓慢起病者多与长期低头或伏案工作有关。其发病率较高,在各型中约占 60%。

临床主要表现为颈肩疼痛,并向一侧或两侧上肢放射。疼痛为酸胀痛或灼热痛,伴有针刺或电击样痛。重者为阵发性剧痛,影响工作和睡眠。颈部后伸时,或咳嗽,打喷嚏,大便时疼痛可加剧。部分患者伴有头晕、头痛、耳鸣。上肢沉重,酸软无力,握力减退或持物易坠落。麻木和疼痛部位往往相同,多出现在手指和前臂。劳累或受寒后易诱发。

检查:颈椎生理前凸减少或消失,脊柱侧凸。颈部肌肉张力增高,局部有条索状或结节状反应物,在病变节段间隙、棘突旁及其神经分布区出现压痛,受累神经支配区皮肤感觉减退。椎间孔挤压试验和臂丛神经牵拉试验阳性。X线侧位片可见颈椎生理曲度改变,如生理前凸减小、消失或反角,椎间隙狭窄,骨质增生,轻度滑脱和项韧带钙化。斜位片可见钩椎关节骨刺突向椎间孔,椎间孔变小。

临床上凡有颈、肩、上肢痛并有颈脊神经体征者均应进行鉴别诊断。如有无颈部扭伤、颈肩肌筋膜炎、肩周炎、网球肘、膈肌刺激征、腕管综合征等。有些疾病通过 X 线摄片检查即可鉴别,如颈椎结核、颈椎骨髓炎、颈椎肿瘤、肩周炎和颈椎骨折、脱位等。此外,还应与风湿痛、胸廓出口综合征、锁骨上肿瘤、肌萎缩型侧索硬化症、心绞痛等鉴别。

2. 椎动脉型　椎动脉型是由于颈椎骨刺和颈椎间盘萎缩、变性或动脉硬化、椎动脉变形等引起椎基底动脉供血不足而发病。

主要表现为体位性眩晕,常因头部转动或侧弯至某一位置时易诱发或加重。临床常见头痛头晕、耳鸣眼花、记忆力减退等症。

检查:病变节段横突部压痛,颈椎旋转到一定的方位即出现眩晕,改变位置时,症状即可消失。X 线检查正位片可见椎体钩椎关节侧方有骨赘;斜位片可见钩椎关节骨质增生,椎间孔变小。椎动脉造影可辨别椎动脉是否正常,有无压迫、迂曲、变细或者阻滞。脑血流图可见基底动脉两侧不对称。

应与梅尼埃病、体位性眩晕、位置性低血压、内耳动脉栓塞等疾病相鉴别。

3. 交感型颈椎病　主要表现有颈部酸痛、有沉重感,头痛或偏头痛,头晕,枕部或颈后痛。常伴有交感神经兴奋症状,如恶心呕吐、视物模糊、眼窝胀痛、心跳加快、心律失常、血压升高、肢体发凉、畏寒、多汗等。或伴有交感神经抑制症状:如头晕、眼花、眼睑下垂、流泪、心动过缓、血压偏低、胃肠蠕动增加或嗳气等。

检查:头颈转动时颈部和枕部不适及疼痛的症状可明显加重。压迫患椎可诱发或加重交感神经症状。X 线平片:除显示颈椎常见的退行性改变外,颈椎屈、伸位检查可证实有颈椎节段不稳,其中以颈椎 3~4 椎间不稳最常见。

本病要注意与冠状动脉供血不足、神经症或自主神经功能紊乱等疾病相鉴别。

4. 脊髓型颈椎病　脊髓型颈椎病是由于外伤性颈脊髓损伤,或颈椎退行性变、颈椎间盘突向椎管压迫脊髓,或因椎体后方的骨刺,关节突关节增生、黄韧带肥厚或钙化,甚至椎板增厚等,致使椎管狭窄压迫脊髓,或影响脊髓的血液循环而发病。

临床有感觉、运动、颈脊神经或脊髓神经束受刺激的征象,主要表现为慢性、进行性四肢感觉及运动功能障碍。上肢可出现一侧或两侧单纯运动功能障碍或单纯感觉障碍或感觉障碍与运动障碍同时出现,如无力、颤抖、腿打软、易绊倒,或有麻木、疼痛、烧灼感,甚至四肢瘫痪、小便潴留或失禁。常伴头颈部疼痛、面部发热、出汗异常等。

检查:颈部活动受限不明显,上肢活动欠灵活,肌张力增高,腱反射(肱二头肌和肱三头肌、膝腱反射、跟腱反射)亢进。常可引出病理反射,如腹壁反射和提睾反射减弱,霍夫曼征(Hoffmann 征)、巴宾斯基征(Babinski 征)阳性,甚至踝阵挛或髌阵挛等。X 线检查可见颈椎生理曲度改变,颈椎骨质增生,椎间隙狭窄,椎间孔缩小。

CT 检查可见颈椎椎间盘变性,脊髓明显受压。此外,肌电图检查对诊断也有帮助。

本病应与脊髓肿瘤、脊髓空洞症、原发性侧索硬化症、肌萎缩型侧索硬化症、后纵韧带骨化症等进行鉴别。

5. 混合型颈椎病　凡两型或两型以上症状同时出现者称之为混合型颈椎病。

【治疗】

本病的治疗方法很多,可根据分类、病情轻重、病程长短等来酌情选择。采取综合治疗的原则,以非手术疗法为主。

1. 手法治疗　推拿是治疗颈椎病的重要方法之一,其治则为舒筋通络、活血化

瘀、理筋整复。手法操作如下:

(1)舒筋通络:患者坐位。用轻柔、按揉、捏拿、弹筋拨筋点穴等手法在颈项两侧及肩部治疗,使紧张痉挛的肌肉放松,从而加强局部气血运行,促进水肿吸收,为下一步手法治疗创造条件。

(2)拉宽椎间隙:用手法等进行颈椎牵引,使颈椎间隙增宽,以扩大椎间孔;同时为纠正颈脊柱力学平衡创造条件。本法适用于神经根型。脊髓型及椎动脉型慎用。

(3)理筋整复:患者坐位,头部前屈至适当的角度。医师一手用拇指按住患椎棘突,一手用肘部托住患者下颏部,向前上方牵引,同时向患侧旋转头部。

(4)最后按揉颈椎两侧,擦颈椎两侧,以透热为度。搓、抖上肢而结束手法治疗。

理筋手法治疗颈椎病时动作要轻柔和缓,力度适中,切忌动作粗暴,也不可急骤旋颈和做各种超过生理范围的强制被动运动,以免引起脊髓损伤。特别是对脊髓型颈椎病应忌用;有动脉硬化、高血压的老年患者应慎用整复手法。

2. 牵引治疗 颈椎牵引是治疗颈椎病的有效方法,常同手法治疗配合进行。此法适用于各型颈椎病。坐位牵引时颈椎前倾 25°左右,重量为 3~5kg,每次 20~30 分钟。重症者采用卧位牵引,根据患者性别、年龄、体质强弱、颈部肌肉情况和临床症状酌情处理。

3. 药物治疗

(1)痹证型:以肩颈、上肢的疼痛、麻木为主,治宜温经活血,用桂枝加葛根汤或蠲痹汤加减。

(2)眩晕型:以发作性眩晕、头痛或猝倒为主。若属中气虚损者,治宜补中益气,用补中益气汤加减;属痰瘀交阻者,治宜利湿化痰、散瘀通络,用温胆汤加减;属肝肾不足、肝阳上亢者,治宜补益肝肾、平肝潜阳,用天麻钩藤汤加减。

(3)瘫痪型:以下肢运动障碍、颤抖、间歇性发作为主,起病缓慢。治宜活血化瘀、疏通经络,方用补阳还五汤加虫类药全蝎、蜈蚣等。

4. 功能锻炼 颈椎病患者需要适当休息。急性发作期应以静为主,以动为辅,佩戴颈围或颈托固定 1~2 周。慢性期以动为主,特别是长期伏案工作者应注意工间休息,做颈项活动锻炼,如前屈、后伸、左右旋转及左右侧屈等,各做 3~5 次。此外,还可以做体操、太极拳、健美操等运动。

5. 其他疗法

(1)针灸治疗:针刺颈部华佗夹脊穴、风池、天柱、大椎、百劳、绝骨等穴辨证施治。

(2)封闭疗法:痛点局部封闭,可用醋酸泼尼松龙注射液 12.5~25mg 加 1%普鲁卡因注射液 4~6ml 行局部封闭。

(3)外用止痛搽剂、外敷药、药熨、理疗等均有一定疗效。可互相配合运用。

【预防与调护】

1. 颈椎病的理筋手法治疗,尤其在做被动运动时,动作应缓慢,切忌暴力、蛮力和动作过大,以免发生意外。

2. 低头工作不宜太久,避免不正常的工作体位。

3. 避免头顶、手持重物。

4. 睡眠时枕头不宜过高、过低、过硬。枕头高度为肩部至耳部的高度为宜。

5. 重症患者治疗后,可选用一宽硬领围于颈项部,用以固定颈椎,并要注意保暖。

6. 对脊髓型颈椎病,手法治疗效果不佳,或有进行性加重时,应考虑手术治疗。

知识链接

1. 临床预防中,避免长期低头,坚持进行颈部各方向功能锻炼,以及配合自我保健按摩,是防止本病发生的重要环节。

2. 椎动脉型、交感型颈椎病急性期手法治疗要慎重。

第九节 腰部筋伤

腰部脊柱是一独立的支柱,位于活动很少的胸椎和固定于骨盆的骶椎之间,前方为松软的腹腔,附近只有一些肌肉、筋膜和韧带等软组织,而无骨性结构保护。既承受着人体二分之一的重力,又从事着各种复杂的运动,故腰部在承重和运动时,过度的负重、不良的弯腰姿势所产生的强大拉力和压力,容易引起腰段脊柱周围的肌肉、筋膜、韧带、小关节突和椎间盘损伤,产生相应的临床征象。

腰部筋伤主要和肾虚、外伤劳损、感受风寒湿邪以及脏腑经络有关。临证治疗时应重视对上述致病因素的辨证沦治。

一、急性腰肌扭伤

急性腰肌扭伤是指腰骶、骶髂及腰背两侧的肌肉、筋膜、韧带、关节囊及滑膜等软组织的急性损伤,从而引起腰部疼痛及活动功能障碍的一种病症。本病俗称"闪腰岔气",是腰痛疾病中最常见的一种。多发生于青壮年体力劳动者,以长期从事弯腰工作和平时缺乏锻炼,肌肉不发达者,易患此病。如治疗及时,手法运用得当,疗效极佳。若治疗不当或失治,可致损伤加重而转变成慢性腰痛。

【病因病机】

腰部急性扭伤多发生在腰骶、骶髂关节、椎间小关节或两侧竖脊肌等部位。多因猝然遭受暴力,或由于腰部活动时姿势不正确,用力不当,或用力过度,或搬运抬扛重物时,肌肉配合不协调,以及跌仆闪挫,使腰部肌肉和筋膜受到过度牵拉、扭曲,韧带撕裂、关节错缝、滑膜嵌顿等所致。

【临床表现和诊断】

有明显外伤史。伤后腰部疼痛剧烈,不能伸直。活动明显受限。仰卧转侧均感困难,患者常以两手撑腰,以免加重疼痛。严重时不能坐立和行走,有时可伴下肢牵涉痛、咳嗽、喷嚏、用力解大便时可使疼痛加剧,脊柱多呈强直位。

检查:可见腰背部肌紧张。局部肿胀、时有瘀斑,腰椎生理前凸改变。腰肌及筋膜损伤时,腰部各方向活动均受限,动则疼痛,有局限性压痛,以棘突旁竖脊肌、髂嵴后部或腰椎横突处为多见,并可触及肌紧张。髂腰韧带损伤时,腰椎前屈旋转受限明显。压痛多在髂嵴后部与第5腰椎间三角区。棘上或棘间韧带损伤时,压痛多在棘突上或棘突间,脊柱弯曲时疼痛加剧。椎间小关节损伤时,腰部被动旋转活动受限,尤其后伸活动受限。并可引起剧烈疼痛;脊柱可有侧弯,损伤棘突可出现偏歪,棘突两旁有深压痛。

腰部急性扭伤一般无下肢痛，如伴有下肢牵涉痛多为屈髋时臀大肌痉挛，骨盆出现后仰活动，牵动腰部肌肉、韧带所致。所以直腿抬高试验阳性，但加强试验为阴性。此可与腰椎间盘突出症相鉴别。

X线检查：正位X线片主要显示腰椎生理前凸消失和肌性侧弯，必要时让患者腰椎屈曲位拍摄侧位和斜位X线片，以显示病理改变。如棘上、棘间韧带断裂者，则可见棘突间隙加宽。

本病应与严重的棘上、棘间韧带断裂，棘突、关节突骨折、椎体压缩性骨折及腰椎间盘突出症相鉴别。

【治疗】

急性腰肌扭伤治疗以理筋手法治疗为主，辅以药物治疗，同时配合针灸等其他方法综合治疗。

1. 手法治疗 患者俯卧位，肢体放松，术者用两手拇指指腹或手掌，自大杼穴开始由上而向下按揉，同时用拇指点压手法依次点压肾俞、命门、腰阳关、志室、大肠俞、环跳及阿是穴，在点压时加以按揉或弹拨，以产生酸、胀、麻感为度。可调和气血，提高痛阈，从而减轻疼痛。再在腰背部两侧运用㨰法，着重在腰段操作3~4次。然后术者以左手压住腰部痛点，用右手托住患侧大腿，同时用力反向扳动，并可摇晃拔伸数次，如腰双侧疼痛可将两腿同时托起向背侧扳动。最后用全掌按揉、拍、击法等放松手法结束治疗。

棘上、棘间韧带损伤：除上述手法外，可用按摩手法理筋通络，术者先在脊柱两侧用按揉手法，再用一手拇指在患部棘上韧带行弹拨手法，并沿棘上韧带方向上下揉捻，然后直擦腰部督脉，以透热为度。

腰椎小关节错缝、关节滑膜嵌顿：除舒筋活血、解痉止痛按摩松解手法外，主要是采用复位手法，纠正关节错缝。解除滑膜嵌顿。常采用：①腰部斜扳法：患者侧卧，患侧在上，髋膝关节屈曲，健侧伸直。术者立于患者前侧，一手置于肩部，另一手置臀部，两手相对用力扳动腰部。往往可以听到清脆的弹响声，腰痛随之立即缓解。②腰部牵抖法：患者俯卧位；一助手拉住患者腋下，或嘱患者两手托住头侧床沿，术者握患者双踝关节，做对抗牵引，持续1分钟后，再慢慢松开。如此重复数次。最后用力将下肢快速上下抖动数次，使牵引之力传递至腰部，使其复位。临床上也可用脊柱旋转复位法、背法等手法进行治疗。

2. 固定治疗 急性期应适当卧硬板床休息1~2周，以减轻疼痛，必要时佩戴腰围或宽布带固定站立行走。

3. 功能锻炼 疼痛缓解后做腰部各种功能锻炼，以增强腰部抵抗力。注意棘上或棘间韧带损伤时应避免过度前屈活动。

4. 药物治疗 早期治宜活血化瘀、行气止痛为主，挫伤偏重于活血化瘀，用复元活血汤加减；扭伤侧重于行气止痛，方用舒筋汤加枳壳、香附、木香等。若便秘明显者，宜通里攻下，用桃仁承气汤加减。若伴有气血虚弱者，不宜攻之过猛，可加补气行气、补血活血之药，或适当加服六味地黄丸。后期治宜补益肝肾、活血强筋为主。用补肾壮筋汤加减。

5. 其他疗法

(1)针灸治疗：局部取穴或循经取穴。常用肾俞、命门、腰阳关、志室、委中、承山、昆仑、阿是穴等穴，多用强刺激手法。

（2）封闭治疗：用醋酸泼尼松龙注射液 12.5mg 加 2% 普鲁卡因注射液 2ml 行痛点封闭。

二、腰椎间盘突出症

腰椎间盘突出症又称"腰椎间盘纤维环破裂症""腰椎间盘纤维环破裂髓核突出症"。简称"腰突症"，是临床常见的腰腿痛疾病之一。发病率约占门诊腰腿痛的15%。本病好发于 30~50 岁的体力劳动者，男性多于女性。临床以腰 4~5 和腰 5~骶1 之间突出最多。

【病因病机】

1. 内因

（1）解剖结构的因素：椎间盘由髓核、纤维环和软骨盘三部分组成，是一个富有弹性的软垫，其长度总和占脊柱全长的 1/4~1/3，它和脊柱后关节构成脊柱运动的基础，同时可承受压力、缓冲震荡。椎体和附件上附着的肌肉、韧带既是运动的动力，又能对椎间盘起很好的保护作用。但腰椎间盘纤维环后外侧较为薄弱，后纵韧带纵贯脊柱的全长，加强了纤维环的后面，但自第 1 腰椎平面以下，后纵韧带逐渐变窄，至第 5 腰椎和第 1 骶椎间，宽度只有原来的一半。腰骶部是承受动、静力最大的部分，故后纵韧带的变窄，造成了解剖结构的弱点，在外力作用下髓核易向后方两侧突出压迫或刺激神经而发病。

（2）椎间盘退行性变和发育上的缺陷：椎间盘随着年龄的增长，有不同程度的退变。至 30 岁以后，退变明显开始，由于负重和脊柱运动，椎间盘经常受到各方力的挤压、牵拉和扭转应力，使椎间盘发生脱水、纤维化、萎缩、弹力下降，致使脊柱内外力学平衡失调，稳定性下降，最后因外伤、劳损、受寒等外因导致纤维环由内向外破裂，髓核自破裂口突出压迫腰脊神经根而引起腰腿痛，这是本病发生的主要原因。

2. 外因

（1）损伤和劳损：尤其是积累性损伤，是引起该病的重要因素。由于腰椎排列成生理性前凸，椎间盘前厚后薄，人在弯腰搬运重物时受到体重、肌肉和韧带等张力的影响，髓核产生强大的反抗性张力，在此情况下，如腰部过度负重或扭伤，就很可能使髓核冲破纤维环而向侧后方突出（图 5-8），引起脊神经根、马尾或脊髓的刺激或压迫症状。

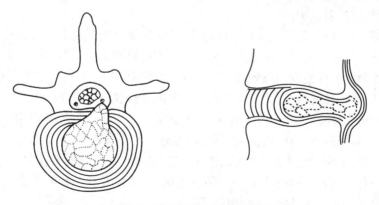

图 5-8　腰椎间盘突出症示意图

若长期从事弯腰工作,或腰部肌肉积累性劳损,致髓核长期受压得不到正常恢复,纤维环的营养供应也长期不足,加之腰背肌肉张力增高,导致椎间盘内压力升高,故轻微的外力也可使纤维环破裂而致髓核突出。

(2)寒冷刺激:受寒冷的刺激,肌肉紧张痉挛,导致椎间盘内压力升高,特别是对已变性的椎间盘,更可造成进一步的损害,致使髓核突出。

3. 病理分型 ①根据髓核突出的方向,分为向后突出、向前突出、向椎体内突出三种类型。②根据向后突出的部位不同,分为单侧型(临床最为多见)、双侧型、中央型。③根据髓核突出的程度,分为隐藏型(幼弱型)、突出型(移行型)、破裂型(成熟型)。

【临床表现和诊断】

主要表现为腰痛和一侧下肢放射痛。多有不同程度的腰部外伤史,腰部反复疼痛,逐渐向一侧下肢放射(多向一侧沿坐骨神经分布区域放射),程度轻重不等,严重者不能久坐久站。腰部各方向活动均受限,翻身转侧困难,咳嗽、喷嚏或大便用力时疼痛加重(因腹内压增高),卧床时减轻。久病患者或神经根受压严重者常有患侧下肢麻木、肌力减弱、患肢不温,怕冷,经与健肢对比,患肢温度有降低等症状;中央型可见马尾神经压迫症状,如阴部麻木、刺痛、排便及排尿障碍或失控,男子阳痿或双下肢不全瘫痪等症。

检查:正常腰椎生理前凸消失,个别患者可出现腰椎后凸畸形,80%~90%的患者有脊柱侧,侧弯的方式取决于髓核突出物的位置与神经根的关系,如突出物位与神经根的前外侧,则腰椎凸向患侧;若突出物位于神经根的内侧或前内侧,则腰椎凸向健侧。腰椎活动受限,一般为腰椎前屈、旋转及侧向活动受限,合并椎管狭窄者后伸亦受影响,急性发作期腰部活动完全受限。在腰4~5或腰5骶1间隙、棘突旁有明显压痛点,用力按压或叩击压痛点时,可引起下肢放射痛(可帮助定位);在患侧居髎、环跳、委中、阳陵泉、绝骨等穴处常有不同程度的压痛。

特殊检查:直腿抬高试验及加强试验阳性,严重者在15°以下。本试验是确诊本病的重要检查,阳性率可达90%以上。跗趾背伸或跖屈力减弱或消失;屈颈试验阳性;股神经牵拉试验阳性。

腱反射改变:患者跟腱反射减弱说明腰5骶1神经根受压。膝腱反射减弱说明腰2~3神经根受压,两种反射均减弱说明腰4神经根受压。神经根受压严重或压迫过久,其相应的腱反射消失。

皮肤感觉异常:早期多为皮肤感觉过敏,待压迫加重或压迫过久可出现麻木、刺痛及感觉减退。患肢感觉异常对椎间盘突出定位有一定意义。若腰4神经根受压,则大腿前侧及小腿的前内侧发生感觉改变;腰4~5椎间盘突出,压迫腰5神经根,则小腿前外侧,足背发生感觉改变;腰5骶1椎间盘突出,压迫骶1神经根,则小腿后外侧、足背外侧皮肤感觉异常,其中以小趾感觉改变最明显。中央型椎间盘突出压迫马尾神经,则出现马鞍区麻木,有时可扩大到臀部、大腿后侧及腘窝。

肌力检查:被压神经根所支配的肌肉可出现肌力减退或肌萎缩现象,腰3~4椎间盘突出,股四头肌肌力减弱;腰4~5椎间盘突出,足背伸及各趾背伸力减弱;腰5骶1椎间盘突出则足跖屈及各趾跖屈力都减弱;病程长者可出现肌肉萎缩。

X线检查:腰骶椎X线检查的目的在于排除其他疾病,如肿瘤、结核、骨折等。同时可查到与本病有关的异常改变。正位片可显示腰椎侧凸,椎间隙变窄或左右不等,患侧间隙较宽;侧位片显示脊柱腰椎前凸消失,甚至后凸,椎间盘突出时椎间隙为后宽前窄,椎体边缘骨质增生。

肌电图检查:根据异常肌电图的分布范围可判定受损的神经根及其对肌肉的影响程度。

CT、MRI 检查:可清晰地显示椎间盘突出的影像,通过断层反映出硬脊膜囊及神经根受压的状态。

根据病史、症状和体征,对多数腰椎间盘突出症可作出诊断。

临床上尚需与急性腰扭伤、腰椎结核、马尾神经瘤、腰椎管狭窄症、强直性脊柱炎、梨状肌综合征等相鉴别。

【治疗】

1. 手法治疗

(1)治疗原则:①降低椎间盘内压力,增加椎间盘外压力,促使突出物回纳,为纤维环的修复创造有利条件。②改变突出物的位置,松解粘连,解除或减轻对神经根的压迫。③加强局部气血循环,促使受损伤的神经根恢复正常功能。

(2)手法治疗:①患者俯卧位,在患侧腰臀部及下肢用轻柔的㨰法、按揉法等手法治疗。促使患部气血循行加快,从而加速了突出髓核中水分的吸收,减轻其对神经根的压迫,同时使紧张痉挛的肌肉放松,为下一步治疗创造条件。②患者仰卧位,用手法或机械进行骨盆牵引。使椎间隙增宽,从而降低椎间盘内压力,甚至出现负压,使突出物回纳,同时可扩大椎间孔和神经根管,减轻突出物对神经根的压迫。③患者俯卧位,用双手有节奏地按压腰部,使腰部振动。然后在固定患部的情况下,用双下肢后伸扳法,使腰部过伸。本法可使突出物回纳或改变突出物与神经根的位置。④用腰部斜扳法或脊椎旋转复位手法,以调整后关节紊乱,从而相对改变突出物与神经根的位置。反复多次进行,可逐渐松解突出物与神经根的粘连。再在仰卧位用强制直腿抬高以牵拉坐骨神经和腘绳肌,对松解粘连可起一定作用。⑤沿受损神经根及其分布区域用㨰、按、点、揉、拿等手法,促使气血循行加快,从而使萎缩的肌肉及麻痹的神经逐渐恢复正常功能。

(3)麻醉推拿法:硬膜外麻醉后的具体手法为:①患者仰卧位,两助手分别拉住患者两腋部和两踝,对抗牵引 10 分钟,然后将患肢屈髋屈膝、旋转髋关节 3~4 圈后,再将患肢最大限度抬高。并将踝关充分背屈 3 次,健侧同法也做 3 次。②患者侧卧位,患肢在上,医者立于患者身后。以一侧手臂托起患侧大腿,另一手掌顶住患侧腰部,先转动髋关节 2~3 圈,然后在髋关节外展 30°位做向后过伸动作 3 次,换体位做另一侧。③患者俯卧位,医者一手臂托住患者两腿,,另一手压住患腰,将两下肢摇动数次,然后过伸腰部 2~3 次。④患者俯卧,两助手再次对抗牵引,同时医者以掌根部按压病变椎体棘突部 3 次,每次 1 分钟。

在麻醉下施行手法治疗,应密切观察麻醉反应,手法结束后加强术后护理。卧硬板床休息 2~3 周。

2. 休息与固定　急性期间严格卧床休息(大小便均不下床或坐起),3 周后症状可基本缓解。待症状基本消失后在佩戴腰围保护下起床活动。

3. 牵引疗法　主要采用骨盆牵引法,适用于早期患者或反复发作的急性患者。患者仰卧于病床,夹缚骨盆牵引带。牵引重量可根据患者的感受进行调节,一般在

20kg 左右。每日牵拉一次,每次约 30 分钟。

4. 药物治疗

(1)内服药:急性期或初期中药治宜活血止痛为主,用舒筋活血汤加减。疼痛剧烈时用西药对症处理:20%甘露醇 250ml 配合地塞米松 5~10mg 静滴,每日一次。连续使用 3~7 日;也可口服吲哚美辛、布洛芬等。慢性期或晚期治宜补益肝肾、温通经络,可用补肾壮筋汤加减。

(2)外用药:用奇正消痛贴膏,外搽正红花油等。

5. 功能锻炼 症状缓解后应积极进行腰背肌的功能锻炼,可采用拱桥式、飞燕式、经常后伸腰部、压腿等,以增强腰腿部肌力。避免腰部过度前屈或劳累。

6. 其他疗法

(1)针灸疗法:常用肾俞、环跳、委中、承山、阳陵泉等穴,每日 1 次,也可穴位注射,慢性期可配合灸法。

(2)封闭疗法:可行椎间孔内封闭或硬膜外封闭,对慢性期疗效尚可。

(3)髓核溶解法:是将一种酶注入椎间盘内以溶解病变的髓核组织,从而减轻对神经根的压迫。目前已用的药物有木瓜凝乳蛋白酶和胶原酶。

(4)手术疗法:经非手术治疗无效、症状严重者及中央型突出压迫马尾神经者,可行椎板切除及髓核摘除术或经皮穿刺髓核析出术。

(5)理疗:可配合超短波、音频、水疗等治疗。

知识链接

1. 影像学检查为本病临床重要诊断依据。

2. 保守疗法对椎管外病变疗效满意,一般连续治疗 3~6 个月疗效不显著者,可以考虑手术治疗。

3. 患者应长期卧硬板床。

三、梨状肌综合征

由梨状肌损伤、炎症刺激压迫坐骨神经引起臀腿痛,称为梨状肌综合征。梨状肌损伤在临床腰腿痛患者中占有一定比例,所以为常见损伤之一。

梨状肌起自骶骨前面,经坐骨大孔向外,止于股骨大转子内上方,是髋关节的外旋肌。坐骨神经一般从梨状肌下缘出骨盆,在臀大肌下面降至大腿后面,并在该处分为胫神经及腓总神经,传导小腿、足部的感觉及支配运动(图 5-9)。

【病因病机】

在跌闪扭伤时,髋关节急剧内外旋或外展,使梨状肌牵拉损伤;或感受风寒,侵袭损伤;或小骨盆内炎症刺激等,均可使梨状肌发生痉挛,肥大和挛缩,引起坐骨神经在锐利和坚硬的肌缘之间受到卡压而引起臀部后部及大腿后外侧疼痛麻木。特别是在变异的肌肉或神经更易发生本病。

【临床表现和诊断】

主要症状是后腰臀部钝痛或一侧臀部深在性酸胀痛,伴下肢放射性疼痛,休息时

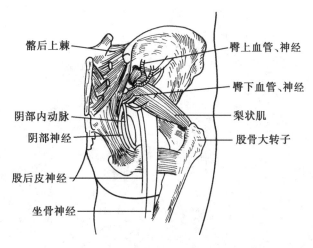

图 5-9 梨状肌与周围神经血管的关系

减轻,活动、咳嗽时重,可因腹压增加而加重疼痛。若压迫阴部神经,可出现会阴不适、阴囊、睾丸抽掣疼痛等症。梨状肌肌腹有压痛,有时可触及条索状隆起肌束;直腿抬高试验在小于 60° 时,梨状肌紧张,疼痛明显,大于 60° 时,疼痛反而减轻;梨状肌试验阳性,梨状肌封闭后疼痛消失。

【治疗】

1. **手法治疗** 患者俯卧,先按摩揉推臀部痛点数分钟,然后用拇指或肘尖来回拨动梨状肌,弹拨方向与梨状肌肌纤维方向垂直,共 10~20 次。最后以按压痛点和牵抖患肢而收功。手法每周 2 次,连续 2~3 周。

2. **封闭疗法** 多在急性期运用,用 1% 普鲁卡因注射液 6~10ml 加醋酸泼尼松龙注射液 25mg 以 20 号长针头,依梨状肌之体表投影深刺封闭,可解除痉挛。5~7 日 1 次。

3. **针灸治疗** 取阿是穴、环跳、殷门、承扶、阳陵泉、足三里等穴,用泻法,以有酸麻感向远端放散为宜。针感不明显者可加强捻转。急性期每日针刺 1 次,好转后隔日 1 次。

知识链接

本病手法治疗时,针对梨状肌的起止点进行松解,具有较好的临床疗效。

复习思考题

1. 常见筋伤的并发症有哪些?

2. 试述肩关节周围炎的病因病机、临床表现和推拿、功能锻炼。

3. 肱骨外上髁炎的临床表现及治疗手法如何?

4. 神经根型颈椎病的临床表现如何?

5. 试述腰椎间盘突出症的病因病机、临床表现及理筋手法治疗。

扫一扫
测一测

(曾朝辉)

第六章

内　伤

 学习要点

内伤的主要症状、临床常见损伤内证的病因病机、临床诊断与治疗。

第一节　内伤概论

凡人体内部气血、经络、脏腑受损或功能紊乱而产生一系列症状者,统称为内伤。

一、内伤的病因病机特点

1. 内伤的发病以外因为主　直接暴力以伤血为主,其损伤程度决定于作用力的大小和受伤的部位;间接暴力以伤气为主,受伤处远离外力作用部位。

2. 内伤可因肌肉紧张收缩造成损伤　如老年人强力咳嗽、打喷嚏等致使肋间肌强烈收缩,可引起肋骨骨折,造成胸部的气血损伤。

3. 内伤的内因　是指从内部影响人体内伤发生的因素,如体质强弱、生理特点等。

4. 内伤病机　内伤往往导致机体卫气营血、皮肉筋骨、经络脏腑,以及津、精、液等产生一系列病理变化,出现相应的临床病症,正所谓"肢体损于外,则气血伤于内,营卫有所不贯,脏腑由之不和"(《正体内要·陆序》)。

二、内伤临床的主要症状

1. 疼痛　疼痛表现为受伤部位程度不同的疼痛,轻则隐隐,重则难以忍受。疼痛的部位和范围基本固定,可确定最痛的位置。疼痛的范围和程度加重,往往说明病情在进展;而疼痛程度减轻未必是病情好转,要与全身情况相联系;若疼痛程度减轻,而全身情况(包括生命体征)恶化,则说明病情在加重;只有伴随全身情况改善才是病情缓解。

2. 昏愦　昏愦是内伤的重要临床表现,昏愦是指昏昏然不知所以,神志可清,而多为不清。临床表现为急性损伤后神志虽清而口不能言,面色苍白,少气无力;也可表现为神志不清的昏迷;还包括损伤脏器内出血加重时表现的神志淡漠。

3. 脏腑损伤 脏腑是维持人体生命活动的主要器官,不同脏腑损伤后,都会产生相应的临床征象。如脑震荡有短暂昏迷,近事遗忘史,伴有头痛、呕吐等。胸部内伤导致气胸、血胸时,有气逆、喘咳,呼吸困难,咯血,发绀,甚至休克等。腹部内脏器官破裂时,有持续性疼痛,压痛、反跳痛,腹肌紧张,严重者甚至休克等。

4. 其他症状 内伤后,由于气血瘀滞,经络阻滞,脏腑不和,往往有神疲纳呆,夜寐不安,便秘,舌质紫黯或有瘀斑,苔黄厚腻,脉浮数或弦紧。由于瘀血停聚,郁积化热,多伴有口渴,口苦,心烦,便秘尿赤,舌质红,苔黄厚腻,脉浮数或弦紧。若气逆蕴于肺脏,则胸胁满闷,咳喘少气。若亡血过多,则口渴烦躁,小便短少。若瘀血攻心,则昏愦不省人事。严重内伤甚至可出现面色苍白,神情淡漠,肢体厥冷,汗出如珠如油,呼吸低微,全身战栗,尿量减少,血压下降,脉芤或微细,甚至全无等厥逆现象。

三、实验室检查

内伤通过实验室有关仪器的检查,可了解全身状况和局部损伤的情况。如 CT 和磁共振可从图像上了解是否有脏器实质性损伤及其程度。

四、内伤的临床诊断

内伤的诊断由外伤史、临床表现和必要的实验室检查而确定。其诊断依据是:
1. 有外伤史。
2. 疼痛或昏愦两个症状必具其一。
3. 有与损伤部位相关的症状和体征,包括实验室检查和器械检查。

在脏器损伤的内伤重症诊断中,实验室检查可直接帮助确诊。血常规检查可以了解病情的轻重及进展;CT 和磁共振可了解是否有颅内和体内出血及其程度。必要时可重复检查以及时判断病情的变化。

内伤可与外伤同时存在,且轻重均等时,如颅骨骨折和头部内伤,两者均应诊断。若以一类为主时,另一可不诊断,如肋骨单纯骨折必有气滞血瘀,可不必诊断胸部内伤。

知识链接

损伤内证的诊断除了四诊之外,更要结合现代一些先进的实验室检查和影像学检查来快速准确的作出正确的诊断,为提高临床抢救的成功率莫定基础。

五、内伤的治疗

内伤疾患在明确诊断后,根据病情制订治疗方案,内伤重症以抢救生命为主,其他病症以治伤为主(参见第二章第五节创伤急救,具体治疗见本章各节)。
1. 急救
(1)及时输血输液,或脱水,或止血等。
(2)慎重而果断地决定是否手术以修补脏器或清除积瘀。
(3)辅以中医治疗。如独参汤大补元气;参附汤回阳救逆;安宫牛黄丸、至宝丹、紫雪丹等开窍、清热和逐瘀等。

2. 治伤 内伤必损气伤血,因此临证治疗首先考虑使气滞血瘀得到调和、疏通,并使机体从损伤后的虚损中复原。所以治疗中须认真审核,仔细辨证,有针对性地进行治疗,方能取得良好的疗效。

(1)内治法:是中医伤科治疗内伤疾患的主要手段,并积累了丰富的临床治疗经验。根据损伤的发展过程,按初期、中期、晚期进行辨证论治。(详见第二章第四节中医伤科临床治疗基本技能"药物治疗"部分)

(2)外治法:外治法是利用药物、理筋手法或器具等施用于人体体表相应部位或穴位上以达到治疗目的的一种方法。由于损伤多由外及内,所以伤科外治法尤为重要,其作用原理主要为活血祛瘀、行气活血、消肿止痛、舒筋活络、接骨续筋等。伤科外治的方法较多,常用的有敷药、熏洗、推拿、针灸、拔火罐、功能锻炼等。

第二节 损 伤 内 证

凡暴力引起损伤,导致机体气血、脏腑、经络功能紊乱,以某一病症为主要表现的病证,称为损伤内证。内伤可表现出内证,如在严重的四肢损伤中,可见到不同程度的损伤内证。因此,损伤内证既是内伤的外在表现,也是一切严重外伤的全身证候。

一、内损出血

血不循经,溢于脉外,谓之出血。损伤后,血液离经妄行,或溢出体外,或郁积于体内,称为内损出血。常见的内损出血可按以下方法进行分类:

1. 按出血来源可分为动脉、静脉、毛细血管和内脏出血。

2. 按出血的部位可分为外出血和内出血。

3. 按出血时间可分为原发(受伤时出血)、继发(为伤后一段时间所发生的出血)出血。

4. 按出血的量可分为小量、中量和大量出血。

一旦出血,急救止血是内伤出血的主要治疗原则。可根据出血的不同情况和解剖部位选择各种止血方法(详见第二章第五节创伤急救)。出血量过多时可导致全身出现不同的反应,甚至可危及患者生命。所以在临床上应根据情况采取药物止血、输血、输液、补益气血等方法进行治疗。

二、损伤疼痛

损伤疼痛是指外力伤害机体后气血受损,经络不畅,气机郁滞而引起的局部疼痛。

1. 气滞疼痛

临床表现:常有外伤史,如闪伤、岔伤、逆气等。胀痛,痛多走窜,弥漫,或痛无定处,甚则动或用力疼痛加重。

治则方药:理气止痛,用复原通气散加减。

2. 瘀血疼痛

临床表现:常由跌、碰、压、打等损伤所致。刺痛、拒按,痛有定处。局部多有青紫、瘀斑、血肿。

治则方药:活血祛瘀止痛,可用四物汤加减。

3. 夹风寒湿

临床表现:有伤后居住湿地或受风寒病史,起病缓慢,病程较长,常反复发作。局部酸痛重着,固定不移,屈伸不利或肌肤麻木不仁,遇阴雨发作或加重,得热痛减。

治则方药:祛风散寒除湿,佐以活血化瘀,选用羌活胜湿汤加减。

4. 热毒内蕴　为外感邪毒,壅塞经络,肿痛发热。

临床表现:发热起病较急,全身高热、恶寒,局部红、肿、热、痛、功能障碍。

治则方药:清热解毒,活血止痛,用五味消毒饮合桃仁四物汤加减。

三、损伤发热

损伤发热是指受伤积瘀化热或感受邪毒而发热。

1. 瘀血发热　伤后脉络破损,离经之血瘀滞于肌腠、体腔,壅遏积聚,郁而发热。

临床表现:在损伤 24 小时后发热,体温 38~39℃,无恶寒,有心烦口渴、口苦等证。

治则方药:祛瘀活血为主,瘀去则热自清,方用肢伤一方加丹皮、栀子。

2. 邪毒发热　损伤后皮肤破损,污浊之物染触伤口,感毒发热;或因伤后气滞血瘀,经络壅塞,积瘀成痈而发热。

临床表现:初起发热、恶寒、头痛、全身不适,苔白微黄,脉浮数。进而局部红、肿、热、痛,积块化脓。

治则方药:疏风清热解毒,用银翘散。若毒邪壅于肌肤积瘀成脓,局部红、肿、热、痛,治以透脓托毒,透脓散加减;若脓肿穿溃,流出黄白稠脓,伴全身发热、恶寒、头痛、周身不适等症。治以清热解毒,消肿溃坚,方用仙方活命饮;若热入营血,出现高热、神昏谵语,夜间尤甚,舌质红绛。治以清营凉血,用犀角地黄汤合化斑汤。

3. 血虚发热　因出血过多而致阴血亏虚,阴不制阳,虚阳外越而成血虚热。

临床表现:症见头晕目眩、肢体麻木、面色无华、脉细虚。

治则方药:补气养血,用加味四物汤加减治疗。

四、损伤昏厥

因损伤引起意识障碍或意识丧失,称为损伤昏厥。多见于脑震荡、脑挫伤、脂肪栓塞综合征、出血过多等。

1. 气闭昏厥　从高处坠下或受外力打击,脑受震荡,气为震激,心窍壅闭。

临床表现:伤后猝然昏倒(昏迷时间 30 分钟以内),醒后伴头晕、头痛、恶心呕吐等症。

治则方药:通闭开窍,用苏合香丸。

2. 瘀滞昏厥　头部受伤,元神受损而昏迷;或伤后瘀血攻心,神明受扰而昏厥。

临床表现:头痛呕吐,肢体瘫痪,烦躁扰动,神昏谵语或昏迷不醒。

治则方药:中西结合,内服逐瘀开窍的黎洞丸;结合手术减压、脱水等法治疗。

3. 血虚昏厥　大失血后,心失所养,而致昏厥。

临床表现:神志呆滞,面色爪甲苍白,目闭口张,四肢厥冷,二便失禁,脉细微。

治则方药:补气固脱回阳,急用独参汤或输血扩营治疗。(参考本章第三节头部内伤)

五、伤后癃闭

伤后癃闭是指排尿困难,甚至小便闭塞不通的病证。

1. 瘀阻经络 脊髓受损,瘀阻督脉、膀胱气化功能障碍,使窍隧不通,发生癃闭。

临床表现:腹满胀、烦躁、漱水不欲咽,小便不利,脉细而涩。

治则方药:逐瘀利水,活血通闭,方用抵当丸。

2. 尿路破损 多见骨盆骨折合并膀胱或尿路损伤。

临床表现:尿液流入腹腔,可有腹膜刺激征;若尿道破裂,可有膀胱膨胀,排尿困难、会阴部硬肿。

治疗方法:手术修补治疗。

六、伤后便秘

伤后便秘是指伤后腹胀便结难下,或有便意而排便困难。

1. 瘀血蓄结 胸、腹、脊柱、骨盆等损伤,瘀血蓄积腹中,肠道传导失常。

临床表现:腹胀满,疼痛拒按,便秘,苔黄厚而腻。

治则方药:攻下逐瘀,常用桃红承气汤。

2. 血虚肠燥 伤后失血过多,血虚肠燥。

临床表现:头晕目眩,心悸气短,面色苍白,便秘,脉沉细弱。

治则方药:养血润燥,用润肠丸加减治疗。

3. 气虚便秘 损伤后期,气血大衰,脾胃运化无权,遂致便秘。

临床表现:精神倦怠、多卧少动,大便不干,排便努挣乏力。

治则方药:益气升阳,方用补中益气汤加减。

七、痿软麻木

痿软是筋骨痿废失用,运动障碍;麻木是肢体触觉、痛觉、温度觉障碍。

1. 脊髓神经损伤 骨折脱位,伤及脊髓或周围神经。

临床表现:局部肿痛、瘀斑、肢体痿软麻木、功能障碍。

治则方药:活血祛瘀、疏通督脉,方用活血祛瘀汤加减;后期可补脾肾、温经络,用补肾壮阳汤治疗。

2. 气血亏虚 伤后气血亏虚,肌腠、筋脉失养。

临床表现:四肢不知痛痒,甚则痿软麻木等气血虚症。

治则方药:补气血,通经脉,用人参养荣汤治疗。

3. 筋骨痿废 伤后肢体长久不用。

临床表现:肌肉萎缩、肌腱挛缩、关节强直,产生痿软麻木。

治疗方法:加强功能锻炼,配合按摩、针灸,药物熏洗等法治疗。

此外损伤内证还有咳喘、眩晕、不寐、惊悸、呕吐、失聪等。

第三节 头部内伤

头部内伤可发生在头皮、颅骨无损伤的患者。按伤势轻重可分为脑震荡和脑海损伤(属西医学脑挫裂伤、颅内血肿和脑干损伤)。

一、脑震荡

脑震荡亦称"脑气震动""脑海震动",是指头部受到暴力伤害,大脑发生一过性功能障碍而产生的临床综合征,为头部内伤的轻症。

【病因病机】

头部受伤过重,中枢神经系统遭受强烈刺激,脑神经细胞震荡,发生功能障碍,在病理上无肉眼可见的神经病理改变,显微镜下可见神经组织结构紊乱。临床出现一过性超常抑制,故见短暂昏迷等病症。

【诊断要点】

1. 有头部受伤史。损伤后有短暂昏迷史,持续时间可数秒或数分钟,一般不超过30分钟,意识清楚后可以恢复正常。

2. 近事遗忘　清醒后不能回忆受伤时或受伤前后的经过,但对往事却能清楚回忆,故称"逆行性遗忘症"。较重者在意识障碍期间可有皮肤苍白、出汗、血压下降、心动徐缓、呼吸浅慢、肌张力降低,个生理反射迟钝或消失等表现。但随着意识的恢复很快趋于正常。

3. 清醒后可能伴有头痛、头晕、恶心、呕吐搬动头部或坐起时症状加重等症状。短期内可自行好转。

4. 神经系统检查无阳性体征,脑脊液检查无红细胞,CT检查颅内无异常发现。

【治疗】

脑震荡轻者可自愈,一般无需特殊治疗。对症状重者应及时治疗,使之迅速恢复。急性期可用中西药、针灸对症治疗。

(一)辨证治疗

1. 昏迷期　以开窍通闭为主,方用苏合香丸灌服。

2. 苏醒期　以头痛、头晕、恶心、呕吐、夜寐不宁等症为主要临床表现,治以疏肝活血安神,方用柴胡细辛汤加减。

3. 恢复期　10天以后,主要症状基本消失,但仍有头晕、乏力等症。治宜益气补肾健脑,方用归脾汤加减。

(二)针灸治疗

1. 眩晕　针内关、百会、足三里。配风池、三阴交等穴。

2. 头痛　①偏头痛:针太阳、外关,配风池、四渎。②前头痛:针印堂、合谷配上星、列缺。③后头痛:针哑门、后溪,配昆仑、风池。④顶头痛:针涌泉,配太冲、百会。⑤全头痛:针印堂、哑门,配足三里、合谷、四渎。

3. 呕吐　针内关,配足三里、天突。

4. 失眠　针足三里、哑门或神门,配内关、三阴交。

5. 其他治疗　脑震荡患者还应绝对卧床休息,利用心理疗法,解除患者对脑震荡的恐惧心理,促使患者早日康复。

【预防与调摄】

在治疗过程中给予患者安静的环境和合理的调养,解除对脑震荡的恐惧心理,同时要警惕颅内血肿的存在或发生。

二、脑海损伤

脑海损伤亦称脑髓损伤,是头部内伤的重证,它包括西医学的脑挫裂伤、颅内血肿、脑干损伤等病证。

【病因病机】

在直接或间接暴力的作用下,导致脑组织在一定范围内发生出血和破坏,使局部脑皮质表面散在出血点,局部静脉瘀血和水肿,脑组织遭到破坏较轻,软脑膜尚完整者为脑挫伤;如在损伤部位还可见到软脑膜和脑组织的断裂及严重出血,伴有外伤性蛛网膜下腔出血为脑裂伤。因挫伤、裂伤同时存在,故常称为脑挫裂伤。脑挫裂伤的继发性改变脑水肿和血肿形成具有更为重要临床意义。脑挫伤通常属于血管源性水肿,可于伤后早期发生,一般3~7天内发展到高峰,在此期间易发生颅内压增高以及脑疝。伤情轻者,脑水肿逐渐消退,伤灶日后形成瘢痕、囊肿或与硬脑膜粘连,成为外伤性癫痫的原因之一。如果蛛网膜与脑膜粘连,影响脑积液吸收,可形成外伤性广泛的脑挫裂伤,可在数周后形成外伤性脑萎缩。

当脑损伤后颅内出血聚集在颅腔的一定部位而且达到相当的体积后,造成颅内压增高,脑组织受压而引起相应的临床症状,称为颅内血肿。可分为硬脑膜外血肿、硬脑膜下血肿和颅内血肿。颅骨骨折或颅骨的短暂变形撕破位于骨沟内的硬脑膜动脉或静脉窦引起出血,或骨折的板障出血。血液积聚于颅骨与硬脑膜之间为硬脑膜外血肿,在硬脑膜与颅骨分离过程中,可又撕破一些小血管,使血肿更加增大。由于颅盖部的硬脑膜与颅骨附着较松,易于分离,颅底部硬脑膜与颅骨附着较紧,所以硬脑膜外血肿一般多见于颅盖部。

出血积聚于硬脑膜下腔称硬脑膜下血肿,可分为急性和慢性两种。急性硬脑膜下血肿根据其是否伴有脑挫裂伤而分为复合性血肿和单纯性血肿。复合性血肿的出血来源可为脑挫裂伤所致的皮层动脉或静脉破裂,也可由脑内血肿穿破皮层流到硬脑膜下腔。此类血肿大多由对冲性脑挫裂伤所致,好发于额极、颞极及其底面。单纯性血肿较少见,为桥静脉损伤所致,此类血肿可不伴有脑挫裂伤,血肿较广泛地覆盖于大脑半球表面。

慢性硬膜下血肿可能为相对独立于颅脑损伤之外的疾病,其出血来源和发病机制尚不完全清楚。

脑内血肿又分为浅部血肿和深部血肿。浅部血肿位于伤灶附近或伤灶裂口中,部位多数与脑挫裂伤的好发部位一致;深部血肿多见于老年人,血肿位于白质深部,脑的表面可无明显挫伤。

中脑、脑桥、小脑及延脑等处的损伤,是头部损伤中最严重的损伤,损伤后病症险恶,死亡率高称脑干损伤。

【诊断要点】

(一)脑挫裂伤

1. 颅内压增高的症状 主要是生命体征的变化,即意识、瞳孔、血压、脉搏、呼吸等方面的变化。在代偿期,患者的意识和瞳孔多无变化,只有血压逐渐上升,脉搏减慢,脉缓而无力,呼吸仍可正常。当颅内压继续上升,接近于瘫痪期,患者意识逐渐昏迷,瞳孔对光反射消失,并开始散大,脉搏渐渐加快,心跳减弱,血压逐步下降,呼吸不规则或出现潮式呼吸,接着患者自主呼吸停止,称为中枢衰竭危象。

2. 神经损伤的定位症状 这些症状不是每个患者都有,但出现时对本病的诊断和脑损伤定位很有帮助。常见的定位症状有:

(1)单瘫:即一个肢体的瘫痪,是对侧大脑半球额叶损伤。

(2)偏瘫:一侧肢体瘫痪。如为对侧大脑半球额叶广泛的挫裂伤时,偏瘫不完全,且不伴有偏盲和偏感觉障碍。若损伤发生在对侧大脑半球的深部内囊时,常出现偏瘫、偏盲、偏感觉障碍,称为三偏症。若损伤一侧的中脑大脑脚处,除有较完全的对侧偏瘫外,尚有同侧的动眼神经麻痹,表现为瞳孔散大,对光反应消失,眼球外斜,上睑下垂等。因动眼神经的麻痹不在同一侧,因此称为交叉性偏瘫。

(3)抽搐:可发生在一侧或两侧肢体。因凹陷性骨片的直接刺激,或由于硬膜下血肿压迫所致,是大脑皮质受到刺激的一种反应。

(4)感觉障碍:在大脑半球顶叶损害时,对侧躯体的深浅感觉都减退。

(5)失语症:若伤在大脑半球额下回的后部,常失去讲话能力,为运动性失语;若伤在大脑半球颞上回及顶叶的缘上回及角回,失去理解能力,为感觉性失语。

3. 脑膜刺激征 蛛网膜下腔出血,可引起脑膜刺激征,表现为颈项强硬和屈髋屈膝试验阳性。

4. 脑脊液变化 脑挫裂伤的脑脊液中常呈血性。

(二)颅内血肿

临床主要特点是再昏迷和瘫痪进行性加重。

1. 硬膜外血肿

外伤史:颅盖部,特别是颞部的直接暴力伤,局部有伤痕或头皮血肿,颅骨 X 线摄片发现骨折线跨过脑膜中动脉沟;或后枕部受伤,有软组织肿胀、皮下淤血,颅骨 X 线摄片发现骨折线跨过横窦;皆应高度重视有硬脑膜外血肿可能。

意识障碍特点:常见再昏迷有三种情况:①昏迷、苏醒(中间清醒期)、再昏迷。②昏迷进行性加重,即开始感觉敏感,后迟钝并加深。③开始清醒,以后逐渐进入昏迷。

锥体束征:早期出现的一侧肢体肌力减退,如无进行性加重表现,可能是脑挫裂伤的局灶体征;如果是稍晚出现或早期出现而有进行性加重,则应考虑为血肿引起脑疝或血肿压迫运动区所致。去大脑强直为脑疝晚期表现。

瞳孔变化:血肿侧瞳孔进行性散大,对光反射消失,若病情发展速度快,另一侧瞳孔亦随之扩大。

生命体征:常为进行性的血压升高、心率减慢和体温升高。

脑疝:常见颞叶疝,表现特点为再次昏迷,同侧瞳孔散大,对侧肢体不全瘫痪,病理反射阳性,若进一步加重可危及生命。

2. 硬脑膜下血肿 是颅内血肿中最常见者,常呈多发性或与别种血肿合并发生。

(1)急性硬脑膜下血肿

意识障碍:由于多数有脑挫裂伤及继发的脑水肿同时存在,故病情一般多较重。如脑挫裂伤较重或血肿形成速度较快,则脑挫裂伤的昏迷和血肿所致脑疝的昏迷相重叠,表现为意识障碍进行性加深,无中间清醒期或意识好转期表现。

颅内压增高与脑疝的形成:多在 1~3 天内进行性加重,单凭临床表现难以与其他急性颅内血肿相区别。如脑挫裂伤相对较轻,血肿形成速度较慢,则可有意识好转期存在,其颅内压增高与脑疝的征象可在受伤72小时以后出现,属于亚急性型,此类血肿与脑挫裂伤的继发性脑水肿很难从临床表现上区分。少数不伴有脑挫裂伤的单纯性硬脑膜下血肿,其意识障碍过程可与硬脑膜外血肿相似,有中间清醒期,唯因其为桥静脉出血,中间清醒期可较长。

CT检查:颅骨内板与脑表面之间出现高密度、等密度或混合密度的新月形或半月形影,可有助于确诊。

（2）慢性硬脑膜下血肿

慢性颅内压增高症状:如头痛、恶心、呕吐和视盘水肿等。

血肿压迫所致的局灶症状和体征:如轻偏瘫、失语和局限性癫痫等。

脑萎缩、脑供血不全症状:如智力障碍、精神失常和记忆力减退等。

（3）脑内血肿

意识障碍:进行性意识障碍加重为主,与急性硬脑膜下血肿甚相似。其意识障碍过程受原发性脑损伤程度和血肿形成的速度影响,由凹陷骨折所致者,可能有中间清醒期。

CT检查:在脑挫裂伤灶附近或脑深部白质内见到圆形或不规则高密度血肿影,有助于确诊,同时可见血肿周围的低密度水肿区。

（三）脑干损伤

是指中脑、脑桥、小脑及延脑等处的损伤,是头部损伤中最严重的损伤,损伤后病症险恶,死亡率高。

1. 昏迷　昏迷时间长,恢复慢,轻者数周,重者数年,甚至终生昏迷。

2. 去大脑强直　呈角弓反张状态。

3. 锥体束征　因脑干内的锥体束损伤,可出现肢体瘫痪,肌张力增高,腱反射亢进,浅反射消失,或出现一侧或双侧病理反射。如出现肌张力由高而变为松弛,一切反射消失,常为死亡的前兆。

此外,脑干损伤还可出现高热、肺水肿、消化道出血、眼球和瞳孔的变化。

做CT及MRI检查,对颅内血肿、脑组织挫裂出血的性质、定位可明确诊断。

【鉴别诊断】

1. 脑挫裂伤与脑震荡　前者为脑实质损伤有定位症状,有生命体征变化,有阳性神经系统体征,脑脊液混有血液。脑震荡无上述症状。

2. 脑挫裂伤与颅内血肿　①脑挫裂伤定位症状（偏瘫）在伤后即出现,而且比较稳定;颅血肿的定位症状需隔一定时间出现,呈进行性加重。②颅内血肿多有中间清醒期,而脑挫裂伤很少有清醒期。

知识链接

颅脑损伤最为重要的是在稳定生命体征的同时及时采用现代诊疗技术,快速准确地确定损伤的部位和程度,正确制订治疗原则,采取有效地治疗方法开展治疗。

【治疗】

重点是处理继发性脑损伤,着重于脑疝的预防和早期发现,特别是颅内血肿的早期发现和处理,以争取良好的疗效。对原发性脑损伤的处理除了病情观察以外,主要是对已产生的昏迷、高热等病症的护理和对症治疗,预防并发症,以避免对脑组织和机体的进一步危害。对严重的头部内伤,有生命危险者必须及时抢救,不可延误抢救时机。

1. 早期治疗

(1)保持呼吸道通畅、防止气体交换不足是首要的,清除口腔内呕吐物、血块,将舌头牵出。严重者可行气管切开术。

(2)头位与体位:制止头部伤口出血,头部升高15°有利于脑部静脉回流,对脑水肿的治疗有帮助。为预防褥疮,必须坚持采用定时翻身等方法,不断变更身体与床褥接触的部位,以免骨突出部位的皮肤持续受压缺血。

(3)营养:营养障碍将降低机体的免疫力和修复功能,使易于发生或加剧并发症。早期采用肠道外营,超过1个月以上的肠道内营养,可考虑行胃造瘘术,以避免鼻、咽、食管的炎症和糜烂。

(4)尿潴留:长期留量导尿管是引起泌尿系感染的主要原因。尽可能采用非导尿方法,如在膀胱尚未过分膨胀时,用热敷、按摩来促使排尿;必须导尿时,严格执行无菌操作,选择优质硅胶带囊导尿管,并尽早拔除导尿管,留置时间不宜超过3~5天;经常检查尿常规、尿细菌培养及药敏试验。需要长期导尿者,可考虑行耻骨上膀胱造瘘术,以减轻泌尿系感染。

(5)促苏醒:关键在于早期的防治脑水肿和及时解除颅内压增高,并避免缺氧、高热、癫痫、感染等不良因素对脑组织的进一步危害;病情稳定后如仍未清醒,可选用胞磷胆碱、乙醚谷酰胺、甲氯芬酯、乙胺硫脲以及能量合剂等药物或高压氧舱治疗,对一部分患者的苏醒可有帮助。

(6)对呼吸循环不稳定者,切忌远道转送,应原地抢救,待病情稳定后再转送。

(7)及时观察,入院后24小时内根据病情,每15分钟~30分钟测血压、脉搏、呼吸1次,随时检查意识、瞳孔变化及有无新体征出现,并做好手术准备。

(8)注意及时调整和保持体内水电解质平衡,并给予足够的维生素。

(9)为预防和治疗颅内压增高,应及早使用脱水剂及合理使用肾上腺皮质激素。

(10)蛛网膜下腔出血严重者可用止血剂;合并脑脊液漏时,应使用抗生素,预防颅内感染。

(11)伴高温、肌张力增高或去大脑强直者,应尽早进行冬眠疗法。

2. 昏迷期的治疗　中药以开窍通闭治疗为主。

(1)辛香开窍法:用苏合香丸磨汁灌服,治气闭昏厥,两手紧握,牙关紧闭,脉沉迟者。

(2)清心开窍法:用安宫牛黄丸治高热、神昏窍闭、抽搐者。

(3)清热豁痰开窍法:用至宝丹治昏迷痰热阻窍者。

(4)脱证:用独参汤或参附汤回阳救脱。

3. 苏醒期治疗　可用镇心安神、平肝息风或升清降浊等法进行辨证施治。

4. 中、后期治疗　以肝肾亏虚,脑气衰弱为主,治宜补肝肾、益脑髓为主。仍应抓住主要矛盾审因施治。

5. 脑损伤手术指征

（1）开放性颅脑损伤。

（2）闭合性颅脑损伤中有下列情况者：①经确诊为颅内血肿者。②有中间清醒期者。③意识障碍逐渐加重者。④一侧瞳孔进行性扩大者。⑤凹陷或粉碎性骨折引起一定症状者。⑥36小时后出现去大脑强直者。⑦长期昏迷伴脑压增高者。⑧脑脊液鼻漏或耳漏1月不愈者。

第四节　胸部内伤

胸部内伤是指整个胸廓及其内脏受到外力打击或用力屏气而致内部气血、经络或内脏损伤。往往引起气血失和而致胸胁疼痛、胀满、咳逆甚至咯血等证。严重者可伤及内脏，引起大量出血，出现气随血脱而亡。临证要密切注意。

胸部屏挫伤

胸部因负重屏气或受外来暴力直接作用胸壁而致胸部气血、经络及胸壁软组织损伤者，称胸部屏挫伤，前者称胸部屏伤，后者称胸部挫伤。两者皆是以胸肋部疼痛、胀满为主症的损伤性疾患。

【病因病机】

胸部屏伤，多因用力举重，搬抬重物时，出现过度用力屏气，筋肉过度牵拉，气机运行失常，出现胸部屏伤。屏伤以伤气为主，损伤严重者，可由气及血，产生气血两伤。

胸部挫伤，多因暴力直接作用胸部，如挤压、拳击、跌扑等，使胸部皮肤、筋肉受挫，络脉损伤，血溢于外，瘀血停滞，产生胸部挫伤。挫伤以伤血为主，而血瘀也可导致气滞，血伤及气，也可产生气血两伤。

【诊断要点】

有明显的外伤史。有时受伤后数小时或1~2日后才出现胸胁部疼痛或肩背部疼痛、闷胀等症状。伤气为主者以闷痛为主，且走窜不定，深呼吸或大声说话可使疼痛加剧，甚至不能平卧，转侧困难。如由气及血可出现咯血，疼痛固定不移。检查无明显肿胀、瘀斑，局部无压痛点。若挫伤是以伤血为主，疼痛固定不移，呈刺痛。查体：局部肿胀，瘀斑，压痛明显。由伤及气者伴有窜痛，胸闷等。

严重损伤时应注意鉴别有无肋骨骨折；有肋骨骨折时，则胸廓挤压试验阳性，有骨擦音。临床上应注意有无气胸、血胸等并发症出现，X线摄片可协助确诊。

【治疗】

胸部屏挫伤导致气滞血瘀，故其治则为理气止痛、活血化瘀。屏伤以手法为主，挫伤以中药内治为主，按伤气、伤血或气血两伤论治。可配合外用药物、手法按摩、针灸等治疗。

1. 手法治疗

（1）以伤气为主，手法以摇拍法为主。患者正坐，医者先用手指点按内关、缺盆、肺俞、至阳等穴。医者再以右手握、拉伤侧手指，使该手臂于外展位做由前向后或由后向前摇动6~9次，然后使该臂做快速上下抖动数次。并以同法施于对侧。若有胸闷，呼吸不畅者,医者用拍法用力拍击患者背部数下。

(2)以伤血为主者,以揉摩手法为主。患者取卧位,医者用手掌沿肋间隙由前向后施行揉摩2~3分钟,随后集中于痛点施行揉摩手法。

2. 功能锻炼　急性期应适当的半卧位休息,鼓励患者咳嗽、做深呼吸运动,嘱患者尽量下地行走活动,做扩胸、肢体伸展运动。

3. 药物治疗

(1)内服药:①伤气证:伤后胸胁胀闷、疼痛走窜为主,治宜疏肝理气止痛,方用柴胡疏肝散加减。②伤血证:伤后胸胁刺痛,痛有定处为主,治宜活血化瘀止痛,应用血府逐瘀汤加减。③气血两伤证:具有上述两型症状。治宜活血化瘀,理气止痛并重,方用柴胡疏肝散合血府逐瘀汤加减。

(2)外治法:胸部挫伤局部瘀肿痛者,可用消瘀退肿,行气止痛类的消瘀止痛膏外敷治疗等。

4. 针灸治疗　取内关、支沟、阳陵泉等穴,用强刺激手法。

第五节　腹 部 内 伤

腹部内伤是指腹壁及腹腔脏器(有肝、胆、脾、胃肠、膀胱、子宫等)的闭合性损伤。由于腹部体表面积较大,又不如胸部有胸廓保护,因此受伤机会较多,特别是肝脏和脾脏容易因外伤而致破裂。

一、腹部屏挫伤

腹部屏伤,因生理活动(如剧烈咳嗽)、劳动(如搬运重物)或体育运动(如举重、体操)时,用力过猛,致使腹内压骤然增加而引起的腹部损伤。当腹壁遭受撞击、碾挫等外力作用后,腹部皮肤完好无缺损,腹内出现瘀肿疼痛等症者,称之为腹部挫伤。

【病因病机】

腹部屏伤是由于患者体格瘦弱、肥胖、先天性腹壁组织缺损及手术后瘢痕粘连等使腹壁组织薄弱,因咳嗽或用力过猛导致腹内压急骤增加,致使腹直肌因急骤收缩使部分血管因过分牵拉而撕裂出血,导致腹直肌腱鞘血肿、腹直肌断裂和创伤性腹壁疝气,甚至出现肝、脾和肠破裂等。

腹部挫伤多因直接暴力(如拳打、脚踢、棍棒打击以及车祸、塌方等)使腹壁遭受机械性、钝性暴力的打击、压迫或碾压;或气浪、水浪等冲击波损伤腹壁。轻则气滞络阻,或血络损伤,产生瘀肿;重则气滞血瘀,肿痛并见,且损伤范围较广泛。

腹部屏挫伤若失治或误治,则气血凝滞,经络壅闭,病程迁延,日久导致内脏器官功能失调,体质虚弱征象。

【诊断要点】

有腹部骤然用力病史,伤后出现腹痛、包块,局部压痛明显,咳嗽等使腹内压增加时症状加剧。腹直肌断裂可有局部缺损及腹膜刺激征象等。

腹部挫伤多表现为腹部钝痛,腹部皮下瘀血或有血肿,腹肌紧张,压痛点比较局限,一般无恶心、呕吐等消化道症状和腹膜刺激征象。

根据腹部屏挫伤的临床表现,可分为以下几种类型:

1. 伤气型 表现为腹痛走窜不定,腹软喜按,腹部胀闷,嗳气或矢气后痛减等,脉弦。

2. 伤血型 表现为腹壁刺痛,瘀肿拒按,重者腹壁坚硬,辗转不安,活动受限,脉多沉实。

3. 气血两伤型 表现为腹部肿胀疼痛,青紫瘀血,按之痛甚,脉沉紧。

4. 陈伤型 腹部隐痛,喜温喜按,闷咳,伴形体羸瘦,面色苍白或萎黄,腹部胀满,食欲不振,舌淡苔白腻,脉弦紧或濡细。

【治疗】

1. 药物治疗

(1)内服药物:

伤气型:治宜活血理气止痛,方用理气止痛汤或天台乌药散加减。

伤血型:治宜活血化瘀,消肿止痛,方用膈下逐瘀汤、橘术四物汤加减。

气血两伤型:行气活血,化瘀止痛,方用行气活血汤,当归导滞散加减。

陈伤型:①虚证:治宜攻补兼施,拟益气养血,化瘀生新,方用八珍汤、十全大补汤、理气补血汤加减。②实证:治宜破瘀散结,润肠通便,方用三棱和伤汤或少腹逐瘀汤和黎洞丸送服。

(2)外治法:新伤外敷消瘀止痛膏、三色敷药、紫荆皮散等。陈伤外敷狗皮膏、宝珍膏等。

2. 加压包扎 早期冰敷、后期湿热敷,血肿较大可穿刺抽吸后,加压包扎患部。

3. 手术治疗 腹壁血肿巨大,经非手术治疗无效,需手术切开排除血块,结扎出血血管,缝合撕裂的肌肉等。肝、脾、肠破裂等除少数裂口小或包膜下血肿外,原则上应及早进行手术治疗。

二、腹部挤压伤

腹部遭受重物碾压或挤压等造成严重创伤,称之为腹部挤压伤。多由于交通及工伤事故所致,尤以车祸、工程塌方或被搬运的重物压伤为多见。

【病因病机】

由于外力作用的方式及作用部位的不同,往往有以下几种情况:

1. 前腹壁受力 暴力作用于前腹壁,将腹内脏器急骤挤向脊柱,使胃肠所占空间突然变狭小,可导致肠胃、胰腺、肾脏的挤压伤;若暴力猛烈,被挤压的内脏向四周冲击,膈肌可被冲破(图6-1),腹腔内脏从破裂处进入胸腔,造成创伤性膈疝。

2. 季肋部受力 可致下部肋骨折断,使肝脏、脾脏失去胸廓的保护被挤压而破裂。

3. 下腹部受力 可致膀胱、直肠或后尿道损伤,常合并骨盆骨折。

【诊断要点】

根据受伤程度不同可分为内脏挤压伤,创伤性膈疝,合并骨折等。

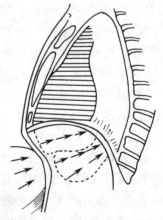

图6-1 挤压致膈肌破裂模拟图

内脏挫伤:轻者引起内脏挫伤或包膜下血肿,患处疼痛,十二指肠、脾、胰、胃损伤可向肩胛骨方向放射;泌尿系(肾、输尿管、膀胱、尿道)挫伤可见尿血。挫伤一般疼痛较局限,无明显腹膜刺激症状。

创伤性膈疝:破裂后,因胸腔负压使腹内脏器进入胸腔,心肺受压,纵隔移位,导致呼吸、循环障碍。X线检查可见伤侧膈肌明显升高或固定,胸腔内出现密度增高的块状阴影、不正常的空泡影、血气胸影、下叶肺不张等。

合并骨折:除腹部脏器挫伤症状外,合并肋骨骨折,伴有肋骨骨折处疼痛,肿胀,有血肿或有瘀斑,压痛明显,可触及骨擦音,胸廓挤压试验阳性,严重者骨折端刺破胸膜和肺脏,可产生血、气胸;合并骨盆骨折者,伤处剧痛,肿胀瘀斑,骨盆挤压试验和分离试验阳性,因出血过多,常发生出血性休克。

知识链接

腹部内伤的正确、及时诊断至为关键,其中的触诊、叩诊是获得第一手资料的有效方法;影像学和超声检查是确诊的重要检查手段。

【治疗】

1. 药物治疗

(1)腹内脏器挫伤:治宜行气逐瘀,内治用膈下逐瘀汤、少腹逐瘀汤、橘术四物汤、当归活血汤等。外用消瘀止痛膏、三色敷药或紫荆皮散等。

(2)创伤性膈疝:以手术治疗为主,内治宜行气止痛,活血散瘀,方用复元通气散、理气止痛汤、复元活血汤、血府逐瘀汤等。

(3)合并骨折:治宜活血化瘀,续骨和伤,内服用新伤续断汤、续骨活血汤、生血补髓汤等。外用消瘀止痛膏、接骨续筋膏等。

2. 固定治疗　肋骨骨折用胶布或多头带固定;骨盆骨折用骨盆兜固定。

3. 手术治疗　凡腹内脏器破裂或创伤性膈疝,一经确诊应立即手术治疗。但有严重合并症者,术前应积极采取输血、输液以及其他抗休克措施,可根据具体症情合理使用呼吸器、胃肠减压和给氧等。

 复习思考题

1. 简述内伤的诊断标准?

2. 简述内伤急救的治疗措施包括哪些方面?

3. 简述常见内损出血的分类有哪些?

4. 请叙述脑震荡的临床表现?

5. 请叙述脑挫裂伤神经损伤的常见定位症状?

(李明哲)

PPT 课件
07章PPT

扫一扫
知重点

第七章

骨　病

学习要点

　　非化脓性关节炎、代谢性骨病、骨坏死性疾病、骨肿瘤的发病情况、临床表现、诊断与鉴别诊断、治疗等。

　　骨病是指运动系统(骨、关节、经筋)由于先天发育障碍、感染、损伤、肿瘤、退行性变、代谢障碍等因素导致局部骨、关节、经筋的病损和功能障碍,甚至可涉及整个机体的形态与功能破坏的各种筋骨疾病。本章所论述的化脓性骨髓炎、化脓性关节炎、骨关节结核、股骨头缺血性坏死、骨关节炎、骨质疏松症、骨肿瘤为临床常见骨病。

第一节　非化脓性关节炎

一、类风湿关节炎

　　类风湿关节炎是一种以多发性、对称性关节炎症为主,可引起肢体严重畸形的慢性全身性自身免疫性疾病。类风湿关节炎早期疼痛剧烈,故属中医"痛痹"范畴。本病常为对称发病,呈慢性过程。早期手、足、腕小关节游走、疼痛、肿胀、功能障碍;晚期出现关节畸形、僵硬、功能丧失、肌肉萎缩。据统计,轻型患者约占全人口的 2.5%,重者约占 10%。女性多见,男:女比例约为 1:2.5,16~55 岁多发,本病最终导致的结果以关节强直、功能丧失为主,严重者可导致残废,危及生命者少见。

【病因病机】

　　中医学认为脾肾不足,元阳营气虚损,是本病发病的内因;外感寒湿,邪滞骨节,是本病的外因。正虚邪实,毒滞筋骨,骨蚀筋损,骨节肿痛,畸形强直,或畸形,或功能障碍是本病的发病特点。病邪还可由浅入深,由经络及脏腑,重则导致脏腑病症出现。

　　西医学认为本病原因不明,可能与感染,过敏,内分泌失调,家族遗传,或免疫因素有关。本病的病理变化在关节主要为最初的滑膜炎、以后关节软骨面的改变及软骨下骨质的破坏、最后关节脱位和畸形,在关节外主要为皮下结节、血管炎及眼、心、肺等病变。多数人认为甲型链球菌感染为本病的诱因。

【诊断要点】

（一）临床表现

1. 发病情况

（1）发病类型：①隐渐发病：约占70%的患者为此类型，起初，仅少数关节疼痛，无明显肿胀。时轻时重，时好时坏。数周或数月后病情渐重。②急性发病：不超过10%的患者属此型，患者突发高热，全身和局部症状明显。③中间型发病：发病速度和症状轻重介于上述两者之间，约占20%的患者。

（2）发病诱因常为受凉、受潮、劳损、受风、产后、外伤。受累关节以腕、指、膝、趾等关节最常见，在手指关节中以掌指关节和近侧指间关节最常见，其次为踝、肘、肩等关节，跟骨、颈椎及骶髂关节最少见。

2. 症状　常见的全身主要症状有发热、倦怠、无力、全身肌肉酸痛、食欲减退、消瘦、贫血等。主要的局部症状有关节晨僵、疼痛、肿胀、功能障碍、关节畸形等。

3. 体征　受累关节出现红、肿、热、痛等炎症表现，关节活动受限；受累关节常呈对称性，以累及双侧的掌指和近侧指间关节常见，还可累及腕、踝、肘、跖趾、趾间关节等；常继发或原发累及手足的腱鞘和肌腱，出现腱鞘炎及肌肉和皮肤萎缩；局部淋巴结肿大；交感神经紊乱，如手掌红斑，或手掌、足多汗；典型畸形：腕关节尺偏畸形，手指的尺偏、鹅颈或扣眼畸形，足外翻畸形（图7-1、7-2、7-3、7-4）。握力减弱或行走速度减慢，部分患者可查到皮下结节，血管炎等其他关节外结缔组织病损。

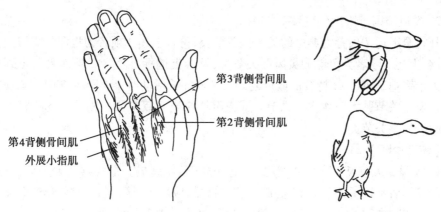

图 7-1　引起尺偏畸形的手内在肌　　　　图 7-2　鹅颈畸形

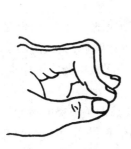
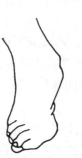

图 7-3　扣眼畸形　　　　　图 7-4　晚期足部畸形

4. 实验室检查

血液检查:血红蛋白减少,白细胞计数正常或降低,但淋巴细胞计数增加。

急性反应蛋白:炎症或组织坏死,都能引起一组血清蛋白的改变或增加,此组血清蛋白统称为急性反应蛋白。红细胞沉降速度(ESR)加快。丙反应蛋白阳性。

类风湿因子(RF):阳性。

关节滑液分析:外观黄或黄绿、混浊,白细胞 $15×10^9$/L,黏性低,滑液含糖量降低。

5. X 线检查 早期可见关节周围软组织肿胀,有骨质疏松,骨皮质密度降低,骨小梁排列紊乱,关节间隙增宽,软骨面边缘骨质腐蚀,关节软骨下有囊状形成,在手足小骨及尺、桡骨远端可见到骨膜新生骨形成。后期关节间隙因软骨面破坏而变狭窄或关节间隙消失,关节呈纤维性或骨性强直于畸形的位置。

(二)诊断标准

美国风湿病学会(ARA)1987 年 6 月第 51 次风湿性关节炎的诊断标准为:

1. 晨起关节僵硬至少 1 小时(≥6 周)。

2. 3 个以上关节肿胀(≥6 周)。

3. 手关节、或掌关节、或端指骨间关节肿胀(≥6 周)。

4. 对称性肿胀,至少 6 周。

5. 手的 X 线表现改变(至少有骨质疏松和关节间隙的狭窄)。

6. 皮下结节。

7. 类风湿因子阳性(滴度>1∶20)。

凡符合上述 7 项者为典型的类风湿关节炎;符合上述 4 项者为肯定的类风湿关节炎;符合上述 3 项者为可能的类风湿关节炎;符合上述标准不足 2 项而具备下列标准 2 项以上者(①晨僵。②持续的或反复的关节压痛或活动时疼痛至少 6 周。③现在或过去曾发生关节肿大。④皮下结节。⑤血沉增快或 C 反应蛋白阳性。⑥虹膜炎。)为可疑的类风湿关节炎。

【鉴别诊断】

1. 风湿性关节炎 多为儿童患者,起病急骤,伴高热。主要累及大关节,游走性明显。发作后不遗留关节畸形,心脏损害较常见,应用水杨酸剂后,疗效迅速而显著。

2. 关节结核 发病年龄较轻,起病缓慢,多为单关节发病,可伴有其他结核病灶。类风湿因子检查阴性,结核菌素试验阳性,用脓汁或关节液培养结核菌呈阳性。

3. 痛风 症状主要表现在跖趾关节,初次发作多在夜间,疼痛日轻夜重,血尿酸增高。

4. 强直性脊柱炎 本病以前认为属类风湿关节炎的一种类型,但是,本病始于低骶关节,非四肢小关节;关节滑膜炎不明显而钙化骨化明显;类风湿因子检查阴性,并不出现皮下类风湿结节;阿司匹林等对类风湿关节炎无效的药物治疗本病能奏效。

【治疗】

目前对类风湿关节炎,尚无根治的良好办法,类风湿关节炎的治疗目的:①让患者了解疾病的性质和病程,增强患者与疾病作斗争的信心,与医生密切配合,主动做好功能锻炼。②缓解疼痛。③抑制炎性反应,消散关节肿胀。④保持关节功能,防止畸形发生。⑤纠正关节畸形,改善肢体功能。

（一）支持疗法

包括富有蛋白及维生素的饮食;针对贫血及骨质疏松,可补充铁剂、维生素 D 和钙剂。还可短暂或间断地使用支架或夹板固定受累关节,既可消肿止痛,又不致引起关节强直。慢性期患者,可适当选用物理疗法或中药外敷、按摩、功能锻炼、体操、疗养等。

（二）内治法

1. 辨证施治

（1）行痹型:肢体关节疼痛,痛无定处,关节屈伸不利,舌苔薄白,脉浮等。治宜祛风除湿,通络止痛。用防风汤加羌活、桂枝。

（2）痛痹型:肢体关节疼痛剧烈,遇寒痛甚,痛处皮色不红,触之不热,苔薄白,脉弦紧。治宜散寒止痛,祛风活络。用乌头汤或麻桂温经汤加减。

（3）着痹型:肢体关节肿胀疼痛,痛有定处,四肢沉重,肌肤麻木,苔白腻,脉濡缓。治宜除湿消肿,祛风散寒。用薏苡仁汤,蠲痹汤加减。

（4）热痹型:关节红肿,局部灼热疼痛,遇冷则舒,或有发热,口干烦躁,舌苔黄,脉滑数。治宜清热活络,疏风胜湿。用白虎汤加桂枝、连翘、葱白、丹皮、忍冬藤、防己、威灵仙、桑枝、赤芍等。

（5）尪痹型:病程日久,关节变形,肌肉萎缩,补肾祛寒,通经活络。用桂枝汤、真武汤或补肾祛寒治尪汤加减。

2. 雷公藤治疗

适应证:长期使用一线药物,效果不明显,或长期使用皮质类固醇,但效果不佳或已出现不良反应者。

禁忌证:孕妇、肝、肾功能不全、心脏病、高血压、贫血症、溃疡和过敏体质者。

用法:雷公藤片或雷公藤多苷片。每次 1~2 片,每日 2~3 次。

或取雷公藤根,去内外皮,切碎木质 15g,加水 400ml,文火水煎（不加盖）2 小时,取汁 150ml,渣再加水煎,取汁 100ml,混合后分早晚两次服,每日 1 剂,7~10 天为一疗程。疗程之间停药 2~3 天,可用 3~4 个疗程。

3. 西药的应用

（1）一线药物:为首选药物。①水杨酸制剂:水杨酸钠、阿司匹林。②吲哚美辛药物。③灭酸类药物:甲芬那酸、氟天酸、氯芬那酸、甲氯芬那酸、吡罗昔康等。④丙酸类药物:布洛芬等。⑤吡唑酮类药物:保泰松羟基、保泰松、瑞比林。⑥苯乙酸类药物:alclofenac 等。

（2）二线药物:可缓解症状,仅适用于长期使用一线药物不能控制病情的患者。①金制剂:硫代苹果酸金钠、硫代葡萄糖金钠等。②抗疟类:氯喹、羟氯喹等。③D-青霉胺。

（3）三线药物:一般在长期使用一、二线药物不能控制病情的情况下,才考虑使用的药。该类药物属免疫抑制剂,亦称为细胞毒或细胞稳定药。如硫唑嘌呤、环磷酰胺。

（4）肾上腺皮质类固醇和垂体促肾上腺皮质素:①皮质类固醇:地塞米松、可的松、氢化可的松、泼尼松、泼尼松龙。②促肾上腺皮质素（ACTH）。本类药消炎止痛作用迅速、完全,但不能根治。长期服用后不良反应颇多,而且停药困难,所以该药的临床使用时应慎重。

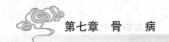
（三）外治法

1. 中药　可用狗皮膏等敷贴；或可用骨科熥洗药、风伤洗剂等熏洗，用活络水等外擦。

2. 针灸治疗　可用皮针按病取穴，经穴相配，循经弹刺，做到远近结合，中、轻弹刺激结合，以皮肤充血为度。每日 1 次，15 次为 1 个疗程。

3. 理筋疗法　局部肿痛者可选用点穴镇痛及舒筋手法，关节活动不利、功能障碍者可选用活节展筋手法。

4. 物理疗法　可在患处用 1%雷公藤或 2%乌头直流电导入及同位素疗法、激光疗法、热水浴等。

（四）手术疗法

1. 适应证

（1）早期疼痛较剧、功能障碍非手术治疗 18 月无效者。

（2）晚期严重畸形，功能障碍者。

2. 手术方式

（1）滑膜切除术：适用于活动性滑膜炎非手术治疗关节肿痛仍甚者。

（2）关节清理术：适应于已有软骨和骨质破坏者。

（3）肌腱延长和关节囊切开术及截骨术：适用于关节畸形严重，尚有一定活动功能者。

（4）截骨术：适应于关节严重破坏者。

（5）关节融合术：适应关节严重破坏者。

（6）跖趾关节切除术：适应于足趾关节畸形，影响穿鞋、行走者。

【预防与调护】

1. 避免寒、凉、潮湿的生活、工作环境。劳逸结合，避免过劳，加强体质锻炼。

2. 川乌等辛燥之品需久煎，不宜久服，中病即止。

3. 关节肿痛严重时需制动，病情静止期可行关节功能锻炼。

4. 多食用富含维生素及钙质的食物。

知识链接

在当今，类风湿关节炎不能被根治的情况下，防止关节破坏，保护关节功能，最大限度地提高患者的生活质量，是我们的最高目标，因此，治疗时机非常重要。早期积极、合理使用改善病情的抗风湿药（DMARDs）治疗是减少致残的关键。

二、退行性骨关节病

退行性骨关节病简称骨关节病，是一种常见的慢性关节疾病。其主要病变是关节软骨的退行性变和继发性骨质增生。多见于中老年人，女性多于男性。好发在负重较大的膝关节、髋关节、脊柱及手指关节等部位，该病亦称退行性关节炎，增生性关节炎，老年性关节炎等。属中医"骨痹"范畴。

【病因病理】

中医学认为,本病不外"邪实正虚"。邪实是外力所伤,瘀血内滞或外邪侵袭,经脉痹阻,关节失利。正虚是肾元亏虚,髓空骨虚关节不利;肝血不足,筋失所润而见节涩、筋急,发为骨痹。

退行性骨关节病可分原发性和继发性两种。①原发性是指发病原因不明的退行性骨关节病(无创伤、感染、先天性畸形病史,无遗传缺陷、全身代谢和内分泌异常),多见于50岁以上的肥胖者。②继发性指有先天畸形,创伤,致关节面后天性不平整,关节不稳,关节畸形及医源性等因素(如长期不恰当使用皮质激素等引起的骨关节炎)。

成人骨关节软骨内无神经血管,营养物质首先由滑膜血管丛弥散到滑液,再通过软骨基质到软骨细胞。软骨基质由胶原和糖蛋白组成框架,其中嵌镶软骨细胞,含有80%的水分,关节活动时,关节透明软骨面之间产生相互挤压和放松作用,基质内的水分随之挤压,进出基质。如此反复交替,保持了关节软骨的营养供应。若这种渠道遭到破坏,即可产生软骨基质的改变,进而使软骨细胞破坏和坏死,导致骨关节病变的一系列变化。它的原因是多方面的,其中年龄是发病的重要因素,55~65岁的人约85%具有本病的X线改变,但不一定发病;关节内创伤、炎症、异常代谢产物沉着、反复出血后大量铁质沉积,以及在关节内反复注射皮质类激素等,均可导致关节内软骨基质破坏;内分泌异常产生,可使软骨细胞异常,这些因素都可导致继发性骨关节病的出现。继发于创伤后称为创伤性关节炎。

最早的病理改变发生在关节软骨,首先关节软骨局部发生软化、糜烂,最后软骨下骨外露,形成骨赘、关节内游离体。继发骨膜、关节囊及关节周围肌肉的炎症、纤维化和增厚,使关节面上生物应力失调,病变不断加重。

【诊断要点】

（一）临床表现

退行性骨关节病的主要症状是疼痛,初期轻微钝痛,以后逐步加重。有的患者在静止或晨起时感到疼痛,稍微活动后减轻,称之为"休息痛",为软骨下充血所致。如活动过量,关节摩擦也可产生疼痛,休息后好转。疼痛有时与天气变化、潮湿受凉有关。继之患者常感到关节活动不灵活、僵硬,晨起或休息后不能立即活动,需经过一定时间后始能解除僵硬状态,关节时有各种不同响声,如关节摩擦声等。有时可出现关节交锁。

关节炎发展到一定程度,关节肿胀明显,特别是伴有滑膜炎时,关节内可有积液,浮髌试验阳性,主动或被动活动都受限。查体有关节肿胀,中度以下积液,膝关节浮髌试验阳性;髋关节增大内旋时疼痛加重。关节周围肌肉萎缩,活动时可有不同程度的活动受限和肌痉挛,或关节内吱嘎声。严重时可见关节畸形,如膝内翻。髋关节Thomas征阳性,有时可触及关节内游离体。手指远侧指间关节侧方增粗,形成Heberden结节。

X线片显示关节间隙狭窄及不等宽,关节边缘有骨赘形成。后期骨端变形,关节表面不平整,边缘骨质增生明显。软骨下骨有硬化和囊腔形成,伴滑膜炎时髌下脂肪垫模糊或消失。

实验室检查:一般都在正常范围内。关节液检查可见白细胞增高,偶可见红细胞。

（二）诊断

1. 起病隐匿,发病缓慢,多见于中老年。

2. 疼痛 初起病变关节隐隐作痛,活动不利,关节开始活动时疼痛,活动后减轻,负重或活动多时加重;气候变化亦可加重。

3. 僵硬 常出现在清晨起床后,或白天休息一段时间不活动后。特点是僵硬时间短,一般不超过 15 分钟,活动后可缓解。

4. 关节肿胀与肌肉萎缩 局部关节可轻度肿胀,活动时关节内常有"吱嘎"声或摩擦声。严重者可见肌肉萎缩。

5. 活动受限与关节畸形 早期不明显,后期因关节囊纤维化、骨赘、关节面不平等可出现关节功能受限,严重者可出现关节畸形。

6. X 线片检查 骨质疏松,关节面不规则,关节间隙狭窄,软骨下骨质硬化以及边缘唇样改变,骨赘形成。

7. 关节液检查可见白细胞增高,偶见红细胞。

【鉴别诊断】

1. 腰椎间盘突出症 腰腿窜痛、麻木,咳时加重。腰部活动受限,跛行。下肢前或后外侧感觉迟钝,直腿抬高试验阳性,椎旁有压痛并向下肢放射,可有肌力及腱反射异常。CT 检查有助于诊断。

2. 类风湿关节炎 关节疼痛、肿胀、畸形,活动受限,与退行性骨关节病相似,但类风湿因子检测阳性,抗"O"试验阳性。X 线检查有特有征象(见类风湿关节炎)。

3. 风湿性关节炎 常见于儿童,起病急骤,主要表现为全身大关节疼痛,红肿,呈游走性,伴全身症状。

【治疗】

关节软骨破坏程度与关节负重有直接关系。故在治疗中除辨证施治外,最重要的是减少关节活动度和负重,对患病关节要"爱惜",以延缓病变的进程。

（一）内治法

1. 中药治疗

(1)肾虚髓空:关节隐痛,腰膝酸软,活动不利。伴头晕、耳鸣、目眩、苔薄白。

治则:补肾益髓,强筋壮骨。

方剂:左归丸。

(2)阳虚寒凝:关节疼痛、重着,屈伸不利,天气变化加重,昼轻夜重,遇寒痛增,得热稍减。舌淡,苔白,脉沉细缓。

治则:补肾壮阳,散寒通痹。

方药:右归丸合蠲痹汤。

(3)瘀血阻滞:关节刺痛,痛有定处,关节畸形,活动不利,面色晦暗。脉沉细。

治则:行气活血,祛瘀通络。

方药:桃红四物汤。

另可服壮骨关节丸,6g/次,2 次/日。

2. 西药治疗 双氯芬酸钠缓释胶囊 50mg/次,2 次/日。或用保泰松、吲哚美辛、布洛芬等抗炎止痛药。

（二）外治法

1. 中药熏洗　羌活 30g,当归 30g,五加皮 30g,川椒 20g,透骨草 20g,用纱布包裹后用水煎煮,趁热熏蒸患处,稍冷后用药液浴洗患处,并轻揉患部,1~2 次/日。

2. 敷贴法　乳香 10g,没药 30g,生川乌 10g,白芥子 10g,花椒 20g,公丁香 10g 等药研末,以食醋调湿装小布袋蒸热后敷患处,1 次/周。此外可用狗皮膏、天和骨通等局部敷贴。

3. 离子透入法　用熏洗剂患处导入。

4. 理疗　可选用热疗、离子透入。

（三）手术治疗

1. 适应证

(1)骨刺较大,关节内有游离体。

(2)关节畸形,部分关节面完好。

(3)疼痛严重,关节面广泛破坏。

2. 手术方式

(1)关节清理术。适应于关节内有游离体之患者。

(2)截骨术和关节成形术。适用于关节畸形,关节面未破坏。

(3)关节融合术或人工关节置换术。适用于关节面破坏严重患者。

【预防与调护】

1. 肿痛明显时,注意休息,减少关节活动、负重。

2. 肥胖患者应减轻体重。

知识链接

　　本病的治疗方法很多,但是一定要根据病情的不同阶段采用不同的治疗方法。同时应该综合应用自我训练、减肥、有氧操、关节活动度训练、肌力训练、助行工具、膝内翻的楔形鞋垫、职业治疗及关节保护、日常生活的辅助设施以及对患者的健康教育等方法措施,以最大限度地减轻症状,恢复正常的生活和工作。

第二节　代谢性骨病

当各种原因所引起的骨矿物质或骨基质代谢紊乱,引起的骨组织生物化学和形态学变化(临床表现为骨质疏松、骨的生长发育障碍、发育畸形和骨坏死)及伴随而出现的一系列症状和体征,称为代谢性骨病。本节只讨论临床常见的骨质疏松。

骨质疏松

骨质疏松(osteoporosis)是指因全身性骨量减少(表现为单位体积骨量降低),骨强度降低而引起局限性骨痛、畸形及骨折的临床综合征。发病与内分泌紊乱、钙吸收不良等有关,有原发性与继发性之分。中医称为"骨痿",为脾胃、肝肾亏虚所致。以老年人,女性多发。

知识链接

骨质疏松是 Pornmer 在 1985 年提出来的,直到 1990 年在丹麦举行的第三届国际骨质疏松研讨会,以及 1993 年在中国香港举行的第四届国际骨质疏松研讨会上,骨质疏松才有一个明确的定义,并得到世界的公认:原发性骨质疏松是以骨量减少、骨的微观结构退化为特征的,致使骨的脆性增加以及易于发生骨折的一种全身性骨骼疾病。每年的 10 月 20 日为"国际骨质疏松日"。

【病因病理】

骨质疏松多因饮食不节,损伤脾胃,久则脾失运化,影响水谷精微化生,气血之生长,内不能调和五脏六腑,外不能洒陈于营卫筋骨,加之患者年老体弱,肢体少动,日久酿成本病。或肝肾受损,肾阴不足则骨无以充,骨蚀质松,故骨骼疼痛酸楚,甚则骨折,发为本病。

西医学认为,本病可由内分泌的雌激素缺乏、甲状旁腺激素(IPTH)增高、降钙素(CT)降低而发生;或因营养蛋白质及钙的缺乏;或因久卧、长期不运动,出现肢体废用,成骨细胞活性减弱,破骨细胞活性相对增强,发生骨质疏松;或因遗传、其他因素也可导致骨质的发生。在病理研究中发现,骨质疏松的主要病理改变为全身骨量减少。一般同时具有密质骨骨质疏松及骨小梁骨质疏松,但以一种起主导作用。由于破骨细胞将松质骨和密质骨的内部吸收,可使骨的厚度变薄(骨内膜为甚),髓腔增大。而骨外膜的成骨细胞仍缓慢地产生新骨,所以骨的外形稍增粗。

【诊断要点】

(一)临床表现

本病多见于老人、妇女。骨质疏松的主要表现为局限性疼痛、畸形和骨折。疼痛多见于脊柱胸段及下腰段,疼痛程度与骨质疏松程度成正比。在上楼,体位改变以及震动时可使疼痛加重,严重者可因轻微的外力,如咳嗽、喷嚏后发生压缩性骨折,局部立即出现急性锐痛,不予特殊治疗,3~4 周后可逐渐缓解。另一些因脊柱侧弯、椎体压缩性骨折及椎体后突可引起慢性背深部广泛性锐痛,伴全身乏力。部分骨质疏松患者常无明显症状,偶尔拍骨 X 线片时被发现压缩性骨折。本病骨折以椎体、股骨颈和尺桡骨远端多见。胸椎压缩性骨折可引起胸廓畸形和疼痛,导致肺部气体交换受限,使肺部易感染,还可影响心脏功能。

(二)诊断

1. 全身疼痛,逐渐加重,但以局限性腰背疼痛明显,四肢酸痛为主,活动时疼痛加重,甚至卧床不起。

2. 脊柱常有后突畸形。轻微外伤则致桡骨下端、股骨颈、脊柱等处骨折。

3. X 线片后期可见骨质普遍稀疏,以脊柱、骨盆、股骨上端明显。腰椎椎体出现鱼尾样双凹形,椎间隙增宽,有许氏结节,胸椎楔形改变,受累椎体可多发、散发。

4. 骨密度检测　骨密度值降低 2S 以上。

【鉴别诊断】

1. 骨软化症　亦有脊柱疼痛、畸形。可有青枝骨折。X 线片可见广泛脱钙、椎体双凹。还可见假性骨折线(带状脱钙区),即卢塞(Looser)线。

2. 骨髓瘤　可有脊柱疼痛、病理骨折,X 线片有骨质疏松。但另有发热、易感染、消瘦、头晕、心悸、截瘫等表现。X 线显示骨骼典型边缘清晰的脱钙区;实验室检查可见贫血及血沉加快、血浆球蛋白(免疫球蛋白 M)增高、血钙升高、血尿酸增多,胆固醇降低、氮质血症,本周尿蛋白阳性。骨髓涂片有骨髓瘤细胞。

【治疗】

本病多见于老人、妇女。为肾精日衰,气血虚弱之故,治宜以调补脾肾为主,兼以饮食调养,适当运动为助,延以数月、数年,才可收效。

(一)内治法

1. 中药治疗　以调补脾肾为主。

(1)脾气虚弱型

治则:健脾益气。

方药:参苓白术散加减。若见饮食不佳,胃脘不适,可加焦山楂、厚朴、麦芽等。

(2)肾阴虚型

治则:滋阴壮骨。

方药:左归丸加减。如阴虚火旺之症明显者,可与知柏地黄丸合用;也可加血肉有形之品,如鳖甲、鹿茸、紫河车等。

2. 西药治疗

(1)补钙:1~1.5g/d;维生素 D400~500U/d。

(2)性激素:女性(雌激素)口服己烯雌酚 0.5~1.0mg/d;连服 4 周后,停 1 周。可与丙酸睾丸素合用以增强疗效,肌内注射 50mg/次,3~4 日 1 次。男性可用丙酸睾丸素治疗。

(3)氟化钠:有人认为氟化钠可与羟磷灰石结合,对骨盐晶体结构有稳定作用,可抑制骨质吸收。

(二)其他疗法

可配合营养与体育疗法,补充骨蛋白和钙盐,刺激成骨细胞活动,以利于骨质形成;还可针对病因治疗,或施行矫形手术治疗。

【预防与调护】

1. 调节饮食,补充高含蛋白质、钙盐及维生素 D、C 的食物。

2. 适当运动,骨痛需卧床者应在床上进行适当的四肢运动,但应避免负重物或颠簸。

3. 需辨明骨质疏松的病因,不可盲目补钙及滥用激素,以免浪费或导致其他疾病。

4. 疗效判断,应以临床症状和实验室检查为主,而不以 X 线征象为主。因骨量丢失>30%时 X 线片才可见骨质疏松,骨量增加时亦需较长时间方可反映。骨密度检测较 X 线片灵敏(骨量丢失 10%既可反映)。

第三节　骨坏死性疾病

骨坏死性疾病是指骨的活力成分(骨细胞、骨髓造血细胞及脂肪细胞)的坏死,主要包括儿童的骨软骨病和成人的缺血性骨坏死。相当于中医的"骨蚀",其属寒者与西医学骨缺血性坏死较为相似。

股骨头缺血性坏死

股骨头缺血性坏死是指由于某种原因导致股骨头的活骨组织坏死的一种病理过程,由于其病理机制多为骨质的血供障碍所致,又称为股骨头无菌性坏死。属于中医"骨蚀"的范畴,其属寒者与西医学骨缺血性坏死较为相似。本病可见于儿童及成人,其中成人多发于20~40岁,男多于女。

【病因病机】

引起股骨头坏死的病因复杂,尚未完全明了。当前主要分为创伤性和非创伤性两类,创伤性是由于髋部受创伤因素所引起,如髋关节脱位、股骨颈骨折等;非创伤性是由于激素、放射病、减压病、滑膜炎、骨发育不良、大量饮酒等原因所致。其发病机制尚不完全清楚,主要有脂肪栓塞学说、骨内高压学说、血管病变学说和细胞学说等,大体经过骨坏死和骨修复两个病理改变阶段,最后导致髋关节严重的残疾。

中医学认为本病外因为跌扑损伤,气滞血瘀,内因为肝肾亏虚而导致。由于肾主骨、生髓,肝主筋、藏血,肝肾亏虚,则筋骨失养,故见骨质坏死,筋骨枯萎,屈伸不利,经络阻隔,不通则痛。

【诊断要点】

(一)病史

有髋部外伤史或长期使用激素史或长期酗酒史。部分患者有原发病史,主要表现在类风湿关节炎、强脊炎、系统性红斑狼疮等引起髋关节症状的多考虑为合并股骨头坏死。

(二)症状和体征

1. 疼痛　最早出现的症状,多数患者以此就诊。疼痛性质、程度、疼痛出现的时间、部位有很大差异。疼痛的出现提示股骨头坏死已有一段时间。总的来说,疼痛以隐痛及刺痛为主,部位可在髋部、特别是内收肌起点处,部分患者可有膝内侧疼痛,部分患者有臀区或下腰痛。

2. 跛行　与疼痛同时出现,早期为痛性跛行,晚期单侧呈摇摆跛行,双侧呈"鸭步"。

3. 髋关节功能障碍　早期髋关节活动正常或轻度外展、内旋受限,后期髋关节活动受限明显,以外展、内旋为主。严重者关节功能完全丧失,丧失劳动力,甚至卧床。

4. 体征　双下肢不等长,肌肉萎缩,髋关节屈曲挛缩试验(+),"4"字试验(+),单髋负重试验(+),膝高低征(+)。

(三)辅助检查

1. X线检查　本病诊断、分期的主要手段与依据,拍双髋正位和蛙式位、侧位片(图7-5)。临床常用分期包括菲卡(Ficat)分期、麦考分期等。临床上可将X线表现分为四期。

知识链接

Ficat 分期根据临床表现、X 线片及血流动力学对股骨头缺血性坏死进行分期,具有很强的实用性和科学性:0 期:无症状,无 X 线异常表现,此期称为静默髋;Ⅰ期:偶有轻微髋关节疼痛,晚间较重。体检可发现患髋内旋及外展活动轻度受限。X 线片显示骨质疏松等。Ⅱ期:临床症状逐渐加重,可根据 X 线分为ⅡA、ⅡB。前者可见广泛骨质疏松、囊性变或硬化。后者以"新月征"为特征,是软骨下坏死吸收的表现,头变平,但关节间隙正常;Ⅲ期:疼痛持续加重,关节活动明显受限,跛行。X 线片示股骨头的圆形连续性中断、塌陷,有明显的死骨形成,关节间隙正常;Ⅳ期:X 线片显示髋臼变性、股骨头变扁,甚至完全塌陷,关节广泛增生,关节间隙逐渐变窄或消失。

　　Ⅰ期:软骨下溶解期。头外形正常,仅在某些区域(如负重区)软骨下出现囊性变或"新月征"。

　　Ⅱ期:股骨头坏死期。头外形尚正常,在头的外方或外上方及中部可见密度增高区,周围有时出现硬化带。

　　Ⅲ期:股骨头塌陷期。头部出现阶梯状塌陷或双峰征,软骨下有细微骨折线,负重区变扁,并有周围骨质疏松现象。

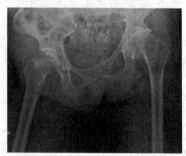

图 7-5　股骨头缺血性坏死

　　Ⅳ期:股骨头脱位期。坏死区继续向内下方发展,头扁平、增生、肥大,可向外上方脱位,关节间隙狭窄,髋臼边缘增生硬化。

　　2. CT 检查　对Ⅰ期股骨头坏死的诊断无帮助,但对Ⅱ、Ⅲ期病变可更清晰显示坏死灶的边界、面积、硬化带情况、病灶的自行修复以及软骨下骨折情况。

　　3. MRI 检查　早期诊断最先进的方法,已较普遍采用。

　　4. 放射性核素骨扫描。(详见第二章第三节中医伤科辨证基础"影像学检查"部分)

　　5. 骨髓功能检查　可做骨髓内压测定。正常静息压 2.67kPa,一般不超过 4kPa(30mmHg),加压试验压力为 5.3kPa,压力超过正常上限,提示早期股骨头缺血性坏死。

　　6. 髓芯活检　空心环锯,钻取髓芯病检,可做确诊诊断。

　　7. 数字图像分析　较 X 片可提早 9~18 个月诊断。用普通 X 片线置于多光谱彩色数据系统上,进行校正处理,坏死区在彩色图像上呈蓝色。

【治疗】

　　本病的治疗应当遵循以下原则:①解决血液循环障碍,促进骨坏死修复——治疗本病的基本方法。②防止塌陷——保留髋关节功能,防止晚期退行性骨关节病的关键。③纠正塌陷和增生变形——针对晚期患者的治疗方法。主要分为非手术和手术治疗。

　　(一)非手术治疗

　　1. 一般治疗　停止使用激素、戒酒、减少或禁止负重、理疗。

　　内治法:中药治疗适用于Ⅰ、Ⅱ期的治疗,特别是一些不愿意手术的患者,Ⅲ、Ⅳ期的配合治疗。

　　外治法:①制动。②外用药。③理疗。④高压氧治疗。

（二）手术治疗

1. 髓芯减压术 适用于Ⅰ期。作用：通过减压，降低骨内高压解除骨内静脉瘀滞，改善血液循环，以促进修复。

2. 股骨转子间区截骨术 适用于Ⅱ、Ⅲ期患者，坏死范围较小或不超过股骨头总面积2/3者。此法通过截骨将使未发生坏死的坚硬部位承受压力，避免病变部位受压，为自身修复创造条件。目前较少采用（做此手术后再做人工关节会有很大的困难），具体有内翻楔状截骨术、内翻后倾截骨术、经转子间前旋转截骨术。

3. 带肌蒂或血管蒂骨瓣移植术 适用于Ⅱ期、Ⅲ期早期。通过提供活骨，改善血供，同时向股骨头内提供力学支撑，防止塌陷。具体方法包括带缝匠肌或股方肌骨瓣移植术、带旋髂深血管蒂髂骨瓣移植术、吻合血管的腓骨游离移植术等（较少用）。

4. 多条血管束植入 适用于Ⅱ、Ⅲ期患者。通过提供充分血运，改善静脉回流，降低骨内高压。血管束来源主要是旋股外侧动脉的升支、横降支。做此手术时，要做髓芯减压术。

5. 闭孔神经切断术 适用于年老多病不能做大手术的晚期患者，为一种姑息疗法，起到减轻疼痛，缓解症状的作用。

6. 人工关节置换术 行人工全髋关节置换术，主要用于年龄大于60岁的晚期患者，目前为了提高生活质量，适应证有所放宽。

另外，手术治疗方法还包括胎儿软骨移植术、胎儿骨移植术等。

第四节 骨 肿 瘤

骨肿瘤是指凡发生在骨骼或其附属组织（骨髓、骨膜、血管、神经等）的肿瘤。属中医的"骨疽""石疽"和"石痈"的范畴。

骨肿瘤的发生男性比女性稍多。原发性良性肿瘤比恶性多见。良性肿瘤中以骨软骨瘤、软骨瘤多见。恶性肿瘤以骨肉瘤、软骨肉瘤和纤维肉瘤多见。

【病因病机】

1. 邪实正虚 虚邪侵袭，体质强弱与本病的发生、发展、预后有着密切关系。正虚体弱，腠理不密，虚邪侵入，脏腑功能失常，气虚血亏，气血不和，气血壅塞，邪居瘀结，结聚成瘤。

2. 气滞血瘀 气血瘀滞，经络阻隔，蕴结日久，骨与气并，日以增大，凝结成块。

3. 肾虚精亏 先天禀赋不足，髓不养骨，或秉承遗传，易生骨肿瘤。

西医学认为骨肿瘤的发病与遗传、体质、营养、免疫功能、外界环境等因素有关。另外有些骨肿瘤的发生与损伤有关；有些与感染有关；人体长期接受大量放射性物质亦可滋生本病。

【诊断要点】

（一）发病情况

1. 发病年龄对骨肿瘤诊断有参考价值 如Ewing肉瘤发病年龄多在8~12岁的少年；骨肉瘤发病年龄在15~25岁的青年；骨巨细胞瘤主要发生于成人；而老年人则以骨转移癌和骨髓瘤常见。

2. 发病部位 多数骨肿瘤有各自的好发部位，如骨肉瘤好发于长骨干骺端，而且多见于股骨下端及胫骨上端；Ewing肉瘤好发于长骨干骺部、骨干部及骨盆；骨巨细胞瘤好发于四肢长骨的骨端；骨转移性肿瘤发生在骨盆最多。

3. 病程　一般良性骨肿瘤发病病程长，进展速度慢；恶性骨肿瘤发病病程短，进展速度快。

（二）临床表现

1. 全身症状　良性骨肿瘤多无明显变化。恶性骨肿瘤后期出现全身衰弱、食欲不振、形体消瘦、精神萎靡、神疲乏力、面色苍白等。

2. 骨肿瘤的局部症状和体征主要是肿块、肿胀、功能障碍、疼痛与压痛等，以及由于瘤体所产生的压迫与梗阻症状。

（1）疼痛与压痛：疼痛是生长迅速的肿瘤最显著的症状。良性肿瘤多无疼痛，但有些良性肿瘤，如骨样骨瘤，可因反应骨的生长而产生剧痛。恶性肿瘤几乎均有疼痛，开始为间歇性、轻度疼痛，以后发展为持续性剧痛，夜间加重，并可有压痛。良性肿瘤恶变或合并病理性骨折，疼痛可突然加重。

（2）肿块和肿胀：良性骨肿瘤肿块一般边界清楚，周围软组织无肿胀，硬度如骨样，无活动度；恶性骨肿瘤肿块常出现在疼痛之后，生长迅速，边界不清楚，周围软组织肿胀。位于骨膜下或表浅部位的肿块容易被发现，骨髓内或深层部位的肿块，常在晚期才能发现。

（3）功能障碍：骨肿瘤患者常因疼痛和肿块影响，而出现一定的功能障碍。生长迅速，疼痛剧烈的恶性骨肿瘤大多功能障碍明显。一般良性骨肿瘤无功能障碍。良性肿瘤恶变或病理骨折时功能障碍明显。接近关节部位的骨肿瘤，常因关节功能障碍来就诊。不论是良性的或是恶性的脊髓肿瘤都能引起截瘫。

（三）X线检查

1. 发病部位　每一种骨肿瘤，都有一定的好发部位。

2. 单发与多发　原发性骨肿瘤多为单发，转移性骨肿瘤多为多发。

3. 骨质破坏　良性肿瘤一般无骨质破坏，若有破坏，多是膨胀性、规则的破坏，界限清晰；恶性骨肿瘤为浸润性骨质破坏，边界不清，界线模糊。

4. 骨皮质　恶性肿瘤时出现虫蚀样、筛孔样或缺损破坏。

5. 恶性骨肿瘤产生瘤骨　特点是密度高、结构紊乱，可呈现均匀毛玻璃样、斑片状硬化或针状瘤骨。

6. 骨膜改变　良性骨肿瘤一般无骨膜反应。恶性骨肿瘤常有骨膜反应，常见的骨膜反应有葱皮状、日光样、放射状、毛发样、花边样、波浪样以及柯得曼三角（袖口征）等改变。

7. 软组织中阴影　在X线检查中，如软组织中出现肿瘤样阴影，说明肿瘤突破骨质、骨皮质已侵入软组织。常见的有棉花样、棉絮团样、斑点状、象牙样。提示肿瘤恶性程度高，或有恶变倾向。

（四）实验室检查

1. 良性骨肿瘤患者的血、尿、骨髓检查一般都正常。恶性骨肿瘤可出现红细胞沉降率加快，晚期大多数出现贫血。骨肉瘤、成骨性转移瘤因形成大量新生骨，所以碱性磷酸酶数值增高。

2. 同位素骨扫描　虽然不能确诊良、恶性肿瘤，但它可发现多发病灶，并且比X

线片早发现病灶,有助于早期诊断。

3. 病理检查 病理组织检查在骨肿瘤诊断中居很重要的位置,但病理组织检查结果必须结合病史、症状、体征、实验室检查、X线检查等综合分析加以诊断。

(五)良性骨肿瘤与恶性骨肿瘤的鉴别诊断(表7-1)

表7-1 良性骨肿瘤与恶性骨肿瘤的鉴别

	良性骨肿瘤	恶性骨肿瘤
病史	成年,生长慢,无症状	青少年,肿块生长快,疼痛严重,发热,消瘦
全身反应	多无全身症状	血沉加块,白细胞增多,恶病质
局部体征	肿块无压痛,皮肤正常,无转移	肿块有压痛,皮肤发热,静脉怒张,晚期有转移
X线表现	边缘清楚,无骨膜反应	边缘不清楚,骨质有破坏,骨膜反应明显
实验室检查	正常	贫血者碱性磷酸酶可增高
细胞状态	近乎正常	异形的多,大小不等,核大深染,有核分裂

知识链接

　　骨肿瘤的诊断必须注重临床、X线表现及病理三者结合,综合分析,才能作出正确诊断。在诊断过程中,应注意区分几个问题:①骨肿瘤与非骨肿瘤性变;②良性骨肿瘤与恶性骨肿瘤;③原发性骨肿瘤与转移性骨肿瘤。

【治疗】

对于骨肿瘤的治疗,应做到早期发现,早期诊断,早期治疗。良性骨肿瘤及肿瘤样变,以手术为主,在保存功能的情况下,彻底切除,防止复发及恶变。恶性肿瘤治疗以救命为主,争取保存一定的功能。以手术、中药、化疗、放疗、免疫等综合治疗。

(一)中药治疗

肿瘤早期以攻为主,攻中兼补;肿瘤中期攻补兼施;肿瘤晚期先补后攻。

临床实践证明,中药黄芪、灵芝、人参、党参、女贞子、山慈菇、半枝连、白花蛇舌草、水蛭、蜈蚣等对各类骨肿瘤有一定的疗效,可在辨证施治中参考使用。

(二)化疗

是利用化学药物抑制或杀死肿瘤细胞,以达到治疗目的。

1. 烷化剂 能作用于细胞内的蛋白和核酸中有某些成分,达到破坏细胞分裂,导致肿瘤细胞死亡。

(1)盐酸氮芥:用作体外循环动脉灌注,每10分钟注入10mg,一次总量为40~60mg。

(2)环磷酰胺:静脉滴注,一次剂量为600~1000mg,总量为8~10g。

(3)噻替派:局部注射,每次用10~20mg,总量为300mg。

2. 抗代谢药 以甲氨蝶呤(MTX)为主,且以大剂量为佳,一般用量为100~150mg/kg体重,一次可用3~10g左右,注射6小时后,必须用亚叶酸钙解毒。给药前一日及当日都需输液和碱化尿液,每日维持尿量在 3000ml 左右。

3. 抗生素:肿瘤在中晚期,或在治疗过程中常合并感染,所以应根据病情,适当应用有效抗生素,以预防和控制感染。肿瘤患者常用的抗生素有博来霉素、丝裂霉素、长春新碱等。

化疗药物常能抑制骨髓造血功能,所以在使用化疗过程中必须定期检查血常规。凡白细胞总数低于 $3×10^9/L$,血小板低于 $50×10^9/L$ 时,应立即停药。

（三）免疫治疗

免疫疗法是骨肿瘤切除后的辅助疗法之一,只有在原发骨肿瘤切除后才更有效。免疫疗法的作用在于使机体产生免疫反应,制止肿瘤细胞的生长。中药也且有调整、提高机体免疫能力,所以在骨肿瘤的治疗中可配合中医辨证施治,提高治疗作用。

（四）放射治疗

放射治疗是利用放射线或放射性同位素对肿瘤细胞的直接杀伤作用,以达到治疗目的的一种方法。

1. 适用放疗者

良性——血管瘤、动脉瘤样骨囊肿。

恶性——Ewing 肉瘤、恶性淋巴瘤、骨髓瘤等。

2. 辅助性放疗　手术不彻底,可放疗以减少复发,有些恶性肿瘤,需放疗、化疗同时应用以取得良好效果。

3. 姑息放疗　发展快、症状严重的肿瘤,应用放疗可暂时缓解症状。

4. 禁用放疗者　良性骨来源肿瘤、软骨来源肿瘤者禁用放疗,因为放疗可促进其恶变。

（五）手术治疗

1. 刮除术　适用于良性肿瘤及瘤样病变（图 7-6、7-7、7-8）。

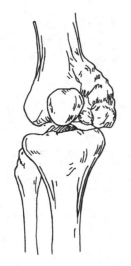 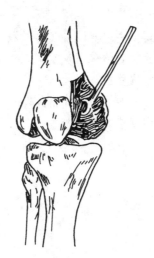 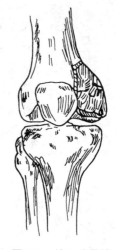

图 7-6　股骨内髁肿瘤　　　图 7-7　刮除肿瘤　　　图 7-8　植入碎骨块

2. 切除术　适用于良性和生长缓慢的低恶性度肿瘤。

3. 截除术　适用于低恶性度及早期发现的恶性骨肿瘤（图 7-9、7-10）。

4. 截肢及关节离断术 对恶性度高或复发恶性肿瘤,防止肿瘤扩散、转移、挽救患者生命,应考虑牺牲肢体,采用此种手术。

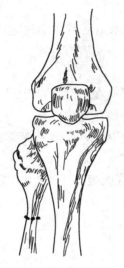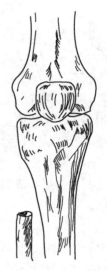

图 7-9 腓骨近端肿瘤　　　　　　图 7-10 腓骨近端肿瘤截除术后

【预防与调护】

1. 讲究卫生,增强体质,提高机体的抗病能力。

2. 在工作及生活环境中消除或减少化学、物理及生物等致癌因素对身体的影响。

3. 预防及治疗癌前期病变。

 复习思考题

1. 简述类风湿关节炎的临床表现?

2. 简述退行性骨关节病的主要临床表现?

3. 简述骨质疏松的原因有哪些?

4. 试述股骨头缺血性坏死的西医学治疗措施?

5. 恶性骨肿瘤手术治疗的方法有哪些?

(李明哲)

附录一　方剂汇编

二画

二妙散(《丹溪心法》)

〔组成〕黄柏(炒)9g　苍术(米泔浸炒)9g

〔功效与适应证〕清热燥湿。治疗湿热下注之筋骨疼痛、足软无力或足膝红肿热痛者。

〔用法〕共为细末,每服3~5g(亦可炼蜜为丸或作汤剂水煎服)

十灰散(《十药神书》)

〔组成〕大蓟　小蓟　山栀　大黄　荷叶　侧柏叶　茅根　茜草　丹皮　棕榈皮以上各药等量。

〔功效与适应证〕凉血止血。主治血热妄行之呕、咯血。

〔用法〕烧灰存性,研成细末,用纸包、碗盖于地上一宿,去火毒。用时用藕汁或萝卜汁磨京墨半碗,调服五钱,食后服下。

十全大补汤(《医学发明》)

〔组成〕党参10g　黄芪12g　肉桂0.6g　白术12g　茯苓12g　当归10g　川芎6g炙甘草5g　熟地黄12g　白芍10g

〔功效与适应证〕气血双补,治疗损伤后期气血衰弱,受伤组织生长缓慢及溃疡脓清稀薄,乏力盗汗,食欲不振,倦怠气短等症。

〔用法〕水煎服,每日1剂。

丁桂散(《中医伤科学讲义》经验方)

〔组成〕丁香　肉桂　上药各等份

〔功效与适应证〕祛风散寒,温经通络。治疗阴证肿疡疼痛。

〔用法〕共为细末加在药膏上,贴于患处。

七三丹(经验方)

〔组成〕熟石膏7份　升丹3份

〔功效与适应证〕祛腐提脓。治疗流痰、附骨疽、瘰疬、有头疽等症,溃后腐肉难脱,脓水不净者。

〔用法〕共为细末,掺撒于疮面上,或用药线醮药插入疮中,外用膏药或油膏盖贴。

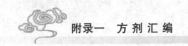

七厘散(《良方集腋》)

〔组成〕血竭30g　乳香4.5g　麝香0.36g　没药4.5g　朱砂3.6g　红花4.5g　儿茶7.2g　冰片0.36g

〔功效与适应证〕活血散瘀、止血定痛。治疗跌打损伤,骨折筋伤,瘀血内停及创伤出血等症。

〔用法〕共为细末,每服0.2~0.5g,日服1~2次。

八正散(《太平惠民和剂局方》)

〔组成〕木通　车前子　瞿麦　滑石　山栀子　大黄　炙甘草　萹蓄

〔功效与适应证〕清热泻火,通淋排石。治疗泌尿系结石、前列腺肥大属于湿热者。也可用于治疗腰部、骨盆部损伤后合并少腹急满、尿急、尿频、排尿痛淋沥不畅或癃闭,挛缩绞痛等。

〔用法〕水煎服,每日1剂。

八仙逍遥汤(《医学金鉴》)

〔组成〕防风3g　荆芥3g　川芎3g　甘草3g　当归6g　苍术10g　丹皮10g　川椒10g　苦参15g　黄柏6g

〔功效与适应证〕祛风散瘀,活血通络。治疗软组织损伤后,瘀肿疼痛,或风寒湿邪侵注,筋骨酸痛。

〔用法〕煎水熏洗患处。

八珍汤(《正体类要》)

〔组成〕党参10g　白术10g　茯苓10g　炙甘草5g　川芎6g　熟地黄10g　白芍10g　生姜5g　大枣5g　当归10g

〔功效与适应证〕补气养血。治疗损伤之中晚期气血俱虚,肉芽组织生长缓慢、创面久不收口者。

〔用法〕水煎服,每日1剂。

人参养荣汤(《太平惠民和剂局方》)

〔组成〕人参10g　炙黄芪10g　白术10g　陈皮10g　肉桂1g　当归10g　熟地黄7g　五味子7g　远志5g　茯苓7g　生姜10g　大枣10g　炙甘草6g

〔功效与适应证〕补益气血养心安神。治疗损伤后期气血虚弱之面色萎黄、神疲乏力、少气懒言、心悸失眠等。

〔用法〕水煎服,每日1剂。

九一丹(《医宗金鉴》)

〔组成〕熟石膏9份　升丹1份

〔功效与适应证〕提脓祛腐。治疗溃疡日久流脓未尽者。

〔用法〕共为细末,掺与创面,隔日1次。

三画

三色敷药(《中医伤科学讲义》经验方)

〔组成〕黄荆子(去衣炒黑)8份　紫荆皮(炒黑)8份　全当归2份　木瓜2份　丹参2份　羌活2份　赤芍2份　白芷2份　片姜黄2份　独活2份　甘草0.5份　秦艽1份　天花粉2份　牛膝2份　川芎1份　连翘1份　威灵仙2份　木防己2份　防风2份　炙

马钱子2份

〔功效与适应证〕消肿止痛,祛风湿,利关节。治疗损伤初、中期局部肿痛者,亦治风寒湿痹痛。

〔用法〕共为细末,用蜜糖或饴糖调拌厚糊后敷于患处。

三棱和伤汤(《中医伤科学讲义》经验方)

〔组成〕三棱 莪术 青皮 陈皮 白术 枳壳 当归 白芍 党参 乳香 没药 甘草

〔功效与适应证〕活血祛瘀,行气止痛。治胸胁陈伤,隐隐作痛。

〔用法〕根据病情决定药量,水煎服,每日1剂。

三痹汤(《妇人良方》)

〔组成〕独活6g 秦艽12g 防风6g 细辛3g 川芎6g 当归12g 生地黄15g 芍药10g 茯苓12g 肉桂1g (焗冲) 杜仲12g 牛膝6g 党参12g 甘草3g 黄芪12g 续断12g

〔功效与适应证〕补肝肾,祛风湿。治气血凝滞,手足拘挛,筋骨痿软,风湿痹痛等。

〔用法〕水煎服,每日1剂。

下肢洗方(《中医伤科学讲义》经验方)

〔组成〕伸筋草15g 透骨草15g 五加皮12g 三棱12g 莪术12g 秦艽12g 海桐皮12g 牛膝10g 木瓜10g 红花10g 苏木10g

〔功效与适应证〕活血舒筋。治疗下肢损伤后筋脉拘挛疼痛、屈伸不利者。

〔用法〕水煎熏洗患肢。

大成汤(《仙授理伤续断秘方》)

〔组成〕大黄20g 芒硝10g 木通10g 当归10g 厚朴10g 枳壳20g 苏木10g 红花10g 陈皮10g 甘草10g

〔功效与适应证〕攻下逐瘀,治疗伤后瘀血内停,昏睡,二便秘结者。

〔用法〕水煎服,药后得下即停。

大红丸(《仙授理伤续断秘方》)

〔组成〕何首乌500g 制川乌710g 制南星500g 芍药500g 当归300g 骨碎补500g 牛膝300g 细辛250g 赤小豆1000g 煅自然铜120g 青桑炭2500g

〔功效与适应证〕坚筋固骨,滋血生力。治骨折筋断,瘀血留滞,外肿内痛,肢节痛倦。

〔用法〕共研细末,醋煮面糊为丸,如梧桐子大,朱砂为衣,每次服30丸,温汤下,醋汤亦可。

大补阴丸(《丹溪心法》)

〔组成〕黄柏120g 知母120g 熟地黄180g 龟板180g 猪脊髓

〔功效与适应证〕养阴清热。治疗肝肾阴虚,虚火上炎。

〔用法〕为末,猪脊髓蒸熟,炼蜜为丸,每服6~9g,早晚各1次。

大活络丹(《圣济总录》)

〔组成〕白花蛇100g 乌梢蛇100g 两头尖100g 草乌100g 威灵仙100g 全蝎100g 天麻100g 何首乌100g 龟板100g 贯众100g 麻黄100g 羌活100g 肉桂100g 甘草100g 藿香100g 黄连100g 乌药100g 熟地黄100g 大黄100g 沉香100g 木香100g 丁香50g 乳香50g 没药50g 赤芍50g 细辛50g 僵蚕50g 天

南星 50g　青皮 50g　骨碎补 50g　白蔻 50g　黄芩 50g　茯苓 50g　安息香 50g　黑附子 50g　香附 50g　当归 75g　玄参 50g　白术 50g　葛根 75g　防风 125g　血竭 25g　地龙 25g　麝香 25g　松脂 25g　牛黄 7.5g　人参 150g　龙脑 7.5g

〔功效与适应证〕行气活血,舒筋活络。治疗中风偏瘫、痿痹痰厥及损伤后期筋肉痉挛疼痛。

〔用法〕共为细末,炼蜜为丸,每服 3～5g,日服 2 次。

万应膏(《中医伤科学讲义》)

〔组成〕附子　红花　血余　莪术　桂枝　羌活　独活　僵蚕　秦艽　麻黄　当归　川乌　防风　威灵仙　草乌　大黄　赤芍　山栀　桃仁　三棱　白芷　全蝎　五加皮　高良姜各 30g　生地黄　香附　乌药各 60g

〔功效与适应证〕活血祛瘀,温经通络。治跌打损伤,负重闪腰,筋骨疼痛,胸腹气痛,腹胀寒痛。

〔用法〕麻油 7500g,加丹 3000g,收膏后,再加肉桂粉 15g,苏合油 15g 及香料药 100g,摊贴。

上肢洗方(《中医伤科学讲义》经验方)

〔组成〕伸筋草 15g　透骨草 15g　荆芥 9g　防风 9g　红花 9g　千年健 12g　刘寄奴 9g　桂枝 12g　苏木 9g　川芎 9g　威灵仙 9g

〔功效与适应证〕活血舒筋,祛风定痛。用于上肢损伤之筋脉拘挛、风湿痹痛等。

〔用法〕煎水熏洗患肢。

小活络丹(《太平惠民和剂局方》)

〔组成〕制南星 3 份　制川乌 3 份　制草乌 3 份　地龙 3 份　乳香 1 份　没药 1 份　蜜糖适量

〔功效与适应证〕温寒散结,活血通络。治疗跌打损伤,瘀血阻络,风寒湿之痹痛,肢体屈伸不利,麻木不仁等。

〔用法〕共为细末,炼蜜为丸,每丸重 3g,每次服一丸,每日服两次。

小蓟饮子(《济生方》)

〔组成〕生地黄 25g　小蓟 10g　滑石 15g　蒲黄 6g　木通 6g　淡竹叶 10g　藕节 12g　当归 10g　山栀子 10g　甘草 6g

〔功效与适应证〕凉血止血、利水通淋。治疗下焦瘀热而致血淋,尿中带血,小便频数,赤涩热痛等。

〔用法〕水煎服,每日 1 剂。

四画

天麻钩藤汤(饮)(《杂病证治疗新义》)

〔组成〕天麻 6g　钩藤 10g　牛膝 12g　石决明(先煎)15g　杜仲 12g　黄芩 6g　栀子 6g　益母草 10g　夜交藤 10g　茯神 10g　桑寄生 10g

〔功效与适应证〕清热活血、平肝息风、补益肝肾。用于肝阳偏亢、肝风上扰之头痛、眩晕、失眠。

〔用法〕水煎服,每日 1 剂。

五加皮汤(《医宗金鉴》)

〔组成〕当归(酒洗)10g　没药10g　五加皮10g　皮硝10g　青皮10g　川椒10g　香附子10g　丁香3g　地骨皮3g　丹皮6g　老葱3g　麝香0.3g

〔功效与适应证〕舒筋和血定痛。用于损伤疾患后期的筋脉不通肢体疼痛者。

〔用法〕水煎外洗,可去麝香。

五味消毒饮(《医宗金鉴》)

〔组成〕双花15g　野菊花15g　蒲公英15g　紫花地丁15g　紫背天葵10g

〔功效与适应证〕清热解毒。治疗附骨疽初起,开放性损伤创面感染初期。

〔用法〕水煎服,每日2剂。

太乙膏(《外科正宗》)

〔组成〕玄参100g　白芷100g　归身100g　赤芍100g　大黄100g　肉桂100g　生地黄100g　土木鳖100g　轻粉20g　阿魏15g　血余炭50g　乳香25g　没药15g　东丹2000g　麻油2500g　槐枝100g

〔功效与适应证〕消肿泻火,解毒生肌。治疗一切疮疡已溃或未溃者。

〔用法〕除东丹外,将诸药入油煎至药枯,去渣,再加入东丹,搅匀成膏。用时隔火纯烊,摊于纸上,贴于疮口处。

止痛汤(止痛如神汤)(《医宗金鉴》)

〔组成〕秦艽　桃仁　皂角　防风　苍术　黄柏　泽泻　槟榔　熟大黄　当归尾

〔功效与适应证〕清热祛风,除湿。

〔用法〕水煎服,每日1剂。

化坚膏(《中医伤科学讲义》经验方)

〔组成〕白芥子2份　甘遂2份　地龙肉2份　威灵仙2份半　急性子2份半　透骨草2份半　麻根3份　细辛3份　乌梅肉4份　生山甲4份　血余1份　江子1份　全蝎1份　防风1份　生草乌1份　紫硇砂半份(后入)　香油80份　东丹40份

〔功效与适应证〕祛风化瘀。用于损伤后期软组织硬化或粘连等。

〔用法〕熬膏后,外敷患处。

化斑汤(《温病条辨》)

〔组成〕石膏　知母　甘草　玄参　犀角(水牛角代)　粳米

〔功效与适应证〕清热凉血。用于血热型病证。

〔用法〕水煎服,每日一剂,分两次服。孕妇慎用。

乌头汤(《金匮要略》)

〔组成〕川乌9g　麻黄9g　芍药9g　黄芪9g　甘草9g

〔功效与适应证〕温经散寒,祛风除湿。治疗损伤后期,人体正气不足,寒邪侵犯人体,痹组经络引起的肢体痹痛(痛痹)

〔用法〕水煎服,每日一剂,分两次服。

六味地黄丸(《小儿药证直诀》)

〔组成〕熟地黄25g　淮山药12g　茯苓10g　泽泻10g　山萸肉12g　牡丹皮10g

〔功效与适应证〕滋水降火。治疗肾水不足之腰膝酸痛、头晕目眩,咽干耳鸣,潮热盗汗,骨折迟缓愈合者。

〔用法〕水煎服,每日1剂。或研末作丸,每服一丸,每日3次。

双柏散膏(《中医伤科学讲义》经验方)

〔组成〕侧柏叶2份　黄柏1份　大黄2份　薄荷1份　泽兰1份

〔功效与适应证〕活血解毒,消肿止痛。治疗跌打损伤早期,疮疡初起,局部红、肿、热、痛。

〔用法〕共为细末,制成散剂,临用时用水、蜜糖煮沸调成糊状,凉后外敷患处。

五画

正骨烫药(《中医伤科学讲义》经验方)

〔组成〕当归12g　羌活12g　红花12g　白芷12g　乳香12g　没药12g　骨碎补12g　防风12g　木瓜12g　透骨草12g　川椒12g　川断12g

〔功效与适应证〕活血舒筋。

〔用法〕上药装入布袋后放入蒸笼内,蒸热后敷患处。

正骨紫金丹(《医宗金鉴》)

〔组成〕丁香　木香　血竭　红花　儿茶　熟大黄各1份　丹皮半份　甘草1/3份

〔功效与适应证〕活血化瘀,行气止痛。治疗跌打损伤后,瘀血凝聚、疼痛。

〔用法〕共为细末,炼蜜为丸。每服10g,每日两次。

左归丸(《景岳全书》)

〔组成〕熟地黄4份　山药2份　枸杞子2份　山萸肉2份　菟丝子2份　牛膝1份半　龟板2份　鹿角胶2份

〔功效与适应证〕滋补肾阴。治疗损伤日久,肾水不足,髓海空虚。头晕眼花、腰膝酸软,潮热盗汗,舌红少津等。

〔用法〕共为细末,炼蜜为丸,每服10g,每日两次。

右归丸(《景岳全书》)

〔组成〕熟地黄4份　山药2份　枸杞子2份　山萸肉2份　菟丝子2份　当归1份半　杜仲2份　附子1份　鹿角胶2份　肉桂1份

〔功效与适应证〕温补肾阳。治疗损伤后期,肝肾不足、精血虚损而致的神疲乏力,肢冷无力。

〔用法〕共为细末,炼蜜为丸,每服10g,每日两次。

归脾汤(《济生方》)

〔组成〕党参10g　白术10g　当归3g　黄芪10g　茯苓10g　酸枣仁10g　木香1.5g　远志3g　龙眼肉4.5g　炙甘草4.5g

〔功效与适应证〕养心健脾,益气补血。治疗骨折后期气血不足神经衰弱等症。

〔用法〕水煎服,每日1剂。

四生散(《太平惠民和剂局方》)

〔组成〕生川乌1份　生南星6份　生白附子4份　生半夏14份

〔功效与适应证〕祛风逐痰,散寒解毒,通络止痛。治疗跌打损伤肿痛,关节痹痛,肿瘤局部疼痛。

〔用法〕水煎服,每日1剂。

四君子汤(《太平惠民和剂局方》)

〔组成〕党参10g　白术12g　茯苓12g　甘草12g

〔功效与适应证〕补中益气,调养脾胃。治疗损伤后期中气不足,

〔用法〕水煎服,每日1剂。

四物汤(《仙授理伤续断秘方》)

〔组成〕熟地黄12g　白芍12g　川芎6g　当归10g

〔功效与适应证〕养血补血。治疗损伤后期血虚之症。

〔用法〕水煎服,每日1剂。

四物止痛汤(《中医伤科学讲义》经验方)

〔组成〕地黄　白芍　川芎　当归　乳香　没药

〔功效与适应证〕活血止痛。治疗各部损伤之瘀血疼痛。

〔用法〕水煎服,每日1剂。

四肢损伤洗方(《中医伤科学讲义》经验方)

〔组成〕桑枝　桂枝　伸筋草　透骨草　牛膝　木瓜　乳香　没药　红花　羌活　独活落得打　补骨脂　淫羊藿　草薢

〔功效与适应证〕温经通络,活血祛风。用于四肢骨折、脱位,挫伤后筋络挛缩酸痛。

〔用法〕煎水熏洗患处。

四黄散(膏)(《太平惠民和剂局方》)

〔组成〕黄连1份　黄芩3份　大黄3份　黄柏3份

〔功效与适应证〕清热解毒,消肿止痛。治疗创伤感染。

〔用法〕共为细末,外用时用水、蜜调敷。

生血补髓汤(《伤科补要》)

〔组成〕生地黄12g　芍药9g　川芎6g　黄芪9g　杜仲9g　五加皮9g　牛膝9g红花5g　当归9g　续断9g

〔功效与适应证〕调理气血,舒筋活络。治疗损伤日久未愈而疼痛者。

〔用法〕水煎服,每日1剂。

生肌八宝丹(《中医伤科学讲义》)

〔组成〕煅石膏3份　东丹1份　龙骨1份　轻粉3份　血竭1份　乳香1份　没药1份

〔功效与适应证〕生肌收敛。用于各种创口。

〔用法〕共研细末,外撒创口。

生肌玉红膏(《外科正宗》)

〔组成〕当归5份　白芷1.2份　白蜡5份　紫草半份　血竭1份　轻粉1份　甘草3份　麻油40份

〔功效与适应证〕活血祛腐、解毒镇痛、润肤生肌。治疗疮疡溃后脓水将尽、烫伤、肉芽生长缓慢者。

〔用法〕将当归、白芷、紫草、甘草四药入油内浸泡3日,慢火煎至微枯,去渣,油入锅内熬滚,入血竭化尽,次入白蜡,微火化开。用茶盅四个,预炖水中,将膏分作四处,倾入盅内,候片时,下研细轻粉,每盅3g搅匀。用时将膏均匀涂于纱布上,敷贴患处。亦可根据局部情况,掺提毒祛腐药于膏上同用,其效果更佳。

生肌(散)膏(《外伤科学》经验方)

〔组成〕制炉甘石50份　滴乳石30份　滑石100份　琥珀30份　朱砂30份　冰片1份

〔功效与适应证〕生肌收口。治溃疡脓性分泌物少,期待肉芽生长者。

〔用法〕研成细末。掺创面上,外盖膏药或油膏。

生脉注射液或参脉注射液(中西医结合成果)

〔组成〕人参　麦冬　五味子(参麦注射液为前两味药)提纯

〔功效与适应证〕益气生津,滋阴复脉。治疗各种原因引起的低血容量性休克及心源性休克。

〔用法〕静脉滴注或静脉注射。

仙方活命饮(《校注妇人良方》)

〔组成〕金银花9g　陈皮9g　当归3g　赤芍3g　白芷3g　贝母3g　防风3g　甘草3g　皂角刺3g　穿山甲10g　天花粉3g　乳香3g　没药3g

〔功效与适应证〕控制感染,解毒生肌。治骨痈疽。

〔用法〕水煎450ml,分3次温服。

白虎汤(《伤寒论》)

〔组成〕生石膏(先煎)30g　知母12g　甘草4.5g　粳米12g

〔功效与适应证〕清热生津。治骨关节感染,阳明气分热盛,口干舌燥,烦渴引饮,面赤恶热,大汗出,脉洪大有力或滑数者。

〔用法〕水煎服,日1~2剂。

六画

地龙散(《林如高正骨经验》)

〔组成〕地龙　肉桂　苏木各3g　麻黄2g　黄柏　当归尾各7.5g　桃仁3g　甘草10g

〔功效与适应证〕活血化瘀,行气止痛。治疗气血运行不畅所致的腰痛。

〔用法〕每日一剂,水煎分两次口服。

至宝丹(《太平惠民和剂局方》)

〔组成〕生乌犀梢100份　朱砂100份　雄黄4份　生玳瑁屑100份　琥珀100份　龙脑1份　牛黄50份　安息香150份　麝香1份

〔功效与适应证〕清热开窍、化浊解毒。治疗中风及痰热内闭之神昏谵语、身热烦躁、痰盛气粗及小儿惊厥属于痰热内闭者。

〔用法〕共为极细末,炼蜜为丸,每丸3g,每服3g,小儿酌减。

托里透脓汤(《医宗金鉴》)

〔组成〕人参　土炒白术　穿山甲　白芷　升麻　甘草节　当归　生黄芪　皂角刺青皮

〔功效与适应证〕托里透脓。治痈疽已成未破而气血衰弱者。

〔用法〕按病情决定药量,水煎服。

〔用法〕水煎服,每日1剂。

托里消毒散(《医宗金鉴》)

〔组成〕人参　川芎　当归　白术　金银花　茯苓　白芷　皂角　甘草　桔梗　黄芪

〔功效与适应证〕补益气血,托毒消肿。用于疮疡体虚邪盛,脓毒不易外达者。

〔用法〕水煎服。

当归四逆汤(《伤寒论》)

〔组成〕当归 15g　桂枝 6g　芍药 9g　细辛 3g　甘草 3g　通草 3g　大枣 8 枚

〔功效与适应证〕活血通经,温经止痛。用于素体血虚,阳气不足,肢寒疼痛者。

当归补血汤(《内外伤辨惑论》)

〔组成〕黄芪 15~30g　当归(酒炒)3~6g

〔功效与适应证〕补气生血。用于大失血后,面色萎黄,神疲乏力,或有低热,脉虚无力,疮疡溃后脓血过多等各种血虚证。

〔用法〕水煎服,每日 1 剂。

当归鸡血藤汤(经验方)

〔组成〕当归 15g　熟地黄 15g　龙眼肉 6g　白芍 9g　丹参 9g　鸡血藤 15g

〔功效与适应证〕补气补血。用于损伤的后期气血虚弱者。

〔用法〕水煎服,每日 1 剂。

伤油膏(《中医伤科学讲义》经验方)

〔组成〕血竭 60g　红花 6g　乳香 6g　没药 6g　儿茶 6g　琥珀 3g　冰片 6g　(后下)香油 1500g　黄蜡适量

〔功效与适应证〕壮骨续筋。治各类骨折、脱位、伤筋中、后期。

〔用法〕共研末,糖水泛丸,每次服 12g,温酒下。

伤科熏洗方(经验方)

〔组成〕伸筋草 15g　透骨草 15g　苏木 9g　五加皮 9g　红花 6g　威灵仙 9g

〔功效与适应证〕活血舒筋,通络止痛。治疗损伤肿硬、疼痛或陈伤发痛者。

〔用法〕水煎先熏后洗。

伤湿止痛膏(成药)

〔组成〕乳香　没药　冰片等

〔功效与适应证〕祛风湿止痛。治风湿痛、神经痛、扭伤和肌肉酸痛。

〔用法〕皮肤洗净后将药贴于患处。凡对橡皮膏过敏或皮肤糜烂有渗液、出血和化脓性感染者禁用。

血府逐瘀汤(《医林改错》)

〔组成〕当归 10g　生地黄 10g　桃仁 12g　红花 10g　枳壳 6g　赤芍 6g　柴胡 3g　甘草 3g　桔梗 4.5g　川芎 4.5g　牛膝 10g

〔功效与适应证〕活血祛瘀、行气止痛。治疗胸中瘀血,血行不畅之胸痛、头痛日久不愈,痛如针刺而有定处等。

〔用法〕水煎服,每日 1 剂。

壮骨关节丸(成药)

〔组成〕当归　熟地黄　党参　生姜　红花　补骨脂　刘寄奴各 100g　赤芍　杜仲木瓜　川芎各 50g　川断　五加皮各 75g　黄芪 150g

〔功效与适应证〕补气生血,壮骨养筋,通经活络

〔用法〕蜜丸。每丸重 6g,早晚各服 1 丸。

壮骨强筋汤(《林如高正骨经验》)

〔组成〕熟地黄 12g　淮牛膝　当归　续断　补骨脂　骨碎补　煅自然铜各 9g　川芎桃仁各 6g

〔功效与适应证〕舒筋活络,补肾壮骨。治筋伤、骨折中后期筋骨痿软,愈合较缓者。

〔用法〕水煎服,每日1剂。

壮筋养血汤(《伤科补要》)

〔组成〕当归9g　川芎6g　白芷9g　续断12g　红花5g　生地黄12g　牛膝9g　牡丹皮9g　杜仲6g

〔功效与适应证〕活血壮筋。治疗软组织损伤。

〔用法〕水煎服,每日1剂。

安宫牛黄丸(《温病条辨》)

〔组成〕牛黄　郁金　黄连　黄芩　山栀　朱砂　雄黄　梅片　珍珠　金箔衣　麝香

〔功效与适应证〕清热开窍、豁痰解毒。治疗邪毒感染,热邪内陷心包、痰热壅闭心窍等引起的高热烦躁、神昏谵语及中风昏迷,小儿热邪内闭而致惊厥等症。

〔用法〕共为细末,炼老蜜为丸。

导赤散(《小儿药证直诀》)

〔组成〕生地黄　木通　生甘草梢

〔功效与适应证〕清心养阴,利水通淋。治疗心经热盛所致的心烦口渴、面红耳赤、口唇生疮、尿少色黄伴赤涩疼痛者。

〔用法〕水煎服,每日1剂。

阳和汤(《外科证治全生集》)

〔组成〕熟地黄　白芥子　炮姜炭　麻黄　甘草　肉桂　鹿角胶(烊化冲服)

〔功效与适应证〕温阳通脉,散寒化痰。用于流痰附骨疽和脱疽的虚寒型。

〔用法〕水煎服。

防风汤(《宣明论方》)

〔组成〕防风　当归　赤茯苓　黄芩　杏仁　麻黄　秦艽　葛根　肉桂　生姜　甘草　大枣

〔功效与适应证〕祛风通络、散寒除湿。治疗行痹,关节疼痛、游走不定、屈伸不伸者。关节酸痛以肩、肘等上肢关节为主者。

〔用法〕水煎服,每日1剂。

如意金刀散(如圣金刀散)(《外科正宗》)

〔组成〕松香5份　生矾1份　枯矾1份

〔功效与适应证〕燥湿止血。治疗创面渗血或溃烂流脓。

〔用法〕共为细末,掺撒于创面上。

红油膏(经验方)

〔组成〕九一丹10份　凡士林100份　东丹1份半

〔功效与适应证〕防腐生肌。治疗溃疡不敛,以及烫伤、创伤等创面较大者。

〔用法〕先将凡士林烊化,然后徐徐将两丹调入,和匀成膏。用时将药膏均匀涂于纱布上,贴于患处。

七画

花蕊石散(《太平惠民和剂局方》)

〔组成〕花蕊石1份　石硫黄2份

〔功效与适应证〕化瘀止血。治创口出血。

〔用法〕共入瓦罐煅,研末。外掺伤面后包扎。

苏合香丸(《太平惠民和剂局方》)

〔组成〕白术 朱砂 乌犀屑 青木香 白檀香 沉香 麝香 丁香 安息香 香附子(炒去皮) 诃黎勒(煨去皮) 荜茇各2份 龙脑 乳香 苏合香各1份

〔功效与适应证〕芳香开窍、行气止痛。治疗中风、中气或感受时行瘴疠之气之突然昏倒,牙关紧闭,不省人事。或中寒气闭,心腹猝痛,甚至昏厥。或痰壅气闭,突然昏倒等。

〔用法〕共为细末,入药研匀,用安息香膏并炼白蜜为丸。每服一丸,日服1~2次

坚骨壮筋膏(《中医伤科讲义》)

〔组成〕血竭 丁香 白芷 乳香 没药各30g 甘松 细辛 肉桂各6g 冰片15g 麝香1.5g

〔功效与适应证〕强壮筋骨。可用于伤筋、骨折后期。

〔用法〕研细末,临贴时撒于膏药上外贴。

身痛逐瘀汤(《医林改错》)

〔组成〕秦艽9g 川芎9g 桃仁6g 红花6g 甘草3g 羌活9g 五灵脂9g 香附9g 牛膝9g 地龙9g 当归15g 没药9g

〔功效与适应证〕活血行气、祛瘀通络、通痹止痛。治疗气血痹阻经络所致的周身疼痛,经久不愈。

〔用法〕水煎服,每日1剂。

羌活胜湿汤(《内外伤辨惑论》)

〔组成〕羌活 独活 防风 藁本 川芎 蔓荆子 炙甘草

〔功效与适应证〕祛风除湿。治疗肩背痹痛,不可回顾,头痛身重,及腰脊痹痛难以转侧者。

〔用法〕水煎服,每日1剂。

补中益气汤(《东垣十书》)

〔组成〕黄芪15g 党参12g 白术12g 陈皮3g 炙甘草5g 当归10g 升麻5g 柴胡5g

〔功效与适应证〕补中益气。治疗损伤后期,气血耗损,或疮疡日久元气亏损等症。

〔用法〕水煎服,每日1剂。

补阳还五汤(《医林改错》)

〔组成〕生黄芪120g 当归尾6g 赤芍4.5g 地龙 川芎 桃仁 红花各3g

〔功效与适应证〕补气活血,舒筋通络。治疗中风后遗症之半身不遂、口眼歪斜、语言謇涩、口角流涎、肢软痿废等。

〔用法〕水煎服,每日1剂。

补肾壮阳汤(经验方)

〔组成〕熟地黄15g 生麻黄3g 白芥子3g 菟丝子12g 丝瓜络6g 杜仲12g 狗脊12g 肉桂6g 炮姜6g 牛膝9g 川断9g

〔功效与适应证〕补益肝肾,温经通络。治疗腰部损伤的中、后期肾阳不足者。

〔用法〕水煎服,每日1剂。

补肾壮筋汤(丸)(《伤科补要》)

〔组成〕当归9g 熟地黄9g 牛膝9g 山茱萸9g 茯苓9g 续断9g 杜仲9g 白芍9g 青皮9g 五加皮9g

〔功效与适应证〕补益肝肾,强筋壮骨。治疗肾气虚损筋骨痿弱无力、习惯性脱位等。

〔用法〕水煎服,每日1剂。或制成丸剂口服。

补肾活血汤(《伤科大成》)

〔组成〕熟地黄10g 杜仲3g 枸杞子3g 补骨脂10g 菟丝子10g 当归尾3g 没药3g 山茱萸3g 红花2g 独活3g 肉苁蓉3g

〔功效与适应证〕补肾壮筋,活血止痛。治疗损伤后期筋骨酸痛无力诸证。

〔用法〕水煎服,每日1剂。

补肾祛寒治尪汤(经验方)

〔组成〕生地黄 桑寄生 地骨皮 炒黄柏 知母 骨碎补 川断 威灵仙 穿山甲 羌活 独活 赤芍 忍冬藤 桂枝 红花 制乳没 炙虎骨(现用狗骨)

〔功效与适应证〕补肾壮骨,清热治尪。用于类风湿关节炎热痹型。

〔用法〕据病情酌量,水煎服,每日1剂。

陀僧膏(《外科正宗》)

〔组成〕密陀僧散醋调。

〔功效与适应证〕祛风、杀虫、止痒。用于白癜风、花斑癣、腋臭等。

〔用法〕将散直接外扑或醋调后擦患处。

鸡鸣散(《伤科补要》)

〔组成〕大黄 桃仁 当归尾

〔功效与适应证〕攻下逐瘀。治疗胸腹部挫伤,疼痛较重并见大便秘结者。

〔用法〕水煎服。

八画

抵当汤(丸)(《伤寒论》)

〔组成〕桃仁(去皮尖) 大黄(酒浸) 水蛭(熬) 虻虫(熬,去翅足)

〔功效与适应证〕攻下逐瘀。治疗瘀结实证。

〔用法〕水煎服,每日1剂(亦可炼蜜为丸,每服一丸,其药效稍缓)。

知柏地黄丸(汤)(《医宗金鉴》)

〔组成〕知母 黄柏 熟地黄 山茱萸 干山药 泽泻 茯苓 丹皮

〔功效与适应证〕滋阴降火。治疗阴虚火旺而致的骨蒸潮热、虚烦盗汗、腰脊酸痛、遗精等症。

〔用法〕共为细末,炼蜜为丸,每服一丸,日服三次(或为汤剂,水煎服,每日1剂)。

和营止痛汤(《伤科补要》)

〔组成〕当归尾 川芎 赤芍 桃仁 苏木 续断 乌药 乳香 没药 陈皮 木通 甘草

〔功效与适应证〕活血止痛,祛瘀生新。治疗损伤积瘀肿痛。

〔用法〕水煎服,每日1剂。

金枪铁扇散(《中医伤科讲义》)

〔组成〕乳香、没药、象皮、老材香各2份 明矾、炉甘石、降香、黄柏、血竭各1份

〔功效与适应证〕收敛拔毒。主治各种溃疡。

〔用法〕共研细末,作掺药使用。

金黄散(《医宗金鉴》)

〔组成〕大黄5份　黄柏5份　姜黄5份　白芷5份　陈皮1份　苍术1份　厚朴1份　南星1份　甘草1份　天花粉10份

〔功效与适应证〕清热除湿、散瘀化痰、消肿止痛。用于疮疡阳证。

〔用法〕共为细末,可用葱捣汁、酒、油、蜜、菊花露、银花露、丝瓜叶捣汁等调敷。

金黄膏(《医宗金鉴》)

〔组成〕凡士林4/5　金黄散1/5

〔功效与适应证〕同金黄散。

〔用法〕先将凡士林烊化,加金黄散调匀成膏。摊纱布上贴于患处。

肢伤一方(《外伤科学》经验方)

〔组成〕当归12g　赤芍12g　桃仁10g　红花6g　黄柏10g　防风10g　木通10g　甘草6g　生地黄12g　乳香5g

〔功效与适应证〕行气活血、祛瘀止痛。治疗跌打损伤,瘀肿疼痛。用于四肢骨折和软组织损伤初期。

〔用法〕水煎服,每日1剂。

肢伤二方(《外伤科学》经验方)

〔组成〕当归12g　赤芍12g　续断12g　威灵仙12g　生薏仁30g　桑寄生30g　骨碎补12g　五加皮12g

〔功效与适应证〕祛瘀生新、舒筋活络。治疗跌打损伤,四肢筋脉拘挛疼痛。用于四肢损伤的中、后期。

〔用法〕水煎服,每日1剂。

肢伤三方(《外伤科学》经验方)

〔组成〕当归12g　白芍12g　续断12g　骨碎补12g　威灵仙12g　川木瓜12g　天花粉12g　黄芪15g　熟地黄15g　自然铜10g　土鳖10g

〔功效与适应证〕益气养血、促进骨合。用于骨折后期。

〔用法〕水煎服,每日1剂。

宝珍膏(成药)

〔组成〕生地黄　茅术　枳壳　五加皮　莪术　桃仁　山柰　当归　川乌　陈皮　乌药　三棱　大黄　何首乌　草乌　柴胡　香附　防风　牙皂　肉桂　羌活　赤芍　南星　荆芥　白芷　藁本　续断　良姜　独活　麻黄　甘松　连翘　冰片　樟脑　乳香　没药　阿魏　细辛　刘寄奴　威灵仙　海风藤　小茴香各1份　川芎2份　血余7份　麝香　木香　附子各2~3份　东丹30份

〔功效与适应证〕行气活血,祛风止痛。治风湿关节痛及跌打损伤疼痛。

〔用法〕制成膏药,烘热后贴患处。

定痛和血汤(《伤科补要》)

〔组成〕乳香　没药　桃仁　红花　川断　当归　秦艽　五灵脂　蒲黄

〔功效与适应证〕活血止痛。治疗各种损伤瘀血疼痛。

〔用法〕水煎服,每日1剂。

定痛膏(《疡医准绳》)

〔组成〕芙蓉叶 4 份 紫荆皮 1 份 生南星 1 份 白芷 1 份 独活 1 份

〔功效与适应证〕祛风消肿、止痛。治疗跌打损伤肿痛、疮疡初起肿痛。

〔用法〕共为细末,用姜汁、水、酒调煮后温热敷,或用凡士林调煮成软膏后外敷。

参附汤(《世医得效方》)

〔组成〕人参 12g 附子(炮去皮)10g

〔功效与适应证〕回阳救逆。治疗损伤阳气将脱症见面色苍白、冷汗出、呼吸急促、四肢厥冷、气短脉微者。

〔用法〕水煎频服。

参苓白术散(《太平惠民和剂局方》)

〔组成〕党参 12g 茯苓 12g 白术 12g 白扁豆 12g 淮山药 12g 薏苡仁 10g 莲子肉 10g 砂仁 5g 桔梗 6g 炙甘草 6g 大枣 4 枚

〔功效与适应证〕补气健脾、渗湿止泻。治疗疮疡及损伤后期,气血受损,脾失健运而见腹泻者。

〔用法〕水煎服,每日 1 剂。

壮骨丸(《丹溪心法》)

〔组成〕狗骨 3 份 干姜 1 份 陈皮 4 份 白芍 4 份 锁阳 2 份半 熟地黄 4 份 龟板(酒炙)8 份 黄柏 16 份 知母(炒)2 份

〔功效与适应证〕滋阴降火,强壮筋骨。治损伤之后,肝肾不足,筋骨痿软,腿足瘦削,步履乏力等症。

〔用法〕为末,用酒或米糊制丸如豆大小。每服 10g,每日 1~2 次,空腹淡盐汤送服。

九画

骨科外洗一方(《外伤科学》经验方)

〔组成〕宽筋藤 30g 钩藤 30g 金银花藤 30g 王不留行 30g 刘寄奴 15g 防风 15g 大黄 15g 荆芥 10g

〔功效与适应证〕活血通络,舒筋止痛。治疗损伤后筋肉拘挛,关节功能欠佳者。

〔用法〕煎水熏洗。

骨科外洗二方(《外伤科学》经验方)

〔组成〕桂枝 15g 威灵仙 15g 防风 15g 五加皮 15g 细辛 10g 荆芥 10g 没药 10g

〔功效与适应证〕活血通络,祛风止痛。治疗损伤后期肢体冷痛,关节不利者。

〔用法〕煎水熏洗。

复元活血汤(《医学发明》)

〔组成〕柴胡 15g 天花粉 10g 当归尾 10g 红花 6g 穿山甲 10g 酒浸大黄 30g 酒浸桃仁 12g

〔功效与适应证〕活血祛瘀,消肿止痛。治疗跌打损伤瘀血停积于胁下,肿痛难忍者。

〔用法〕水煎服,每日 1 剂。

复元通气散(《正体类要》)

〔组成〕木香 茴香 白芷 青皮 穿山甲 漏芦 陈皮 贝母 甘草各等份

〔功效与适应证〕理气止痛。治疗跌打损伤之气滞作痛。

〔用法〕共为细末,每服 3~6g,日服 2 次。

顺气活血汤(《伤科大成》)

〔组成〕苏梗 枳壳 厚朴 砂仁 木香 红花 归尾 赤芍 苏木 香附 桃仁

〔功效与适应证〕行气活血,祛瘀止痛。常用于胸腹挫伤,气滞胀满作痛者。

〔用法〕水煎服,每日 1 剂。

保立苏汤

〔组成〕白芍 15g 黄芪 30g 党参 15g 炙甘草 6g 白术 15g 当归 9g

〔功效与适应证〕益脑气、补肝肾。主要用于脑震荡后期。

〔用法〕水煎服。

独参汤(《景岳全书》)

〔组成〕人参 10~30g

〔功效与适应证〕补气、摄血、固脱。治疗失血后气血衰虚、气随血脱之危象。

〔用法〕水炖服。近年来亦有将其制成注射剂的。

独活寄生汤(《千金方》)

〔组成〕独活 6g 防风 6g 川芎 6g 牛膝 6g 秦艽 12g 杜仲 12g 当归 12g 茯苓 12g 桑寄生 18g 党参 12g 熟地黄 15g 白芍 10g 细辛 3g 甘草 3g 肉桂 2g(冲服)

〔功效与适应证〕补肝肾、补气血、祛风湿、止痹痛。治疗腰脊损伤后期,肝肾亏损,风湿痹痛用四肢屈伸不利者。

〔用法〕水煎服,每日 1 剂。

活血止痛汤(《伤科大成》)

〔组成〕当归 12g 川芎 6g 乳香 6g 苏木 5g 红花 5g 没药 6g 土鳖虫 3g 赤芍 9g 陈皮 5g 落得打 6g 紫荆藤 9g 三七 3g

〔功效与适应证〕活血止痛。治疗跌打损失肿痛。

〔用法〕水煎服,每日 1 剂。

〔用法〕将活血散泡入白酒内,7~10 天即成。

活血汤(经验方)

〔组成〕归尾 9g 柴胡 6g 桃仁 9g 红花 5g 赤芍 9g 枳壳 9g 血竭 3g 鸡血藤 15g

〔功效与适应证〕活血祛瘀、消肿止痛。用于骨折早期。

〔用法〕水煎服,每日 1 剂。

活血酒(《中医正骨经验概述》)

〔组成〕活血散 15g 白酒 500g

〔功效与适应证〕通经散瘀。用于陈旧性扭、挫伤;寒湿偏胜之腰腿痛。

活血散(《中医正骨经验概述》)

〔组成〕乳香 没药 血竭 羌活 香附 穿山甲 煅自然铜 独活 续断 豹骨 川芎 木瓜各 15g 贝母 厚朴 炒小茴 肉桂各 9g 木香 6g 制川乌 制草乌各 3g 白芷 24g 麝香 1.5g 紫荆皮 当归各 24g

〔功效与适应证〕活血舒筋,理气止痛。治疗跌打损伤,瘀久疼痛或久伤不愈。

〔用法〕共为细末,用时用开水或黄酒调成糊状,外敷患处。

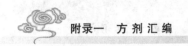

活血散瘀汤(《医宗金鉴》)

〔组成〕当归尾　川芎　桃仁(去皮尖)　大黄(酒炒)　赤芍　苏木　丹皮　瓜蒌仁　槟榔　枳壳(麸炒)

〔功效与适应证〕活血逐瘀。治疗瘀血流注或损伤瘀血等症。

〔用法〕水煎服,每日 1 剂。

十画

真武汤(《伤寒论》)

〔组成〕茯苓　芍药　生姜　白术　炮附子

〔功效与适应证〕温阳利水,除湿消肿。用于阳虚水肿的病症。

〔用法〕按病情酌量,水煎服。

桂枝加葛根汤(《伤寒论》)

〔组成〕葛根　桂枝　芍药　生姜　大枣　甘草

〔功效与适应证〕解肌舒筋。治疗太阳伤寒,头项强痛。

〔用法〕水煎服,每日 1 剂。

桂枝汤(《伤寒论》)

〔组成〕桂枝 9g　芍药 9g　生姜 9g　大枣 4 枚　甘草 5g

〔功效与适应证〕解肌发表,调和营卫。治疗外感风寒之头痛发热

〔用法〕水煎服,每日 1 剂。

桂枝附子汤(《金匮要略》)

〔组成〕桂枝 12g　炮附子 9g　生姜 9g　炙甘草 6g　大枣 4 枚

〔功效与适应证〕温阳逐湿。治风湿相搏,身体疼烦,不能自转,脉浮而涩。

〔用法〕水煎服。

桂麝散(《药蔹启秘》)

〔组成〕麻黄　细辛　肉桂　牙皂　丁香　生半夏　生南星　麝香　冰片

〔功效与适应证〕温化痰湿,消肿止痛。治疗疮疡阴证未溃、乳癖等。

〔用法〕掺膏药内贴之。

桃红四物汤(《太平惠民和剂局方》)

〔组成〕当归 12g　川芎 8g　白芍 10g　生地黄 15g　桃仁 6g　红花 6g

〔功效与适应证〕养血活血,祛瘀。治疗疮疡皮肤病,脱疽之属于血瘀者。

〔用法〕水煎服,每日 1 剂。

桃红承气汤(《伤寒论》)

〔组成〕桃仁 10g　大黄 12g(后下)　桂枝 6g　甘草 6g　芒硝 6g(冲服)

〔功效与适应证〕逐瘀泻下。治跌打损伤,瘀血停聚,疼痛拒按等里实热证。

〔用法〕水煎服。

桃花散(《外科正宗》)

〔组成〕白石灰　大黄

〔功效与适应证〕止血。治疗创伤失血。

〔用法〕将大黄煎汁后泼入白石灰内。再将石灰炒至红色,过筛备用。用时掺撒在患处,纱布包扎。

桃核承气汤(《伤寒论》)

〔组成〕大黄(后下)12g 桃仁 12g 桂枝 6g 芒硝(冲服)6g 炙甘草 12g

〔功效与适应证〕攻下逐瘀。治疗跌打损伤瘀血内停,或下腹蓄瘀,疼痛拒按等症。

〔用法〕水煎服,每日一剂或隔日一剂。

柴胡细辛汤(《经验方》)

〔组成〕柴胡 6g 细辛 3g 薄荷 4.5g 当归 土鳖虫 丹参各 9g 半夏 4.5g 泽兰 9g 黄连 3g

〔功效与适应证〕主治脑震荡和脑挫伤的头痛、头晕、恶心、呕吐等症。

〔用法〕水煎服。

柴胡疏肝散(《景岳全书》)

〔组成〕柴胡 6g 枳壳 6g 芍药 9g 香附 6g 川芎 6g 炙甘草 3g

〔功效与适应证〕疏肝行气,和血止痛。治疗胁肋疼痛及胁肋部损伤后诸证。

〔用法〕水煎服,每日 1 剂。

透脓散(《外科正宗》)

〔组成〕生黄芪 12g 穿山甲(炒)6g 川芎 6g 皂角刺 5g 当归 9g

〔功效与适应证〕托毒排脓。主要用于痈疽诸毒。

〔用法〕共为末,开水冲服。亦可水煎服。

健步壮骨丸(《伤科补要》)

〔组成〕龟胶 鹿角胶 豹骨 何首乌 川牛膝 杜仲 锁阳 当归 熟地黄 威灵仙各 2 份 黄柏 人参 羌活 白芍 白术各 1 份 川附子 1.5 份 蜜糖适量

〔功效与适应证〕补气血,壮筋骨。治跌打损伤,血虚气弱,筋骨痿弱无力,步履艰难。

〔用法〕共为细末,炼蜜为丸如绿豆大。每服 10g,空腹淡盐水送下,每 2~3 次。

健脾养胃汤(《伤科补要》)

〔组成〕党参 白术 黄芪 归身 白芍 陈皮 小茴 山药 茯苓 泽泻

〔功效与适应证〕为调理脾胃之剂。

〔用法〕水煎服。

消肿止痛膏(《外伤科学》经验方)

〔组成〕姜黄 羌活 栀子 干姜 乳香 没药

〔功效与适应证〕祛瘀消肿止痛。治疗损伤初期瘀肿疼痛者。

〔用法〕共为细末,用凡士林调成软膏敷患处。

消肿散(《经验方》)

〔组成〕制乳香 1 份 制没药 1 份 玉带草 1 份 四块瓦 1 份 洞青叶 1 份 虎杖 1 份 五香血藤 1 份 天花粉 2 份 生甘草 2 份 叶下花 2 份 七叶一枝花粉 2 份 大黄粉 2 份 黄芩粉 2 份 五爪龙 2 份 白及粉 2 份 红花 1 份 苏木粉 2 份 龙胆草 1 份 土黄连 1 份 飞龙掌血 2 份 绿葡萄根 1 份 大红袍 1 份 凡士林适量

〔功效与适应证〕消瘀退肿止痛。治各种闭合性损伤肿痛。

〔用法〕研末混合,用适量凡士林调煮成膏。处敷患处。

消瘀止痛膏(《中医伤科学讲义》经验方)

〔组成〕木瓜 60g 栀子 30g 大黄 15g 蒲公英 60g 土鳖虫 30g 乳香 30g 没药 30g

〔功效与适应证〕活血化瘀、消肿止痛。治疗损伤初期肿胀疼痛剧烈者。

〔用法〕共为细末,用饴糖或凡士林调成软膏敷患处。

消瘀散(经验方)

〔组成〕栀子 大黄 木瓜 姜黄 黄柏 蒲公英

〔功效与适应证〕消肿祛瘀止痛。治疗损伤瘀肿疼痛。

〔用法〕共为细末,水、蜜各半调匀后敷于患处。

消瘀膏(经验方)

〔组成〕大黄1份 栀子1份 木瓜4份 蒲公英4份 姜黄4份 黄柏6份 蜜糖适量

〔功效与适应证〕祛瘀、消肿、止痛。用于损伤瘀肿疼痛。

〔用法〕共为细末。水蜜各半调敷。

海桐皮汤(《医宗金鉴》)

〔组成〕海桐皮6g 透骨草6g 乳香6g 没药6g 当归5g 川椒10g 川芎3g 红花3g 威灵仙3g 甘草3g 防风3g 白芷3g

〔功效与适应证〕活络止痛。治跌打损伤疼痛。

〔用法〕共为细末,布袋装。煎水熏洗患处。

润肠丸(《脾胃论》)

〔组成〕大黄 当归梢 羌活 桃仁(汤浸去皮尖) 麻仁

〔功效与适应证〕润肠通便,活血祛风。治疗饮食劳倦,大便秘结。

〔用法〕共为细末,炼蜜为丸,每服12g,空腹温开水送服。

十一画

理气止痛汤(《中医伤科学讲义》经验方)

〔组成〕丹参9g 广木香3g 青皮6g 炙乳香5g 枳壳6g 制香附9g 川楝子9g 延胡索5g 柴胡6g 路路通6g 没药5g

〔功效与适应证〕活血和营,理气止痛。用于气分受伤郁滞作痛者。

〔用法〕水煎服。

黄芪桂枝五物汤(《金匮要略》)

〔组成〕黄芪12g 芍药9g 桂枝9g 生姜12g 大枣6g

〔功效与适应证〕益气温经,通痹。治疗血痹证,肌肤麻木不仁之症。

〔用法〕水煎服,每日1剂。

黄连解毒汤(《外台秘要》)

〔组成〕黄连 黄芩 黄柏 山栀

〔功效与适应证〕泻火解毒。治创伤感染、附骨痈疽。

〔用法〕按病情定药量,水煎服。

菟丝子汤(丸)(《太平惠民和剂局方》)

〔组成〕菟丝子 泽泻 鹿茸 附子 肉桂 石斛 石龙齿 熟地黄 茯苓 续断 山茱萸 肉苁蓉 补骨脂 荜澄茄 防风 杜仲 牛膝 巴戟天 沉香 茴香 川芎 五味子 覆盆子 桑螵蛸

〔功效与适应证〕温补肾阳,填精益髓。主治肾虚腰痛。

〔用法〕水煎服,或炼蜜为丸口服。

接骨丹(《证治全生集》)

〔组成〕血竭 4.8g　红花 12g　儿茶 0.72g　雄黄 12g　乳香 3.6g　没药 4.2g　朱砂 3.6g　归尾 30g　麝香 0.09g　冰片 0.36g

〔功效与适应证〕活血止痛接骨。治疗跌打损伤之筋骨断折之症。

〔用法〕共为细末,每次服 3g,每日二次口服。

接骨续筋药膏(《中医伤科学讲义》经验方)

〔组成〕自然铜 3 份　荆芥 3 份　防风　皂角 3 份　五加皮 3 份　续断 3 份　茜草根 3 份　羌活 3 份　乳香 3 份　没药 2 份　接骨木 2 份　骨碎补 2 份　赤芍 2 份　红花 2 份　白及 4 份　血竭 4 份　硼砂 4 份　螃蟹末 4 份　土鳖虫 2 份

〔功效与适应证〕接骨续筋。治疗骨折或筋伤。

〔用法〕共为细末,用饴糖或蜂蜜调煮外敷。

接骨紫金丹(《杂病源流犀烛》)

〔组成〕乳香　没药　自然铜　土鳖虫　骨碎补　大黄　血竭　硼砂　当归各等量

〔功效与适应证〕祛瘀止痛,接骨续损。治疗骨折、瘀血内停者。

〔用法〕共为细末,每次服 5g,日服两次。

接骨膏(《外伤科学》经验方)

〔组成〕五加皮 2 份　地龙 2 份　乳香 1 份　没药 1 份　骨碎补 1 份　䗪虫 1 份　白及 1 份　蜂蜜适量

〔功效与适应证〕接骨,活血止血。治疗损伤后瘀肿疼痛。

〔用法〕共为细,蜂蜜或白酒调成厚糊状外敷。亦可用凡士林调煮成膏外敷。

象皮膏(《伤科补要》)

〔组成〕

第 1 组:大黄 10 份　川芎 5 份　当归 5 份　生地黄 5 份　红花 1 份半　川黄连 1 份半　荆芥 1 份半　肉桂 1 份半　甘草 2 份半　麻油 85 份

第 2 组:黄蜡 25 份　白蜡 25 份

第 3 组:象皮 2 份半　血竭 2 份半　乳香 2 份半　没药 2 份半　珍珠 1 份　人参 1 份　冰片半份　土鳖虫 5 份　白及 1 份半　龙骨 1 份半　海螵蛸 1 份半　百草霜适量

〔功效与适应证〕活血生肌、接骨续损。治疗开放性损伤及各种溃疡腐肉已去,且已控制感染而无明显分泌物,待其生长愈合者。

〔用法〕第一组药用麻油熬枯,去渣取油入第二组药物练制成膏,第三组药物分别为末,除百草霜外(调解稠度,密封备用),混合后加入膏内搅拌均匀。用时直接摊在敷料上外敷。也可将药粉用凡士林调煮,制成象皮膏油纱外用。

麻子仁丸(《伤寒论》)

〔组成〕麻子仁 500g　芍药 250g　枳实 250g　大黄 500g　厚朴 250g　杏仁 250g

〔功效与适应证〕润肠通便。适用于脾约证及肠胃燥热,便秘。多用于老人便秘。

〔用法〕共为细末,炼蜜为丸,每次服 9g,日服 1~2 次。

麻桂温经汤(《伤科补要》)

〔组成〕桂枝　麻黄　白芷　红花　桃仁　赤芍　细辛　甘草

〔功效与适应证〕通经活络,祛瘀止痛。治疗损伤后感受风寒之邪而痹痛者。

〔用法〕水煎服,每日 1 剂。

清心药(《证治准绳》)

〔组成〕当归 丹皮 川芎 赤芍 生地黄 黄芩 黄连 连翘 栀子 桃仁 甘草

〔功效与适应证〕祛瘀消肿,清热解毒。用于开放性骨折、脱位及软组织损伤。

〔用法〕水煎服。

清骨散(《证治准绳》)

〔组成〕银柴胡 鳖甲 炙甘草 秦艽 青蒿 地骨皮 胡黄连 知母

〔功效与适应证〕养阴清热。治骨痨日久,骨蒸潮热者。

〔用法〕水煎服。

清营退肿膏(《中医伤科学讲义》)

〔组成〕大黄 2 份 芙蓉叶 2 份 黄芩 1 份 花粉 1 份 滑石 1 份 东丹 1 份 凡士林适量

〔功效与适应证〕清热祛瘀,消肿。治骨折、筋伤初期或疮疡、红肿热痛。

〔用法〕共研细末,凡士林调煮成为膏外敷。

续骨活血汤(《中医伤科学讲义》经验方)

〔组成〕红花 土鳖虫 乳香 没药各 6g 赤芍 白芍 煅自然铜 落得打各 10g 续断 骨碎补 当归尾各 12g 生地黄 15g

〔功效与适应证〕活血止血,祛瘀止痛,接骨续损。治疗骨折及软组织损伤。

〔用法〕水煎服,每日 1 剂。

十二画

散瘀和伤汤(《医宗金鉴》)

〔组成〕番木鳖 15g 红花 15g 生半夏 15g 骨碎补 9g 甘草 9g 葱须 30g 醋 60g(后下)

〔功效与适应证〕活血祛瘀止痛。治疗软组织损伤瘀肿疼痛,及骨关节脱位后期筋络挛缩疼痛。

〔用法〕用水煎药,沸后入醋,再煎 5~10 分钟,熏洗患处,每日 3~4 次。

葛根汤(《伤寒论》)

〔组成〕葛根 15g 麻黄 8g 桂枝 15g 白芍 15g 甘草 5g 生姜 3g 大枣 5g

〔功效与适应证〕解肌舒筋。治疗外感风寒,头身疼痛,项背强。临床多用于颈椎病及肩周炎有外感者。

〔用法〕水煎服,每日 1 剂。

跌打丸(《全国中医成药处方》济南地区经验方)

〔组成〕当归 1 份 土鳖虫 1 份 川芎 1 份 血竭 1 份 没药 1 份 麻黄 2 份 自然铜 2 份 乳香 2 份

〔功效与适应证〕活血祛瘀,接骨续筋。治跌打损伤,筋断骨折,瘀血攻心等症。

〔用法〕共为细末。蜜丸,每丸 5g,每服 1~2 丸,每日 1~2 次。

跌打营养汤(《林如高正骨经验》)

〔组成〕西洋参 3g(或党参 15g) 黄芪 9g 当归 6g 川芎 4.5g 熟地黄 15g 白芍 9g 枸杞 15g 淮山药 15g 续断 9g 砂仁 3g 三七 4.5g 补骨脂 9g 骨碎补 9g 木

瓜 9g　甘草 3g

〔功效与适应证〕益气养血,滋补肝肾,强壮筋骨。用于骨折中、后期。

〔用法〕水煎服,每日 1 剂。

跌打膏(《中医伤科学讲义》经验方)

〔组成〕乳香 150g　没药 150g　血竭 90g　香油 10000g　三七 17500g　冰片 90g　樟脑 90g　东丹 5000g

〔功效与适应证〕活血祛瘀,消肿止痛。用于跌打损伤,骨折伤筋,肿胀疼痛。

〔用法〕制成膏药,热熨后外敷患处。

黑虎丹(《外科诊疗学》)

〔组成〕灵磁石(醋煅)　公丁香　母丁香　全蝎　僵蚕　炙甲片　炙蜈蚣　牛黄　蜘蛛(炒炭)　麝香　冰片

〔功效与适应证〕消肿提脓。治疗痈、疽、瘰疬、流痰等症,溃后脓腐不净;亦可用于对升丹过敏者。

〔用法〕共为细末,掺撒少许药粉于疮头上,外盖太乙膏,隔日换药 1 次。

舒筋止痛水(《林如高正骨经验》)

〔组成〕三七粉　三棱　生草乌　生川乌　红花　当归　樟脑　木瓜　五加皮　淮牛膝　70%的乙醇溶液

〔功效与适应证〕舒筋活血止痛。用于跌打损伤的局部肿痛者。

〔用法〕密封浸泡一个月后备用。用时将药水涂擦患处。

舒筋汤

〔组成〕

1. 当归 10g　白芍 10g　姜黄 6g　宽筋藤 15g　松节 6g　海桐皮 12g　羌活 10g　防风 10g　续断 10g　甘草 6g(《外伤科学》)

2. 当归 12g　陈皮 9g　羌活 9g　骨碎补 9g　伸筋草 15g　五加皮 9g　桑寄生 15g　木瓜 9g(南京中医学院经验方)

〔功效与适应证〕祛风止痛,舒筋活络。治疗损伤后期兼风寒,筋脉拘挛疼痛者。

〔用法〕水煎服,每日 1 剂。

舒筋活血汤(《伤科补要》)

〔组成〕羌活 6g　防风 9g　荆芥 6g　独活 9g　当归 12g　续断 12g　青皮 5g　牛膝 9g　五加皮 9g　杜仲 9g　红花 6g　枳壳 6g

〔功效与适应证〕舒筋活络。治疗损伤后期筋肉挛痛者。

〔用法〕水煎服,每日 1 剂。

舒筋活血洗方(《中医伤科学讲义》经验方)

〔组成〕伸筋草 9g　海桐皮 9g　秦艽 9g　独活 9g　当归 9g　钩藤 9g　乳香 6g　没药 6g　川红花 6g

〔功效与适应证〕舒筋活血止痛。治损伤后筋络挛痛。

〔用法〕水煎,温洗患处。

舒筋活络药膏(《中医伤科学讲义》经验方)

〔组成〕红花　赤芍　生蒲黄　南星　苏木　旋覆花　生草乌　生川乌　羌活　独活　生半夏　生大黄　生木瓜　生栀子　路路通

〔功效与适应证〕舒筋活血止痛。治疗跌打损伤之肿痛。

〔用法〕共为细末,用饴糖或蜂蜜调敷。

舒筋活络膏(《林如高正骨经验》)

〔组成〕当归 60g 松节 60g 莶草 60g 蓖麻仁 60g 木瓜 30g 蚕砂 30g 穿山甲 90g 钩藤 60g 海风藤 60g 五加皮 90g 乳香 30g 没药 30g 蚯蚓(干)30g 蛇蜕 15g 麝香 3g 炒黄丹 500g

〔功效与适应证〕祛风活络,行血止痛。治旧伤兼夹风湿而引起关节或软组织酸痛。

〔用法〕前十味粗料用净菜油 750g,桐油 250g 同入锅内熬炼,滤去药渣,再加入后六味细料。将膏药摊在布上,温贴患处。

温经通络膏(《中医伤科学讲义》经验方)

〔组成〕乳香 没药 麻黄 马钱子各等量饴糖或蜂蜜适量

〔功效与适应证〕祛风止痛。治骨关节、软组织损伤肿痛,或风寒湿浸注,局部痹痛者。

〔用法〕共为细末,饴糖或蜂蜜调成软膏或凡士林调煮成膏外敷患处。

温胆汤(《三因极一证方论》)

〔组成〕半夏 6g 竹茹 6g 枳实 6g 橘皮 9g 生姜 5 片 茯苓 5g 甘草 3g

〔功效与适应证〕理气化痰,清胆和胃。治疗胆胃不和,痰热内扰之虚烦不眠、呕吐呃逆、心悸不安、癫痫等。

〔用法〕水煎服,或上锉为散,每服 20g(食前服)。

十三画以上

新伤续断汤(《中医伤科学讲义》经验方)

〔组成〕当归尾 12g 乳香 3g 没药 3g 丹参 6g 自然铜 12g 骨碎补 12g 泽兰叶 6g 延胡索 6g 苏木 10g 续断 10g 桑枝 12g 桃仁 6g 土鳖虫 6g

〔功效与适应证〕活血祛瘀,止痛接骨。治疗骨损伤的初、中期。

膈下逐瘀汤(《医林改错》)

〔组成〕赤芍 6g 当归 9g 川芎 6g 桃仁 9g 红花 9g 枳壳 4.5g 香附 4.5g 丹皮 6g 延胡索 3g 五灵脂 6g 乌药 6g 甘草 9g

〔功效与适应证〕活血祛瘀,治疗腹部损伤蓄瘀疼痛者。

〔用法〕水煎服,每日 1 剂。

〔用法〕水煎服,每日 1 剂。

黎洞丸(《医宗金鉴》)

〔组成〕牛黄 1 份 冰片 1 份 麝香 1 份 阿魏 5 份 雄黄 5 份 大黄 10 份 儿茶 10 份 血竭 10 份 乳香 10 份 没药 10 份 田三七 10 份 天竺黄 10 份 藤黄 10 份(隔汤煮十数次,去浮沫,用山羊血拌晒。如无山羊血可用子羊血代之)

〔功效与适应证〕祛瘀生新,治跌打损伤,瘀阻气滞,剧烈疼痛,或瘀血内攻,及无名肿毒等症。

〔用法〕共研细末,将藤黄化开为丸,如芡实大,焙干,稍加白蜜,外用蜡皮固封。每次服一丸,开水或酒送服。外用时用茶卤磨涂。

〔用法〕水煎服,每日 1 剂。

薏苡仁汤(《类证治裁》)

〔组成〕薏苡仁 15g　　川芎 6g　　当归 9g　　麻黄 6g　　桂枝 9g　　羌活 10g　　独活 10g　防风 9g　　川乌(制)6g　　苍术 10g　　甘草 6g　　生姜 3 片

〔功效与适应证〕祛湿通络,祛风散寒。治风寒湿邪留滞经络,以湿邪偏盛者。

〔用法〕水煎服。

橘术四物汤(《证治准绳》)

〔组成〕当归 10g　　川芎 6g　　白芍 10g　　生地黄 12g　　桃仁 10g　　红花 6g　　白术 10g　陈皮 5g

〔功效与适应证〕活血散瘀,行气止痛。治跌打损伤,体内瘀血经攻下而未尽者。

〔用法〕水煎服。

蠲痹汤(《百一选方》)

〔组成〕羌活 6g　　姜黄 6g　　当归 12g　　赤芍 9g　　黄芪 12g　　防风 6g　　炙甘草 3g　　生姜 3g

〔功效与适应证〕活血通络,祛风除湿。治疗损伤后期,风寒乘虚入络者。

附录二　主要参考书目

[1]刘柏龄.中医骨伤科学[M].第六版.北京:人民卫生出版社,2003.

[2]岑泽波.中医伤科学[M].上海:上海科学技术出版社,1999.

[3]张安桢.中医骨伤学[M].上海:上海科学技术出版社,1997.

[4]岑泽波.中医正骨学[M].北京:人民卫生出版社,1995.

[5]丁继华.中医骨伤科基础[M].北京:人民卫生出版社,2000.

[6]刘新民.临床外科急症学[M].北京:人民军医出版社,2002.

[7]施杞.骨伤科学[M].北京:人民卫生出版社,2003.

[8]吴在德.外科学[M].第7版.北京:人民卫生出版社,2008.

[9]谢强.中医骨病[M].北京:人民卫生出版社,2010.

复习思考题答案要点和模拟试卷

《中医伤科学》教学大纲